系統看護学講座

別巻

家族看護学

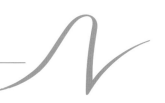

上別府圭子　国際医療福祉大学大学院教授

井上　玲子　東海大学大学院教授

新井　陽子　群馬大学大学院教授

浅野みどり　名古屋大学大学院教授

佐藤　伊織　東京大学大学院客員研究員

小林　京子　聖路加国際大学大学院教授

副島　尭史　神戸大学大学院准教授

池田　真理　東京大学大学院教授

キタ　幸子　東京大学大学院講師

渡辺　俊之　渡辺医院・高崎西口精神療法研修室院長

藤井　淳子　東京女子医科大学病院看護副部長　家族支援専門看護師

髙見　紀子　北里大学病院　家族支援専門看護師

児玉久仁子　東京都立大学大学院特任准教授　家族支援専門看護師

関根　光枝　日本赤十字社医療センター　家族支援専門看護師

櫻井　大輔　東海大学講師　家族支援専門看護師

小泉　織絵　東海大学助教　家族支援専門看護師

鈴木　雅智　日本医科大学付属病院　家族支援専門看護師

栗田　智美　鶴巻温泉病院　家族支援専門看護師

久保田千景　鈴鹿医療科学大学准教授　家族支援専門看護師

医学書院

系統看護学講座　別巻　家族看護学

発　　　行　2018年 1 月15日　第 1 版第 1 刷
　　　　　　2023年 9 月15日　第 1 版第 9 刷
　　　　　　2024年 1 月15日　第 2 版第 1 刷Ⓒ

著者代表　上別府圭子
　　　　　　　かみべっぷきよこ

発 行 者　株式会社　医学書院
　　　　　　代表取締役　金原　俊
　　　　　　〒113-8719　東京都文京区本郷 1-28-23
　　　　　　電話　03-3817-5600(社内案内)
　　　　　　　　　03-3817-5657(販売部)

印刷・製本　双文社印刷

ISBN978-4-260-05308-2

はしがき

　小さいころ，かぜをひいて熱を出したりおなかをこわして寝込んだりしたことが何度か
あったと思う。そのとき，家族はなにをしてくれただろうか。

　まず親(あるいは祖父母など)は，心配してくれただろう。仕事からいつもより早く帰っ
てきたり，休んでくれたりしたかもしれない。熱をはかってくれたり，評判のよい診療所
を調べて連れて行ってくれたり，毛布を1枚増やしてくれたり，氷枕をつくってくれたか
もしれない。大好きなイチゴを買ってきてくれたり，おなかにやさしいおかゆをつくって
くれたりしたかもしれない。「うがいをしなさい」「汗をかいたシャツをかえなさい」「勉強
はお休みしてよいから今日は早く寝なさい」などと言ってくれたかもしれない。きょうだ
いには，「お姉(兄)ちゃんは頭が痛くて寝ているのだから静かにしなさい」「今日はテレビ
をがまんしなさい」などと注意してくれたかもしれない。

　このように，家族を構成するメンバー(家族成員)にちょっとした健康問題が生じただけ
でも，家族はいろいろな影響を受ける。つまり，家族は健康問題をもった家族成員を心配
し，療養上の世話をするばかりでなく，その家族成員が療養できるように，趣味や仕事を
控え，通常の日課や生活をかえて新しい役割をもつ。また，ふだんとは違うところにお金
や労力をかけ，ふだん関係していない社会資源を利用するというように多重に変化する。

　それでは，健康問題がちょっとしたかぜや下痢ではなく，もっと重篤な，生命をおびや
かすような疾患であったり，どう対応したらよいかわからない，めずらしい症状や疾患
だったりすればどうだろう。予測できなかった突然の心臓発作や，事故による外傷だった
らどうだろう。健康問題が慢性的に長く続くものであったり，経年的にしだいに増悪する
疾患であったりすればどうだろうか。

　これらのような場合，家族はもっと心配し，対応に悩み，診断や治療を調べ，信頼でき
る医療機関をさがしたり，患者とともに，あるいは患者の代理として，治療方法を選択し
たり，療養場所を決定したりするだろう。そのプロセスは不安や葛藤，苦悩や悲しみを伴
い，緊張やストレスで押しつぶされそうになるかもしれない。また，患者の療養と家族の
生活が両立するように，おもに患者の世話をする者，おもに家事をする者，おもに生計を
立てる者などの役割分担を行い，ふだんの学業や仕事，部活や趣味や友人との交流など，
さまざまな時間をけずって，慣れない役割に順応するためにエネルギーを投入せざるをえ
ない。さらに，これまで知らなかった医療・介護や社会福祉の制度を調べ，縁の薄かった
さまざまな機関とかかわることも必要になるだろう。

　しかし，すべての家族がこれらのことに対応できるとは限らない。若い母親と小さな子
どもだけの家族であるかもしれない。高齢者だけの家族であるかもしれない。外国から来
日してきたばかりで，日本語の読み書きもおぼつかない家族であるかもしれない。

　最初はこの状況に対応できた家族であっても，患者の療養生活が長くなってくると，各
家族成員が疲れてきたり，不満をもつ者が出てきたり，いろいろな方針に関して意見の相
違が生まれたりしてきて，家族全体がぎくしゃくしてくることがある。あるいは，心身の
疲労が蓄積して別の家族成員が発病し，家族のなかに，2人目の患者が生まれて，家族の

生活が立ちゆかなくなることもしばしばある。

　したがって，看護にあたっては，疾患だけはおろか，患者だけをみるだけでも不十分になる。たとえば，病院における看護では，患者の家族に，療養上必要な物品の購入をお願いしたり，患者の安心のために付き添いをすすめたりする。また，退院後の栄養管理や排泄管理，保清などのケアのために，家族に栄養指導や療養指導，医療的ケアに関する教育などを行う。もちろんそれらは大事なことであるが，目の前にいる患者の家族は，ふだんどのような家族であるのか，そして現在はどのような状況であるのかを把握したうえで行うことが必須である。そうでないと家族に負担をかけすぎてしまったり，思いがけず家族を追いつめてしまったりすることになりかねない。患者の疾患が軽快して退院してみたら，家族成員全員が疲労で倒れていたとか，そこまでではなくても，仲たがいして険悪な雰囲気になっていたということでは，患者のためにもならない。

　たいていの症状や疾患は生活のなかでおこってくる。また，急性期の手当てが終了したあとの慢性期の患者は，多くの場合，地域に戻って在宅で生活することになる。医療の進歩により，疾患の治癒率が向上したり，寿命が延伸したりし，また医療機器の進歩によって，障害や種々の症状，生命維持に欠かせないケアが必要であっても，在宅で暮らすことが可能になってきている。たとえば，人工呼吸器を装着して，在宅で家族とともに暮らす医療的ケア児もいる。足腰が弱くなり，認知症が進んできて，個人のセルフケア機能が低下した状態で，在宅や施設に暮らす高齢者の数も増加してきている。さらに，このような慢性の健康状態は，数年から数十年と非常に長く継続するものであるから，家族のみのセルフケアではまったくカバーできるものではない。また，人生の最終段階に，延命のみを目的にした処置を望まない人も増え，人生の最後のときまで，自宅や施設で，家族や見知った人に囲まれて過ごしたいと希望する人もいる。このような地域に暮らす人々のニードを満たすために，ますます家族看護の活躍する領域や重要性は拡大している。

　家族の発達段階やライフサイクルについては，これまでにさまざまな理論やモデルが提唱されてきたが，近年，人の生き方や家族のあり方は多様化しており，従来のモデルにはなかなかあてはまりにくい現状がある。そのため，今改訂では，個人の発達やライフサイクルとあわせて，家族の発達やライフサイクルを考えるとともに，現代の多様な家族のあり方に対応できるよう，以下の2つを示した。第1には，第3章で説明するファミリーライフサイクルピクチャーを描くことの推奨である。次に，発達段階の期の名称を，より家族のライフサイクルに適したものに改めたことである。

　家族看護学は，家族全体を視野に入れた看護学である。時代のニードに合致した質の高い看護実践ができるようになるために，家族看護学の扉を開こう。

　2023年10月

著者を代表して

上別府圭子

目次

第3章 **家族看護を支える理論と介入法**

新井陽子・渡辺俊之・井上玲子

第4章　家族看護展開の方法

井上玲子・藤井淳子・髙見紀子・児玉久仁子・新井陽子・関根光枝・櫻井大輔

第5章 事例に基づく家族看護学の実践

新井陽子・藤井淳子・小泉織絵・鈴木雅智・
髙見紀子・栗田智美・児玉久仁子・久保田千景

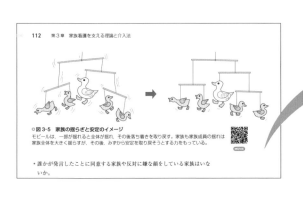

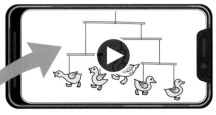

本文中または，巻末の動画一覧の
ＱＲコードから動画を視聴するこ
とができます

第 1 章

家族看護とは

家族看護や家族看護学について説明するとき,「患者だけでなく, 家族全体を視野に入れた看護」「家族全体を対象と考える看護学の分野」などと説明されることが多い。しかし, このように説明されても, なかなか具体的なイメージはしにくいものである。そこで本章では, まず家族看護の大まかなイメージをつかむため, 家族全体を対象とした看護が必要となる背景, 家族看護や家族看護学の特徴と理念, 家族看護の実践の例について概説する。

A　なぜ家族看護を学ぶのか

1　家族のかたちの変化に伴う問題への支援

わが国では, 少子高齢化の進行に伴って, 家族のかたちが変化してきている。たとえば, 人口静態の統計データをみると, 核家族世帯や単独世帯の増加, 高齢者だけの世帯の増加などが進んでおり, 同居家族のサイズは小さくなり, 家族を構成する成員(**家族成員**)の世代も狭くなっている(○77ページ)。このような変化に伴い, 家族成員になんらかの健康課題が生じたとき, 家族にさまざまな問題が生じやすくなっている。

1つは量的な問題である。家族の1人に健康課題が生じると, その患者が家族内で担っていた役割を代行する家族成員が必要になったり, 患者の世話をする家族成員が新たに必要になったりする。家族のサイズが大きければ, 役割を再配分して補い合うことで患者の療養と家族の生活を両立しやすい。しかし, 家族のサイズが小さい場合, 役割をうまく再配分できず, 生活がたちゆかなくなることがある。

もう1つは質的な問題である。家族のサイズが小さく, 家族成員の世代が狭い場合, 人の病や生死に遭遇する機会が少なくなるために, 家族成員が育児や看病, 介護といった世話について実際の場面を見たり, 経験したりしてないことがある。この場合, 家族の世話という機能を十分に獲得できておらず, 家族の健康課題に対してうまく対処できないことがある。

これらの問題は, 患者や個々の家族成員ではなく, 家族というシステムに生じているものであり, まさに家族全体に支援が必要な状態であるといえる。

2　医療の高度化・専門化に伴う家族への支援

現代の医療では, インフォームドコンセントが重視されており, 患者・家族の合意を得たうえで治療を進めていく必要がある。その一方で, 医療は高度化・専門化しており, 患者・家族は, 限られた時間のなかで複雑な検査や治療の説明を聞いて理解し, さらに意思決定をしなければならない。

医療職者ではない一般の患者や家族成員(とくに若年者や高齢者)にとって, 検査や治療方法を理解したり選択したりすることはむずかしい。また, 治療

の内容が，その後の家族の生活や役割に影響を及ぼすことも多いため，家族の意思決定は単に医療上の利益・不利益を検討するだけにはとどまらない。このような複雑な課題について，看護職者が家族全体の理解をたすけたり，意思決定を支援したりすることが求められている。

3 看護職者自身がもつ家族イメージのかたよりの理解

家族イメージ（**家族観**）とは，人がみずからの経験をもとに築いた，家族の構造や機能に関する信念である。私たちはみな，なんらかの家族イメージをもっている。そのため，患者家族に支援が必要になった際，看護職者はみずからの家族イメージに基づいて思いをめぐらせ，支援することは容易であると感じやすい。たとえば，褥瘡のデブリードマン❶と家族への支援を比べた場合，デブリードマンはむずかしくて研修を受けないとできないと感じるが，家族への支援ならば，やろうと思えばできそうに思えるのではないだろうか。

しかし，この感覚には落とし穴がある。なぜなら，私たちがもつ家族イメージは，自分の家族や経験に基づいたものであって，それが支援の対象者と同じとは限らないからである❷。このズレは，ときとして，看護実践の場でアセスメントや判断をくるわせる。たとえば，自分が困ればいつでも家族がたすけてくれたと感じている看護職者は，「家族とはたすけ合う集団だ」という家族イメージをもっている（◯図1-1）。そのため，面会に来ない家族や，「患者が家に退院してきたら困る」と言う家族の事情や心理をどうしても理解できない。また，両親が親戚の叔父や叔母と仲たがいしていて，両親から（核）家族（◯75ページ）の結束がいかに大切かをしつけられてきた看護職者は，境界の強固な家族イメージをもっているため，祖父母世代や孫世代を含む拡大家族（◯75ページ）が患者の支援者になる可能性について，思いつくことができない。

家族看護学を学ぶことは，みずからの家族イメージにとらわれずに家族をとらえた，より正しいアセスメントや看護支援につながるのである。

□ NOTE
❶創内の異物や挫滅組織を取り除き，健常な創にすること。

□ NOTE
❷私たちは自分の家族のことしか知らないと言っても言い過ぎではない。

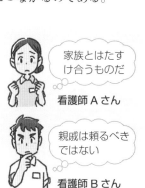

◯**図1-1　家族イメージの多様性**
家族イメージは誰もがもっているが，皆が同じとは限らない。目の前にいる患者・家族は，あなたとは異なる家族イメージをもっているかもしれない。

B　家族看護の特徴と理念

1　家族看護の特徴

1　家族をシステムとしてとらえた支援

前述したように，家族看護学の最大の特徴は，創や疾患といった健康問題や，個々の患者だけに注目せず，周囲の家族成員も含んだ家族全体を対象として考える点である。

それぞれの家族の内部では，個々の家族成員が相互に作用しながら，家族の営みとしてさまざまな機能を担っている。たとえば，子どもを産み育てる，家族として愛し合い人間として成長する，健康問題や生活の危機などに際して支え合い困難をのりこえる，といったことは，家族が担う機能のうち代表的なものである。

家族看護学では，複雑な構造や機能をもつ家族を理解するために，第3章で学ぶ**家族システム理論**(▶108ページ)を用いる。家族システム理論では，家族を家族成員が相互に影響を及ぼし合うシステムとして考える。また，家族成員間の関係は，因果律(原因・結果)に基づいた1方向の直線的関係ではなく，双方向的関係，円環的関係(▶110ページ)としてとらえる。この家族システムにおいて，患者がかかえる健康問題は，①患者自身，②ほかの家族成員，③家族の関係性，といった多方面に影響を及ぼすことになる(▶図1-2)。

家族は内外の影響を受けて変化する存在でもある。たとえば，家族成員の誕生や死亡などによって家族の構造がかわったり，家族成員の1人に健康問題が生じたりすると，家族全体が影響を受ける。また，家族が日々の生活を送る地域で災害が発生するといった変動がおこれば，やはり家族全体が影響を受ける。家族システム理論では，家族の内外にもシステムが存在し，相互

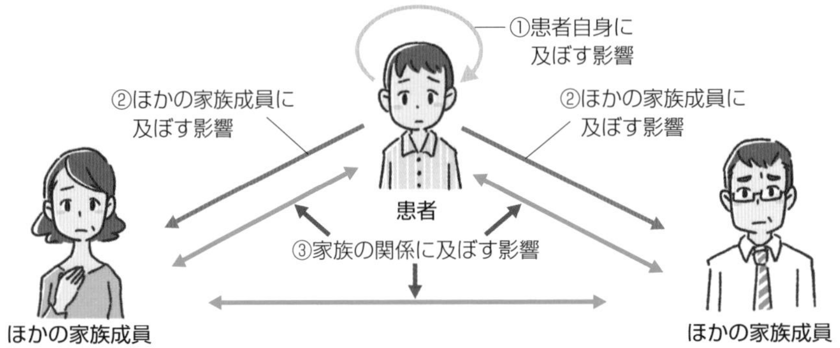

▶図1-2　家族システム理論からみた患者を含む家族の関係性
家族のなかに健康問題をもつ者が生じると，①患者自身，②ほかの家族成員，③家族の関係に，身体面・心理面・社会面の影響を及ぼす。

作用すると考える。すなわち，家族というシステムの内部には，夫婦やきょうだい，親子といった下位システム（サブシステム）が存在し，個々の家族成員も内部で身体面・心理面・社会面が相互に関係し合うシステムとして考えることができる（◯140ページ）。また，家族の外部にも，たとえば，自治会や学区，市区町村といったさまざまな上位システム（スープラシステム）があり，相互作用していると考える（◯109ページ）。

　これらのことから，家族への支援にあたっては，①患者の健康問題が家族および，内外のシステムへ及ぼす影響，②家族内外のシステムが患者の健康問題へ及ぼす影響に注目し，どうすれば家族全体がうまく機能するかを考えることが重要になる。

2　領域の枠をこえた支援

　看護の領域は，患者の発達段階，治療・療養の経過，身体部位，療養の場所など，さまざまな分け方がある。しかし，どのような視点からみても，多くの場合，患者には家族がいる。たとえ，同居・別居，離別・死別，親やきょうだいの顔を知らない人生であろうとも，人々は自分が考える「家族」をもっており，家族看護の潜在的ニーズが存在するのである（◯図1-3）❶。

◉ **患者の発達段階別にみた家族看護**　成人看護・老年看護・小児看護・母性看護といった領域において，患者の家族には，いわゆる看病や介護といった役割を期待されることが多い。

　たとえば小児看護の場合，成人の家族成員（多くの場合は親）が，健康問題をかかえた子どものケアという新しい役割について責任をもち，負担する。このとき，患児の発達段階に応じて課題が生じることもある。年少の場合は，過去・現在の情報から未来を見通す力が不十分であるため，治療内容や療養の場の選択についての質疑応答，意思決定・意思表出ができないほか，セルフケア機能も発達途中である。これらの役割や機能について，家族は代理することをしばしば迫られる。

　また，患児が思春期にある場合，認知機能などがある程度，成長・発達し

□ NOTE
❶さまざまな領域における家族の実践については，第5章「事例に基づく家族看護学の実践」）を参照されたい（◯203ページ）。

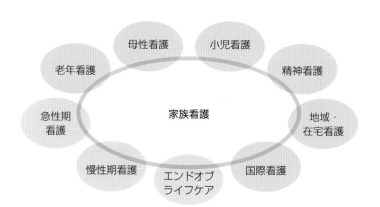

◉**図1-3　領域の枠をこえた家族看護**
看護をどのような視点で分類しても，それぞれの領域の患者にはその人が考える「家族」がおり，家族看護の対象となりうる。

ているために，自分の疾患について理解し，セルフケア機能も身につけている。しかし，親を含む権威に反発する時期であるために，服薬アドヒアランスが低下したり，喫煙などの健康上よくないことを試したりといった新たな問題が生じ，家族は動揺や心配・不安をさらにかかえることもある。

　健康問題のおこった家族成員が担っていた役割を，ほかの家族成員が補完する必要がある場合もある。たとえば，成人看護の領域で患者がおもな経済的収入を得る役割を担っていた場合，それを補うために，支出を減らしたり，ほかの家族成員が働きに出たりする必要があるかもしれない。あるいは，これまで未知であった社会資源とつながる必要があるかもしれない。

　このように，いかなる発達段階にあっても，家族成員におこった健康問題は家族全体に影響を及ぼし，さまざまな多重課題をもたらす。そのため，家族全体を対象とした看護の視点は，家族の多重課題の解消や役割の調整をはかり，負担を小さくするうえで重要である。

● **治療・療養の経過別にみた家族看護**　急性期看護，慢性期看護，エンドオブライフケアといった領域においても，家族の負担が大きくなり，支援が必要となる場面がある。たとえば，以下のAさんの急性期看護の事例をみてみよう。

> **事例❶　食事中に意識を失ったAさん①**
> 　Aさんは，90歳代の女性である。ある日，Aさんは家庭での食事中に意識を失った。同居する娘のDさんが119番に通報し，Aさんは救急車で病院に運び込まれた。

　患者の意識レベルが低いために，発症の状況，発症から入院までの間の変化，最近の健康状態，既往歴やアレルギーの有無といった患者情報は，家族が医療職者に伝えることが多い。しかし，家族は急なできごとに動揺し，不安をかかえており，情報をうまく伝えられないこともある。

　また，救命や診断のために，家族は医療職者から「この検査はするか」「この処置はするか」「この治療はするか」などと質問され，矢継ぎ早にイエスかノーかの回答を求められる。一般の家族は医療の専門家ではないため，検査・処置・治療がどのようなもので，いまそれを選ぶこと（あるいは選ばないこと）が，どのような見通しにつながるかを十分理解できず，右往左往することも多い。さらに，限られた時間のなかでは，家族全体での納得が得られないまま，一部の家族成員の方針でことが進んでしまうこともある。

　検査や処置の間に意識レベルが低下して亡くなったり，当初の処置・治療は成功しても合併症で病状が悪化したりするなど，状況が家族の期待どおりに経過しない場合もある。このような場合には，家族関係がこじれてしまい，その後の療養生活やグリーフワーク（● 276ページ）がうまく進まない危険性がある。

　急性期以外の場面においても，健康問題をきっかけに，家族全体にはさまざまな問題がおこるため，家族全体を対象とした看護の視点が重要である。

● **その他の領域と家族看護**　精神看護の領域では，1970年代より家族会の活動が活発になり，医療職者を交えて勉強会が行われるようになった。また，退院支援や外来看護，訪問看護の重要性が増し，地域の保健福祉機関との連携のもと，家族全体を視野に入れた看護が展開されている。

3　家族の力を引き出す支援

　家族看護では，家族の力を引き出すために，特定の家族成員の認知・感情・行動にはたらきかける，家族関係にはたらきかける，あるいは複数名の家族成員に同時にはたらきかけるなどして，家族を動かすこともある。

　家族看護と関連した概念である，家族を中心としたケア family centered care（◉ 133ページ「ファミリー−センタード−ケア」）では，家族と看護職者のパートナーシップを大切にし，看護職者が患者を含めた家族とともに，患者の健康問題に向き合っていく。一方，家族看護では，そのうえで家族に必要な変化をもたらすことを含む。つまり，患者のかかえる健康問題に対応するために，家族がもっている機能を最大限に発揮できるよう，家族にはたらきかける看護を，家族看護とよぶのである[1]。

● **家族へのはたらきかけ**　家族へのはたらきかけの例として，乳がんの再発で入院している小学生と中学生の子どもをもつ女性（Bさん）の事例についてみてみよう。

NOTE
[1] このことについて，国際家族看護学会による「Journal of Family Nursing」誌の編集長のベル Bell, J. M. は，家族看護は，家族を中心にすえた看護をこえたものであると述べている。

> **事例❷ 小学生と中学生の子どもをもつ乳がん患者Bさん①**
> 　Bさんは乳がんの再発で入院している。夫（Cさん）は毎日見舞いに来るがどんどん無口になり，Bさんの前でもほとんど話をしない。最近では，Cさんは病室に来ても，イヤホンを使ってテレビを視聴し，時間になると「帰る」と言って帰るだけの見舞いになっている。受け持ち看護師に対してもCさんはとりつく島がない。Bさんは，来てくれるだけでもありがたいと言うが，ある日，Cさんの帰宅後に看護師が訪室したところ，流涙していたため，声をかけた。
> 　Bさんは「症状はよくならないし，夫は仕事のことも家の様子も話してくれない。たぶん私が余計な心配をしないように考えてくれているのだと思うが，このまま死んでしまうと思うとさびしいし，子どものことが心配でたまらない」と胸の内を吐露した。

　このようなとき，Bさんと家族がもつ機能を最大限に発揮するために，看護職者はどのようにはたらきかければよいだろうか。次に同じ事例における看護師の対応を示す。

> **事例❷ 小学生と中学生の子どもをもつ乳がん患者Bさん②**
> 　受け持ち看護師は，看護チームのミーティングで患者情報を共有し，チーム全体で，夫のCさんへの声かけを意識的に行う方針とした。さらに受け持ち看護師はCさんと面談をする時間を設定した。Cさんは，近い将来，妻であるBさんを失う不安のなかで，最近少し反抗的になってきている子

どもたちに，患者のことをいつどのように伝えればよいのか，1人で悶々と悩んでいた。その後，Cさんは B さんと相談したうえで，看護師や医師のたすけを借りて子どもに患者の病状を説明した。子どもたちは父親の C さんとともに面会に来るようになり，母親の B さんから編み物を習うなど，病室で一家団らんを楽しむ様子が見てとれるようになったという。

　事例では，看護師がチームを巻き込みながら，夫の C さんという家族成員を対象としたはたらきかけを行った。その結果，C さんは不安を表出しただけでなく，ほかの家族成員（B さん・子ども）や医療職者とコミュニケーションをとれるようになり，家族全体の状態がよくなった。このように，家族看護では，家族へのはたらきかけを介して，家族全体の調整機能やコミュニケーション機能，凝集性（● 71 ページ）が発揮されることを目ざす。

2 家族看護学の誕生と発展

1 家族看護学の誕生

　家族看護を学問として扱う家族看護学は，北米で誕生した。その背景として，北米では個人主義が浸透して家族の苦悩や家族全体を対象とした看護への認識が低かったために，かえって家族看護を学問としてとりあげる必要性があったことがある。また，家族アセスメントについても，それを明文化するために理論化や体系化が急速に進んだ。

　セルフケア理論を創設したオレム Orem, D. は，家族をケアの対象に位置づけたはじめての理論家であるといわれている。その後，1970 年代ごろに，カルガリー大学のライト Wright, L. M. や，オレゴン保健科学大学のハンソン Hanson, S. M. H.，カリフォルニア州立大学のフリードマン Friedman, M. M. らによって，「家族看護学」を掲げる分野が産声をあげた。家族看護学を学ぶ魅力の1つは，これらの創始者たちが現役で活躍していることでもある。

● ライトの家族看護学　ライトは，家族システム理論（● 108 ページ）やコミュニケーション理論，変化理論❶などをもとに，アセスメント（カルガリー家族アセスメントモデル）と介入（カルガリー家族介入モデル）からなる**カルガリー家族看護モデル**を構築し，提唱している。このモデルは，カルガリー大学医学部が研究の中心となっているミラノ派の家族療法（● 118 ページ）から大きな影響を受けており，アセスメントと介入の両方で**円環的質問**とよばれる質問法を用い，治療的会話を重視する（● 191 ページ）。そのほか，ライトは病にかかわる患者・家族の信念（イルネスビリーフ）に注目して，それを発展させた理論も提唱している❷。

● ハンソンの家族看護学　ハンソンは，家族社会学の理論，家族療法の理論，看護の理論やモデルが重なり合って，家族看護学の理論が創出されたとした。また，家族システム-ストレス因子と強みの調査票（家族システム-ス

□**NOTE**
❶ある事象に関する変化が，どのようにしておこるのかを示した理論のこと。看護に関連するものでは，行動変容に関するステージモデルなどが知られている。

□**NOTE**
❷これらの理論について，ライトは，精神看護領域のリーヘイ Leahey, M. や，前述したベルとともに，毎年各国でワークショップを開催している。

トレッサー／ストレングス尺度)を開発し，家族機能を量的・質的に評価する方法を提案した(◉ 187ページ)。

● **フリードマンの家族看護学**　フリードマンらは，文化を家族成員に継承する目的をもつ1つの社会システムとして家族を位置づけた。また家族のプロセスには，システムの維持，システムの変化，凝集性，個体化という4つの軸があり，この4軸は相互に関係し合うと同時に独立に存在していて，健康な家族においてはどれ1つ犠牲にされないと説いた(◉ 186ページ)。

2　わが国における家族看護学

◆ 助産師・保健師などによる家族看護の実践

わが国では，「家族看護学」ができる以前より，助産師や保健師あるいは，関連した職種によって家族看護が実践されてきた。

● **助産師と家族看護**　平安時代には「腰抱き」，江戸時代初期には「取上婆」などとよばれていた分娩支援職は，江戸時代中期には「産婆」とよばれるようになった。産婆は，経験に基づいて，分娩の介助をはじめ，妊産婦の世話や指導，新生児の世話や哺乳，子育ての相談・指導など，さまざまな役割を担っていた。当時，分娩は自宅で行われていたため，家族への指導・教育も自然に行われていた。

第二次世界大戦後にGHQの指導によって助産師が誕生し，1960年ころより施設分娩が自宅分娩を上まわるようになると，助産師による家族看護は一時やや停滞した。しかし，1970年代から，施設分娩においても，分娩への夫の付き添いや母子同室などが提案されるようになり，かつて自宅において自然に行われていた様式が見直されはじめた。近年では，晩産化や少子化，生殖医療の進歩，子育て不安の蔓延など，時代の特徴を背景にして，助産師による多様な家族看護が行われている。

● **保健師と家族看護**　保健師の活動では，結核対策の歴史[1]と家族看護に密接なかかわりがある。とくに第二次世界大戦後は，GHQからのストレプトマイシンの供与および，1947(昭和22)年の「保健所法」改正，1951(昭和26)年の「結核予防法」の大改正などにより，厚生省(現厚生労働省)と保健所による保健システムが全国的に構築され，保健師による家族への教育支援をはじめとした活発な活動が展開されている。

母子保健領域の例としては，1934(昭和9)年に恩賜財団母子愛育会および愛育調査会が設置されたことは家族看護とのかかわりが大きい[2]。これらの組織は，当時，非常に高かった乳児死亡率を低下させることを目的としており，村ぐるみで育児に取り組むという考え方に基づいて「愛育村」事業を考案し，活動の単位としての「愛育班」を編成した。保健師は愛育班の育成にかかわっており，ミルクの供給から子育て支援にいたるまで，その時代に応じた課題について，班員の家庭訪問や話し合い，学習といった活動を行っていた。そのほか，現在では，「母子保健法」第11条による新生児訪問指導，「児童福祉法」第6条の3第4項による乳児家庭全戸訪問事業(こんにちは赤

NOTE

[1] わが国の結核対策は，明治・大正・昭和と発展してきた。とくに，1936(昭和11)年からの結核予防国民運動，1937(昭和12)年の「保健所法」制定，1938(昭和13)年の厚生省新設に伴い，国策として保健師による家族への指導が強力に推し進められた。

NOTE

[2] 恩賜財団母子愛育会および愛育調査会は，1933(昭和8)年に昭和天皇の発出した御沙汰書に基づいて設置された。その活動は現在も続いている。

ちゃん事業），「児童福祉法」第6条の3第5項による養育支援訪問事業など，さまざまな母子訪問事業が実施されており，家族の子育て機能を促進するための看護が，保健師をはじめとする多職種によって行われている。

◆ わが国における家族看護学の発展

　前述のように，わが国では家族看護の実践がなされていたものの，学問としての位置づけはなされていなかった。しかし，1980年代ごろから，医療技術の急速な進歩に伴って，わが国でも急性期医療，慢性期医療，エンドオブライフケア，遺族ケアといった領域で，看護師が家族を対象とした支援を行うようになり，家族看護学への需要が高まった。

　1992年には，千葉大学に5年間の期限つきの寄付講座としてわが国ではじめての家族看護学講座が誕生し，ついで同年，東京大学に博士後期課程までもつ家族看護学教室が誕生した❶。その後も，カナダのカルガリー大学やタイのマヒドン大学などの家族看護学研究の盛んな大学での研修，海外からの講師の招聘，国際シンポジウム・ワークショップの開催，教科書の執筆・翻訳といった，家族看護学の啓発・教育がなされてきた。その結果，現在では，多くの専門学校や大学などの看護基礎教育の場において，家族看護学が教授されるようになっている。

　2008年には，日本看護協会により，専門看護師❷の分野として**家族支援** family health nursing が認められ，教育課程の特定・認定が始まった。2023年4月現在，6大学の大学院修士課程（博士前期課程）において，38単位の専門的な教育が行われており，88名が**家族支援専門看護師**として登録され，各地で活躍している。専門看護師はおもに高度な実践力を期待される資格であるが，実践現場での研究を通じて，学問としての家族看護学の発展への貢献も同時に期待されている。

NOTE
❶千葉大学では鈴木和子・渡辺裕子が，東京大学では杉下知子が発足当時のリーダーであった。

NOTE
❷専門看護師とは，日本看護系大学協議会が教育課程を特定・認定し，日本看護協会が認定審査を行っている高度実践看護師の資格である。

3　家族看護学の専門性

　ここでは，家族看護学について，看護実践分野としての専門性および看護学の分野としての専門性ついて述べる。

---

plus	日本家族看護学会の発足と家族看護事例研究会の広まり

　国際家族年であった1994年には，東京大学家族看護学教室のリーダーシップのもと，世界初の国独自の家族看護学会として，日本家族看護学会が組織された。そして，東京大学で第1回の学術集会が開催されたのち，毎年開催されている。1995年には，日本家族看護学会の学会誌として「家族看護学研究」が発刊され，現在にいたっている。

　千葉大学では，寄付講座の特色をいかして，地域で活動する保健師や訪問看護師を対象に講習会やコンサルテーションを行い，事例を通した家族看護の普及・発展に尽力した。今日では，家族看護の事例研究会は，さまざまな大学や日本家族看護学会，日本家族療法学会，民間団体などで，家族支援専門看護師らのリーダーシップのもと，継続的に実施されている。

● **表 1-1　対応が困難になりやすい家族の状態**

表出性が低い家族	それぞれの家族成員が，なにを感じ，どのように考えているかがわかりにくいために，家族の方向性を見いだしにくい。
葛藤性が大きい家族	それぞれの家族成員が反発し合っているために，家族としての意思決定が行われにくい。
凝集性が低い家族	家族成員がばらばらの行動をとっているために，患者が孤立したり，課題の設定がしにくかったりする。

◆ 看護実践分野としての専門性

　看護実践分野としての専門性については，家族支援専門看護師の特徴について考えるとわかりやすい。一般に，専門看護師は実践・相談・調整・倫理調整・教育・研究の6つの役割をもち，個人，家族および集団に対して卓越した看護を実践することが期待されている❶。したがって，小児看護やがん看護といったほかの分野の専門看護師にも，家族を対象とした高度実践看護が期待されていることがわかる。ただし，看護実践の場で出会う家族は千差万別であるため，患者の健康問題によって家族のセルフケア機能が発揮されにくくなったり，医療職者が対応に困ったりすることも多い（●表 1-1，183ページ）。

　家族支援専門看護師は，これらの支援が困難な家族に対しても対応の引き出しを数多くもっている専門看護師である。具体的には，家族のとらえ方に関する理論や，家族アセスメント，家族への介入・相談・調整といったさまざまな技術を学んでいるために，多様な家族に対して支援を行うことができる。このような家族支援専門看護師の専門性について，日本看護協会は「患者の回復を促進するために家族を支援する。患者を含む家族本来のセルフケア機能を高め，主体的に問題解決できるよう身体的，精神的，社会的に支援し，水準の高い看護を提供する」[1]と定義している。

◆ 看護学の研究分野としての専門性

　看護学の研究分野としての専門性に目を向けると，大学院の家族看護学教室で研究を学ぶことは，患者本人ではなく家族成員の1人を対象とした研究をすることと思われやすい。たとえば，慢性疾患をもつ幼児の母親にウェブアンケートを実施し，母親自身の健康状態やQOLを把握しようとする研究である。

　実際の家族看護学の研究は，このような研究とは少し異なり，家族全体の生活を想定したうえでのリサーチクエスチョンについての研究を学ぶことが特徴である。たとえば，前述同様に慢性疾患をもつ幼児とその家族を対象にする場合，下記のような研究が考えられる。

• 母親に自身の健康状態やQOLをたずねるだけでなく，子どもにも健康状

NOTE
❶認定看護師の場合は，実践・指導・相談の3つの役割を有し，「個人，家族および集団に対して，熟練した看護技術を用いて水準の高い看護を実践する」ことが期待されている。

1）日本看護協会：専門看護師──専門看護分野一覧．(https://www.nurse.or.jp/nursing/qualification/vision/cns/index.html)（参照 2023-4-11）．

態や QOL をたずねて相互の関係を明らかにする。
- 両親にアンケートを実施し，子どもの看護にかかる時間と，子どもの疾患についての職場などへの開示の状況，およびソーシャルサポートが，親子関係にどのように関係しているかを明らかにする。

　これらの例のように，家族全体をシステムとしてとらえ，家族成員どうしの関係性や社会資源といった外部システムとの関係性などに注目するところは，家族看護学の研究の大きな特徴である。

3 家族看護の目ざすところ

　家族看護の目ざすところとしては，①家族の力を最大限に引き出すこと，②家族全体の健康を目ざすこと，③未来の危機に備える力をつけることの3つがあげられる。

1 家族の力を最大限に引き出すこと

　家族はもともとセルフケア力をもっており，困難に対してみずから対処しようとする(● 128ページ)。そのため，家族看護では家族がかかえる課題の「答え」は，本来，家族がもっていると考えて，家族の力を最大限に引き出すことを目ざす❶。

　予期しない家族成員の健康問題に出会って動転している家族は，セルフケア力が発揮できない状態に陥っており，「答え」がわからなくなっている。このような家族に対し，家族看護では家族の構造や関係性を図で示すジェノグラム(● 42ページ)を描く。

　看護職者が家族成員の既往歴を聴取したり，これまでに遭遇した家族の危機をどのようにしてのりこえたかを話してもらったりするやりとりのなかで，家族はみずから「答え」を見つける(あるいは思い出す)ことがしばしばある。看護職者はそのような「答え」を家族みずからが見いだせるように質問を投げかけていくことが重要である。もちろん，急性期の患者とその家族への看護のように，家族が意思決定に時間をかけることができない場合もある。しかし，このような場合でも基本となる考えは同じであり，限られた時間のなかでも家族のセルフケア力を可能な限り発揮できるように支援することが大切である。

2 家族全体の健康を目ざすこと

　患者の健康問題は患者自身だけなく，家族全体に影響を及ぼし，場合によってはほかの家族成員にもさまざまな健康問題を引きおこす。

　たとえば，エンドオブライフの時期にある家族成員の看病・介護を家族が献身的にした結果，とてもよい看取りができたと，安堵したあと，主たる介護者が久しぶりに自分のために健康診断を受けたところがんが発見されたなどは，しばしばみられる事例である。また，家族成員の入院に際し，家族成員皆で協力して療養生活を支えてきたが，ようやく退院のめどがたってきた

NOTE
❶ただし，どうしてもセルフケア力を引き出すことのできない家族もまれにある。たとえば，児童虐待や家庭内暴力，高齢者虐待などがおきている家族の一部などである。多職種・多機関の視点で検討して，事故防止のために半永続的に家族を分離するかたちでの社会的解決がはかられる場合もあるが，これは例外である。

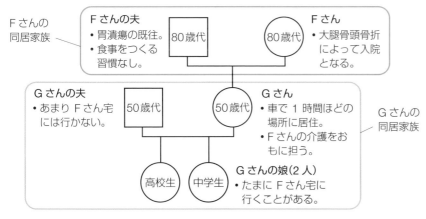

● 図 1-4　大腿骨頭骨折で入院した F さんを取り巻く家族

ところで，別の家族成員が倒れてしまったという事例もある。

　健康問題は，介護役割を担っていた者だけでなく，そのとき家族が注目していた者以外の高齢者や子ども，きょうだいなどにも生じやすい。

　たとえば，次のような事例について考えてみよう。

> **事例 ❸　大腿骨頭骨折で入院した F さん**
> 　F さんは高齢の女性で夫と二人暮らしをしている。あるとき F さんは，大腿骨頭骨折で入院することになった。車で 1 時間ほどの距離に住む娘の G さんが，入院中の F さんの世話をしていた。F さんの入院中，1 人で過ごしていた F さんの夫は，以前に罹患した胃潰瘍を再発してしまった（● 図 1-4）。

　また，小学校 2 年生の次女にがんが発症し，両親が親族を巻き込んで皆で療養生活を支え，その間，小学校 6 年生の長女は自分の学校生活を淡々とこなしているかのようにみえていたが，次女の入院が 3 か月目に入ったあたりから朝，腹痛を訴えて学校を休むことが増え，不登校になったといった事例もある。

　これらの事例のように，家族が患者の健康回復に焦点化するあまり，ほかの家族成員の健康をそこなうことがある。家族看護では，二次的な健康問題が生じないように，家族全体に目を配り，家族全体の健康を目ざす。

3　未来の危機に備える力をつけること

　家族というシステムが課題解決力を実装すると，その機能は持続する。つまり，家族が葛藤の末，看護職者の支援を得て課題解決を経験し，そのしくみを記憶すると，次に類似の課題に遭遇したときには，はじめのときよりもずっと簡単に課題が解決できたり，看護師の力を借りずに家族だけで解決できたりする。これは，個人だけではなく家族全体にアプローチする，家族看護の真骨頂といってよい。家族看護は，未来の危機に備える予防の看護といえるのである。

　たとえば，事例③（◯図1-4）で，患者（Fさん）の入院先の看護職者に家族看護の視点があれば，娘（Gさん）に家族状況をたずねることができる。そして，胃潰瘍の既往があり，食事を自分でつくる習慣をもたない高齢のFさんの夫が，急にひとり暮らしをしいられたことで健康問題が発生するリスクを把握できたであろう。

　Gさんはそのような課題があることを知り悩んだとしても，看護職者が相談できる相手であることを知れば，助言を受けることができる。そして，Gさん自身の夫や娘（高校生と中学生）とも相談し，バランスのよい食事の配達サービスを試したり，Gさんの娘（ときにGさんの夫）が週末にFさんの夫をたずねたりするなど，さまざまな対処がとれていた可能性がある。

　骨折したFさんの1か月の入院期間中に，このように対処して過ごした経験が家族に根づいていれば，退院後も，Gさんの娘2人を含めたGさん家族全員が，交代でFさん夫婦を訪問しながら健康を気づかう行動につながるであろう。また，Fさんの夫はこの経験から，必要時には食事の配達サービスを利用したり，自分でも料理を学びたいと希望して，積極的に台所に立ったりするなどの変化がおこるかもしれない。

　このように，1つのイベントをのりこえた家族の経験は，家族システムを動かし，次の健康問題を予防したり，健康問題が生じたとしても対応する力を高めたりする。このように将来に向けて家族のセルフケア力を高めることも，家族看護の目標の1つである。

C　家族看護の実践の場面

　これまでに述べてきたように，家族看護はさまざまなかたちで実践されているが，とくに家族看護が必要となる場面や状況がある。たとえば，家族成員が疾患や障害❶をもつときには，健康問題をかかえた家族成員のよりよい闘病や療養生活を支えるために，家族全体を視野に入れた看護を行う必要がある。

　また，家族のライフサイクル（◯19ページ）がある段階から次の段階に移るトランジション（移行）の時期には，家族が構造の変化を伴うことが多く，不安定になりやすいため家族看護が必要になることが多い。その際，家族の発達段階に特徴的な感受性（脆弱性や発達可能性）に留意して看護を行う必要がある。

　さらに，生活の場で行われている子育てや介護，疾病予防的な生活指導や慢性期の療養生活といった場面では，しばしば家族にかかる負担が大きくなり，家族看護が必要となることがある。また，大きな災害などがおきると，地域のコミュニティ全体が不安定になり，家族の境界や生活がかわってしまうこともしばしばおこる。このような場合，多くの家族が危機的な状況を経験するため，家族看護が必要となる。

NOTE
❶「障害」の表記については，法律などの国の公文書では「障害」となっており，本書でもこれにならっている。ただし，「害」の字が社会の偏見を助長するのではないかといった意見があり，議論があることは意識しておきたい。国も2009年12月に「障がい者制度改革推進本部」を設置し，精力的な検討を行ったが，決着がつかずに「当面，現状の『障害』を用いることとし，今後，制度改革の集中期間を目途に一定の結論を得ることを目指すべきである」という結論となって現在にいたっている。

1　家族成員が疾患や障害をもつ家族

　「家族成員が疾患や障害をもつ家族」というと，非常に広く漠然とした表現ではあるが，換言すれば，「看護の必要な場面すべてにおいて家族看護が必要となりうる」と言うことができる。

　ここでは，家族のなかに健康問題が生じた場合に，患者を含めた家族の生活にどのようなことがおこってくるかや，それに対して家族看護を実践するときの基本的な考え方について，前述した事例①（◐図1-5，6ページ）に基づいて，概略を述べる。

1　健康問題や闘病生活のはじまり

◆　家族の意思決定の支援

> **事例❶　食事中に意識を失ったAさん②**
> 　食事中に意識を失って救急搬送されたあと，Aさんは，当初の検査で脳梗塞のために脳の広範囲に障害が及んでいることが判明した。

　今後の治療方針を医師と話し合うとき，患者本人を含む家族の意見が一致している場合もあれば，分かれる場合もある。たとえ医学的にまったく同じ状況であったとしても，家族によってとりうる方略はさまざまで，意思決定

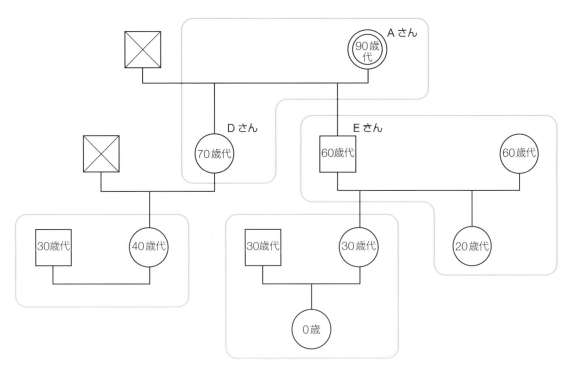

◐図1-5　Aさんの家族のジェノグラム

に正解があるわけではないため，家族は葛藤をかかえやすい。そのため，どのような家族の場合でも意見調整や意思決定の場面では，家族が納得して決定できるように，看護職者の支援があることが望ましい。

このような状況で，患者が「痛みの緩和はしてほしいが，延命のための処置はしないでほしい」とふだんから娘や息子に話しており，娘や息子もその意見に同意している可能性はあるが，この事例では，患者が明確な意思を示していなかった。

「母はふだんから100歳まで生きるのだと言っていた。たとえ意思疎通できなくなったとしても，なるべく長く生きていてほしい」と娘や息子，孫たちの全員が希望する場合，または，その意思について家族成員間で意見が一致していない場合もありえ，それぞれ導かれる意思決定が異なる可能性がある。このような場面において，看護職者は家族を唯一の正解に導こうとするのではなく，その家族に適した解答を導き出すことができるように支援することが重要である。

◆ 家族との信頼関係の構築

> **事例 ❶　食事中に意識を失ったAさん③**
>
> 　その後Aさんは，医学的対応で呼吸・循環動態が安定し，一命をとりとめた。脳浮腫も改善傾向に向かっている。脳の左半球に梗塞がおきたため，右半身が動かせず，言語・嚥下機能に障害があるため，理学療法士と言語聴覚士によるリハビリテーションが開始された。Aさんはこれまで入院はもとより大きな病気の経験もないため，同居していた娘のDさんは当初動転してしまい，自分を責める言葉や意味不明の言葉を発し興奮状態であった。しだいにDさんの弟（Eさん）やDさんの娘夫婦の協力と，看護師の支援を受けて，落ち着きを取り戻していった。

家族成員の健康問題の発生というできごとに対し，家族は大きく揺らぎ，心理的に不安や葛藤をかかえやすい。このような家族に対し家族看護を有効に行っていくためには，看護職者はまず家族と信頼関係を構築する必要がある。

事例の場合，看護師は，Aさんの家族と信頼関係を築きながら，Aさんならびに娘のDさんをはじめとした家族成員をアセスメントし，Dさんの過剰な不安を軽減して状況理解を促す支援を行う必要がある。具体的には，①DさんのAさんに対する思いやこのエピソードに関するとまどいの気持ちの傾聴，②初期対応に関する肯定的評価，③検査結果や医学的対応に関する医師からの説明をわかりやすい言葉で説明しなおす，④リハビリテーションの目的の説明といった支援を行う。

多くの場合，このような支援から，患者と家族の闘病生活が始まることになる。

2 健康問題とともに生活する家族

◆ リハビリテーション・退院調整

> **事例❶ 食事中に意識を失ったAさん④**
>
> 　Aさんの急性期症状はおさまり，リハビリテーションの成果で，手足の拘縮もおきず，多少，自発可動域が広がった。言語の表出はなく細かい点の理解はむずかしいが，その場の雰囲気に合わせてうなずいたり笑顔を見せたりはする。嚥下機能の回復は困難なため，経鼻チューブによる食事を続けるか，胃瘻を造設するかが話し合われた。排泄は，おむつを使用している。回復の状態から，急性期病院からの退院を検討する時期になった。
>
> 　Aさんが経鼻チューブをいやがっていることを見ていたDさんとEさんは，胃瘻造設に期待を寄せた。しかし結局，胃瘻造設術はAさんには負担が大きすぎて危険が伴うという医師の判断で，選択肢から外されることとなった。DさんにはもとのようにAさんと2人暮らしをしたい希望もあったが，訪問看護や入浴サービス，介護ヘルパーなどを活用しても70歳代のDさんには負担が大きいだろうということで，退院先として療養型病床や特別養護老人ホーム，有料老人ホームなどを検討することとなった。
>
> 　Dさんは，AさんとDさんの自宅の近くに瀟洒な有料老人ホームがあって，以前より「ここに2人そろって入ろうか」などと話したことを思い出した。そこで，その施設への退院を第一希望に掲げて予約をしたが，結局，経鼻チューブをいやがる入居者には対応する自信がないということで断られてしまった。Dさんはこの段階になってはじめて，経鼻チューブを使用していると施設の選択肢が極端に狭まることを思い知らされて途方に暮れたが，病院の医療ソーシャルワーカーやEさんに協力を求めながら，タクシーでワンメーターの範囲で，納得のいく有料老人ホームを見つけることができ，入所が決定した。

　リハビリテーションや退院調整の時期において家族看護を実践する際，看護職者は患者や家族に対して身体的，心理・社会的な支援を行う。そのほか，今後の療養生活のことを見すえて，他職種や家族が，今後生活する環境に存在する社会資源をはじめとする外部システムと連携を進めていくことが大切である。

　事例の場合，Dさんの一喜一憂に付き合いながら，胃瘻造設のことで医師への信頼感が失われないように配慮するとともに，具体的な相談にのったり，社会資源を紹介したりしている。とくに，Dさんを中心としたAさん家族が退院後にも無理なく長期的な介護が継続できるように方策を検討することが重要であり，医療ソーシャルワーカーやEさんにも協力を求めている。

　さらに，入所が決定した施設に看護師が常勤しているような場合には，病院看護師と施設の看護師が直接に引き継ぎを行うことも必要になる。

◆ 生活の調整

> **事例❶ 食事中に意識を失ったAさん⑤**
>
> 　その後，Aさんは施設になじむようになり，Dさんは土曜日にAさんの部屋にとまり，火曜日から木曜日は施設の行事を楽しみながらAさんとともに過ごすという生活のペースができてきた。Eさんは，月に1回の経鼻チューブ交換のための通院を担当し，Eさんの家族や，Dさんの娘夫妻は，ときどき，Aさんの施設やDさんの自宅をたずね，家事を手伝ったりねぎらったりすることが習慣となって，1年半が過ぎた。
>
> 　この間，施設の看護師は，家族不在時のAさんの様子を家族に伝えたり，家族関係やとくにDさんの疲労具合をアセスメントしたりしていた。また，Dさんも要介護認定調査を受けておいてもよいのではないかということや，Aさんの看取り方の希望についても少しずつ話題にするようにしていた。

　健康問題をもつ家族成員がいる場合でも，多くの場合，ともに生活する家族はそのセルフケア力によってしだいに安定を取り戻し，その家族なりの生活ペースを身につけていく。看護職者は家族が自分たちらしい生活を送ることができるように，調整をはかる必要がある。

　ただし，健康問題をもつ家族成員とともに生活するといっても，昨今では事例のように，家で一緒に暮らすというだけではなく，ある家族成員が施設入所によって食住を保障されながら，その他の家族成員は家で暮らしているなど，家族が複数の場所で暮らすような生活のかたちも多くなってきている。

2 ライフサイクルと家族

a 家族のライフサイクル

　家族看護学では，家族を個人と同様に発達していくものとしてとらえ，発達段階やライフサイクルがあると考える。また，ライフサイクルの概念は，単に一方向の発達をあらわすだけでなく，育てられる，育てるという関係性を介して次世代，次々世代と世代をこえてつながっていくという意味を包含しているといえる。この考え方は，個人の生涯のみならず家族を考えていくうえでたいへん有用である。

　世代をこえてつながる様子を個人のライフサイクルについて述べると，「ケアされていた者が長じて子を産みケアする側にまわり，その子がケアされ長じて子を産みケアする側にまわる……」と表現できるだろう。この表現は，「子を産み（親たちが子を）ケアする」という血縁関係を前提とした（狭義の）家族における養育機能に焦点化しているといえる。

　さらに，血縁関係の有無や養育機能に限定せず，より広義に人々の営みを考えると，「ケアされていた者が長じて，周囲の者と共同して幼い者や後輩をケアする立場にまわり，そこで育ってきた者たちが長じて，周囲の者たち

と共同して次の世代をケアする立場になる……」と表現することができる。このように，個人のライフサイクルが横にも縦にもつながっていくことによって，私たちの社会はかたちづくられ，文化が醸成されていくのである。本書では，このライフサイクルの概念を基盤にして，家族のライフサイクルを考える。

● **家族を主体として発達段階をとらえる**　本書では，家族のライフサイクルを，①家族形成期，②発展期，③葛藤期，④充実期，⑤継承期，という5段階の発達段階からなるものと整理している（◯ 20ページ）。これらの名称は，ある特定の個人のライフサイクルに焦点をあてるのではなく，つねに，家族を主体として発達段階をとらえている。そして，家族のライフサイクルが進むことによって終結したり完成したりするのではなく，次世代に引き継がれてえんえんと続いていくことをあらわしている。また，従来の理論における発達段階の名称の多くが子育てに注目していることに対し，家族システムそのもの発達に着目することで，子どもの有無や夫婦（カップル）のジェンダーを問わず，多様な家族のあり方に対応できるように汎用性を高めている。

● **各家族成員の人生を可視化する**　現代の多様な家族のライフサイクルを考えるためには，各家族成員の人生（ライフコース）を帯状の矢印であらわし，重ねて描く**ファミリーライフサイクルピクチャー** family lifecycle picture（**FLP**，◯ 51ページ）を活用するとよい。たとえば，◯図1-6は，ヘテロセクシュア

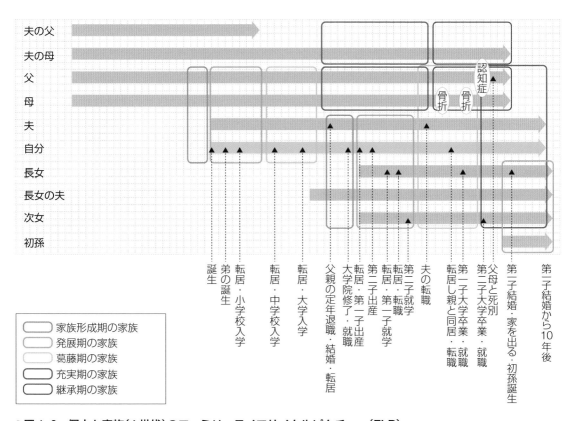

◯**図1-6　個人と家族（4世代）のファミリーライフサイクルピクチャー（FLP）**

NOTE
❶自分とは異なる性別の人に魅力を感じひかれる性指向。異性愛ともいう。

ル❶で実子をもつ，4世代の家族のライフサイクルを描いたファミリーライフサイクルピクチャーである。◐図1-6の家族の場合，四角で囲っているように，母と自分，長女の人生を左から右へ見ていくと，母が子どもを産み育てる生殖家族を形成して人生をまっとうし，自分も生殖家族を形成し，現在，充実期の家族を営んでいる。同じ現在，長女も生殖家族を形成しており，ごく短い家族形成期のあとで発展期の家族を営んでいることが示されている。このようにして，家族のライフサイクルは，次世代，次々世代へとつながっていくのである。

　ファミリーライフサイクルピクチャーは，ある人が家族と認識している人を自由に記載できるため，どのような構成の家族にも対応できる。また，家族成員それぞれの歩んできたライフコースを一覧できるため，現代における多様な家族のライフサイクルを表現しやすいという利点がある。

b 家族の発達段階

1 家族形成期

▌家族形成期の家族の特徴

●**「結婚」による新しい家族の形成**　**家族形成期**は，結婚前の男女が関係性を確立し，結婚などによって安定した家族の構造をつくり，新しい家族が歩みはじめる時期である。たとえば，◐図1-6で「自分」の縦線に注目すると，「自分」は父母のもとに生まれ，みずからのライフコースをたどって結婚にいたっている。その間，配偶者となる夫にはいまだ出会っていなかったものの，夫もまた夫の父母のもとに生まれ，夫なりのライフコースをたどっている。結婚とはこのように，異なる歴史や文化をもつ2人の結合であるといえる。

　ただし，現代では家族の形成についても多様化しており，法的な結婚にこだわらない事実婚や，多様な性のかたちに基づく同性結婚といった，さまざまな「結婚」「夫婦（カップル）」のかたちが出現している。

●**親族との関係性の形成**　たとえば，◐図1-6の「自分」の視点にたった場合，結婚を機に，夫の親やきょうだい，その家族といった親族との交流が始まる。同様に，夫も自分の親族との関係が始まる。また，夫婦が結婚を機に転居をしている場合には，新しい場所での生活に慣れなければならない。さらに，夫婦の結婚と同時期に，親世代が定年退職を迎える場合などには，新しい人生を歩みはじめた親世代とその子である夫婦との関係もかわる。さらに，相手のもつ文化にはじめて接するのは夫婦のみでない。親をはじめ，きょうだいやその他の親族も，新しい配偶者のもつ見ず知らずの文化とはじめて接することになる。この経験の影響は，夫婦との関係が近ければ近いほど大きい。

▌家族形成期の家族看護

　上述のように，結婚およびその周辺の時期には非常に多くの変化が一度に生じるため，家族に大きな揺らぎが生じるのがつねである。この揺らぎをお

さめつつ，新しい家族が形成されてゆく。結婚そのものを家族看護の対象にすることはまれと思われるが，健康問題をもつ患者がこの時期にある場合には，このような家族の揺らぎが同時に生じていることに配慮した支援を行わなければならない。

　また，当人どうしの愛情関係や価値観の共有・凝集性が高くても，周囲からの理解が得られにくい状況があり，その状況をどう解決していくかは，家族形成期の大きな課題の1つになりやすい。たとえば，結婚の際に，親世代やその他の親族が配偶者のもつ文化を受け入れられず，結婚する当人が親族のなかで孤立してしまうことがある。「かけ落ちする」「親子の縁を切って結婚する」といった親世代や親族から祝福されない状況での家族形成は，出産や早期の育児，夫婦に健康問題が生じたときなどに道具的支援や情緒的支援を求めにくいなど，のちの発達段階に影響を及ぼす。さらに，近年は減少しているが，家業の発展を目ざしての親の定めた結婚や，出世を目ざしての上司などから推奨された結婚など，愛情を基盤にしていない家族形成の場合，次第に夫婦の愛情が育まれる場合もあるが，のちの中年期など人生をふり返る時期（葛藤期）に，葛藤が顕在化する場合もある。

2 発展期

　子どもを養育する機能は，家族のもつ機能のなかでも重要な機能の1つといえる。そのため従来，家族形成期に続くこの時期を「養育期」とよぶことが多かった。しかし，現代では子どもをもつこと・もたないことについて多様な価値観が社会に広まっているほか，子どもの有無にかかわらず家族が発展する時期であることから，本書では家族の**発展期**とする。

■ 発展期の家族の特徴

● **家族全体の著しい発展**　出産をはさむ時期は，娘が母に，息子が父になる時期という個人のバイオサイコソーシャル❶な意味（◉119ページ）のみならず，家族が発展をしはじめる時期である。この時期は，子どもの養育を通じて「親」になることや，職場での新人教育を通じて「先輩」になることなど，ケアされる立場だった者がケアする立場に成長する発達の好機である。また，親役割や職場での役割だけでなく，ともに家族を形成したパートナーとしての役割など，複数の役割をもつこともこの時期の特徴である。多くの家族は，パートナーとして対等な関係を築き，頼ったり頼られたりしながら，協働することを学習する。

　またこの時期に，子どもは対人関係や社会関係の基本を学ぶ。そのため，発展期に家族成員が発達課題を達成することは非常に重要であり，この時期は家族のライフサイクルにおける要の時期といえる。

　妊娠期から初期の子育て期には，女性も男性も，「自分が誕生したころ，父や母はどのような思いだったのだろう，どのようにして自分を育ててくれたのだろう」と思いをはせることが活発になる。生まれたわが子への愛おしい気持ちや，はじめて体験する世話のたいへんさから，当時の親の生活を想像し（親への同一化），あらためて親に感謝の気持ちをもち，人間的に成長す

NOTE

❶個人の特性を，生物学的側面，心理的側面，社会的側面の3つから包括的にとらえる概念。

る❶。また，自分がしてもらった記憶をたぐりよせて，わが子にもしてやろうと思う（子どもへの同一化）。これらの心理的プロセスを通じて夫婦は発達していく。

NOTE
❶いわゆる「子をもって知る親の恩」である。

　また，このような同一化は，たとえば職場の先輩や後輩との関係においても同様に生起し，かつての親との関係が職場での部下との関係に，時間をこえて影響を及ぼすこともある（◯ 54ページ）。

発展期の家族看護

● **発展期の生活の調整**　出産の前後の時期など，発展期に家族は同時にさまざまな変化を経験して揺らぐのがつねである。たとえば，◯図1-6
の「自分」のラインを左からみると，自分が誕生して，父母のつくった家族の発展期が始まっている。第1子を出産してみずからの家族の発展期が始まるが，すぐに第2子の出産となる。自分と夫は，新しく生まれた子どもとの関係を築くとともに，仕事を含めてパートナーとともに生活を調整することが求められるほか，出産を機に転居している。

　これらの特徴から，発展期は発達の好機であると同時に，家族の脆弱性が顕在化する時期でもあるといえる。とくに，産後の1年間は女性の精神科受診が最も多い時期であり，最近では男性の産後うつ病も報告されている。

　◯図1-6
の長女の家族のように，現代では，子どものいる家族の結婚から第1子誕生までの期間が短いことも特徴の1つである。妊娠先行型結婚（いわゆる授かり婚）の事例も多い。パートナーとの交際期間にもよるが，こうした家族に対しては，家族形成期と発展期が重なり，関係性や役割の変化が一度に訪れるため，家族看護にあたっては，多くの要素を勘案したうえで生活の調整をはかる必要がある。

● **新たに生じる家族役割に関する支援**　発展期において，親世代は**祖父母役割**を担うようになる。親世代が孫（「自分」世代の子）を愛しく思い，強力な支援者になる場合も多いが，一方で，親世代が「自分」世代に子育て（孫の養育）をまかせられず，過剰な介入をすることが問題になる場合もある。

　さらに，第2子の出産を迎えた場合，第1子は**きょうだい役割（兄役割**ま

---

column　**発展期にリスクのある家族**

　多くの場合，前述したような心理的発達が生じるが，幼児期の記憶が思い出せない者，親によいイメージをいだくことができない者，親にひどい扱いを受けた記憶が生起される者にとって発展期は非常につらい時期になる。

　たとえば，初期の子育ては，睡眠不足とのたたかいであり，そのなかで授乳や排泄の世話を頻繁に行い，清潔管理など，ふだん以上に気をつかう毎日である。疲労時，夜間の乳児の声で，親への同一化と乳児への同一化が同時におき，乳児を「こわい」と感じたり

「憎い」と感じたりしてしまうことが報告されている（赤ちゃん部屋のおばけ）*1。このようなリスクのある家族には，とりわけ早期からの支援が必要であり，妊娠届出時や医療機関での妊婦外来，母親学級時などの機会をとらえて，スクリーニングと支援を開始することが望まれている。

*1 Fraiberg, S. et al.: Ghosts in the Nursery: A Psychoanalytic Approach to the Problems of Impaired Infant-Mother Relationships. *Journal of the American Academy of Child Psychiatry*, 14(3); 387-421, 1975.

たは**姉役割**）を担うようになる。乳幼児健診などにおける看護では，家族全体の育児機能が順調に機能しているかどうかを視野に入れて，きょうだいを含めて子どもの成長・発達を確認する必要がある。子どものいる発展期の家族において，親世代や祖父母世代に健康問題が生じたときに，子どもの生活や情緒的なニードをどのように支援するかは重要である。また複数の子どものいる発展期の家族で，1人の子どもに健康問題が生じたときの，いわゆる「健康なきょうだい」の情緒的なニードの支援も大きな課題といえる。

3 葛藤期

▌葛藤期の家族の特徴

　家族の**葛藤期**とは，子ども世代は思春期・青年期に，「自分」世代は中年期に入る時期であり，さまざまな葛藤が生まれやすい。たとえば，●図1-6で「自分」世代の葛藤期の家族に着目すると，子ども世代は思春期にあり，親である「自分」世代からのサポートを求めている時期である。しかし一方で，多かれ少なかれ，親や教師，医師などから教えられ，指示されたことに逆らい，信じるものを失い，進むべき道に迷う時期でもある。そのため，生活習慣や体調をくずしたり，社会的に危険と思われる行為に走ったりする場合もある。また，同じ事例で第1子・第2子がつぎつぎに就職しているように，子ども世代も社会での役割を担う成人となっていく。ただし，家を出ていなかったり，家計を別にしていなかったりするなど，完全に自立しているとはいえない場合もある。このように子ども世代の自立が遅れているのは，昨今の特徴の1つといえる。

　「自分」世代は，いわゆる中年として働き盛りであり，社会の中核を担う時期といえる。一方で，これまでの人生をふり返って「みずからの子育ては正しかったのか」「職業選択は正しかったのか」「生き方は正しかったのか」などと，葛藤をいだきやすい時期でもある。個人のライフコースでは，**中年の危機**とよばれ，葛藤の帰結として，●図1-6の自分と夫のように転職を選択する場合もある。また，親世代は老化という局面の一方，広い教養や深い叡智・関係性の機微の把握といった経験的な対応能力の発展という面も合わせもっている。

　葛藤期は，「自分」世代にとっては，子どもの反発への対応と自身の生き方への迷いが影響し合い，非常に苦しい時期になることがある。たいていの場合，子どもたちが理想とする人をみつけ，進路を決めて落ち着くころ，「自分」世代も自信を回復して落ち着きを取り戻していく。子ども世代は「自分」世代の事情を理解するようになり，「自分」世代は子ども世代の独自性・自律性を認めるようになる。「自分」世代も子ども世代もそして家族としても一段階成熟した**家族の再形成**といえる状態である。

▌葛藤期の家族看護

　葛藤期の「自分」世代に健康問題が生じると，就労の継続や経済的問題が生じるほか，子どもたちを含めた家族のコミュニケーションに困難をきたすことがある。「自分」世代の1人が亡くなるようなことになれば，子ども世

代は，生活力がつく前に心理的自立を強いられる場合がある。また，親に強い反抗心をいだいている時期であった場合，親である「自分」世代との死別は子ども世代に心理的に大きな禍根を残すリスクがある。

この時期には，親世代に健康問題が増えはじめ，それに伴って「自分」世代が父母と同居を始めることも多い。たとえば◉図1-6では，同居前に，母親が骨折しているが，1か月程度の入院で回復も順調であったため，「自分」世代や子どもたちがふだんの生活を調整しながら介護をすることが可能であった。

ここにみられる家族の再形成の特徴は，3世代が互いの来し方を許容し合い，3世代ともにサポートやケアを，与えたり受けたりできるという意味において平等な立場になった状態である。健康問題が増えてきた親世代であっても，「自分」世代や子世代を心配しケアを与えたい気持ちがある場合があり，その動機が回復の力になることもある。

4 充実期

充実期の家族の特徴

葛藤期の終盤に再形成した家族は，しばらく充実したとき（**充実期**）を送る。この時期では，「自分」世代は，パートナーの選択や職業選択といった自分の人生を再評価し，子ども世代の活躍や幸せを願う。子どものいない家族の場合も，自分自身やパートナーとの時間を楽しむなど，充実したときを過ごす。

親の介護問題がいつ発生するかはさまざまであるが，たとえば◉図1-6では，第2子が就職したころに父親が認知症を発症し，介護が必要な状態になっている。「自分」世代や子ども世代が働くなか，母がおもな介護者役割を担い，訪問医・訪問看護・訪問介護を使っての在宅介護をしばらく行った。老老介護で，母の負担感がしだいに大きくなったため，施設介護に切りかえ，「自分」世代，子ども世代の誰かが母に付き添って，施設に暮らす父を週末に訪問するかたちでの介護を，父が心疾患で亡くなるまでの約2年間，継続した。父との死別後，介護保険の要支援判定であった母は，デイサービスに通いながら訪問看護を利用していたが，約2年後に肺炎で亡くなった。

「自分」は相ついで父母と死別し，悲しい経験が続くのであるが，一方で，第1子の結婚，初孫の誕生と，身近に新しい家族の形成を経験したり，新しい家族成員を迎えたりするほか，自分の生活やパートナーとの生活を楽しむ余裕をもてるようになる場合もある。家族の第二の発展期とも言えるようなこのようなできごとは，「自分」世代にとってとても充実した時期となりうる。

充実期の家族看護

● **介護に関連しておこりうる問題** 日本では，平均寿命と健康寿命の差が10年前後あり，数年以上にわたる介護を「自分」世代が負うこともまれではない。◉図1-6では，充実期のはじめころに，親の介護を必要とする状況が発生しているが，葛藤期の前半の時期，あるいは，高齢出産が2世代続く

と，発展期の家族が介護問題をかかえる場合も生じてくる。

　親の認知症はあいまいな喪失❶と表現されるように，感情領域の消耗も大きい。子育てと親の介護，そして各家族成員の職業生活をどのように切りもりしていくか，さらにほかの家族成員が健康問題をもったときにはどうするかなど多様な課題が生じうる。看護職者は，ある特定の家族成員に接するときにも，このような家族背景を視野に入れて看護を提供することが必要である。

● **充実期にリスクのある家族**　子ども世代と「自分」世代との葛藤は目だたなくなったが，互いに浅い理解であったり怒りを否認したりしているなど，葛藤期に再形成にいたらなかった家族や，親世代と「自分」世代の葛藤が未解決である家族の場合，子ども世代の職業選択を応援できなかったり，結婚に反対したり，孫の養育方針をコントロールしようとしたりすることがある。また，介護が発生した場合に，親世代の介護に強い葛藤をいだいて高齢者虐待が生じるリスクがある。

□ NOTE
❶ **あいまいな喪失**
　死別のような明確な喪失ではなく，行方不明や認知症などに伴う喪失のように，失われた場所・時期・ものなどが明確ではない喪失のこと（● 267 ページ）。

5 継承期

　家族は充実期を過ごしたあと，さらに高齢となり，しだいに死や次世代のことを意識する時期（**継承期**）となる。とくに，後期高齢者になると，誰しも身体や認知機能の衰えを感じる。たとえば，●図1-6の事例では，親世代の右端の時期であり，「自分」世代は未達の時期である。ここでは，転倒し骨折することを繰り返したり，認知症を発症したりしているが，たとえ疾患を発症したり事故にあわなかったとしても，なんらかの衰えを感じ，自分の死を意識するようになる。また，この時期には，近い年代の知人の死を経験することも多く，そのようなときに，死をなおさら意識するようになる。

　継承期には，やがてくる死を前に，子どものしつけや若者の教育といった養育の目的ではなく，近しい人や愛する人に，大切にしてきたことを伝え，残したいと願うようになる。これは，技の伝授や事業の継承，財産の分与といった，かたちや言葉にできるものだけでなく，自分の生きざまや魂のようなものといった，思うように言葉にできないものであることも多い。また，伝えたい相手がその人の願いに気がつかないこともある。

　継承期の家族看護では，死を前にした人ができるだけ安心して逝くことができるように，そして残される者ができるだけ安心してその人を送れるように，痛みや不快な症状を取り除くとともに，家族のコミュニケーションを支え，その人の願いをかなえることが大切である。

3　地域と家族

　家族をシステムとしてとらえたとき，1つの家族のなかで，家族成員が相互に影響し合うばかりではなく，家族そのものも上位システム，すなわち地域のコミュニティにおいて，ほかの家族やさまざまな組織と相互に影響し合っている（● 109 ページ）。

1 地域で療養・介護・子育てを支える

　人々や家族は地域のコミュニティで生活しているため，これまで述べてきた家族のライフサイクルのおもな舞台は地域である。また，たいていの疾病や事故は地域で発生し，急性期を医療機関で過ごして，地域に帰ってくる。地域で療養生活を継続するためには，家族看護の視点が重要であり，看護職者をはじめとする多職種で連携して支援をする必要がある。

● **多職種による地域での家族看護**　厚生労働省によると，2019年（令和元年）の就業している看護職者の総数は約168万人であり，そのうちの養成所・研究機関2万人（1.2%）を除く約166万人（98.8%）が看護実践者と思われる。そのうち102万人（60.5%）が病院勤務であり，残る65万人（38%）が，診療所・助産所32万人（19%），事業所8千人（0.5%），老人介護福祉施設4万人（2.6%），老人介護保健施設5万人（2.9%），社会福祉施設3万人（1.8%），保健所1万人（0.6%），都道府県3千人（0.2%）なども含めて，広義に地域で活動している看護職者である。また，上述したさまざまな場では，看護職者以外のさまざまな専門職者が連携しながら家族看護を実践している（● 179ページ）。

　たとえば● 図1-6の場合，父の認知症が始まった当初は**外来**へ通院していたが，病院のケースワーカーから紹介されて**地域包括支援センター**の介護支援専門員と相談し，要介護認定を受けると，家庭医とともに**訪問看護ステーション**や**居宅サービス**を利用するようになった。その後，**介護老人福祉施設**に入居し，2年ほど暮らしたあとに，病院にて死去した。この間，患者である父はみずからの記憶力や思考力の衰えにイライラしたり弱気になったりしながらも，周囲からの理解にたすけられて，やがて心身ともに安定して過ごせるようになった。

　家族が父の状況を理解するようになるまでには，認知症の発症から1年以上の時間を要した。とくに，長年つれ添ってきた母は，父の記憶違いなどを受けとめられずにいちいち訂正しては父のイライラを高め，悪循環に陥って母は疲弊し，怒ったり泣いたりと情緒不安定になっていった。また「自分」は，父が父でなくなっていくことがつらく（あいまいな喪失），また父母の関係が険悪になってきたことを悲しく感じていた。

　このような家族に対して，外来や訪問看護ステーション，居宅サービス，介護老人福祉施設の看護職者は，家族の心身の状態（睡眠状態・うつ状態など）や家族関係をアセスメントして，ねぎらったり，心身の症状の見方を教えたり，対話の仕方を話題にするなどの方法で家族関係へ介入したりすることになる。さらに介護老人福祉施設の看護職者は，父を含む家族に対してアドバンス-ケア-プランニング（ACP，● 274ページ）を促し，父の体調に変化があるたびに，キーパーソン（重要他者）である家族成員に連絡をとって，どのように対応するか相談した。このように，地域での家族看護には，福祉スタッフや家庭医・病院との連携・協働が必至である。

● **地域での療養生活における家族看護**　慢性期の療養生活を支える看護で

も，外来通院の継続が困難になれば，訪問看護や居宅サービスで患者家族を支えることになる。疾患への積極的治療を終え，人生の最終段階（エンドオブライフ）を自宅で家族とともに送りたいというニードもある。これに対し，送り出す医療機関と地域側の家庭医や，訪問看護ステーション，地域包括支援センターなどの関連機関が，本人家族の希望を共有して，より安全に最期のときを迎えられるように支援する。これは，小児がんなどの子どもでも同様であり，きょうだいとともに自分の好きな遊具に囲まれて自由に過ごせる在宅での療養生活は，病院環境ではなかなか得がたいものである。少し先におこることを見通して伝えながら，本人家族の安心感を保障することが重要である。

● **地域での子育てにおける家族看護**　厚生労働省は「妊娠期から子育て期にわたる切れ目のない支援」をうたって，**子育て世代包括支援センター（母子健康包括支援センター）**を全国展開し，医療機関（産科・小児科など）や保健所，地域子育て支援拠点・児童館，保育所・幼稚園，学校・教育委員会などが連携して，形成期・発展期の家族を支援する仕組みを構築してきた。

　先述したように，家族の形成期や発展期には家族はさまざまな変化（揺れ）を経験するため，地域の助産師・保健師・看護師には家族看護の視点が必要である。ハイリスクの家族の場合にはなおさらである。

　たとえば，子どもに対する不適切な養育（マルトリートメント❶）のリスクの高い家族には，これらに加えて，児童相談所・乳児院，児童養護施設，警察などが**要保護児童対策地域協議会**として情報を共有し，連携して対応するしくみをつくっている。

　また，医療的ケア児❷に関しては，2021（令和3）年に「医療的ケア児及びその家族に対する支援に関する法律」が公布・施行され，医療的ケア児がはじめて法的に位置づけられた。しかし，学校で保護者が付き添いや待機を求められる状況が続いているなど，家族看護の前に，看護師の不在が阻害要因となって，家族の負担の緩和ができない状況がある。地域における家族看護では，仕組みづくりと，看護師配置が大事な基盤であるといえる。なお，2023（令和3）年4月より，子ども・子育て支援については，**こども家庭庁**の管轄となり，今後の施策が期待されている。

● **地域での予防的看護**　疾病の一次予防のための看護は，病院や診療所の外来，保健所，企業の健康管理センターの看護師・保健師らによって提供される。検診や予防接種の勧奨や，生活習慣の改善に向けた支援であり，家族全体が認識を共有することが望ましい。たとえば，男性が運動療法を行うときはパートナーがともに取り組むほうが実施率が高いことが知られている。このように，家族システムを活用して家族全体の健康をまもるための家族看護を行うことが望まれる。

2 コミュニティが不安定なときの支援

　ある家族の子育てや介護や家族成員の傷病などが重なって，家族のセルフケアの許容量をこえたり，セルフケア機能が低下したりしたときには，隣人

NOTE

❶マルトリートメント

　わが国では，「不適切な養育」と訳される。身体的虐待や性的虐待，ネグレクト，心理的虐待といった児童虐待，さらには，虐待とは言いきれないが，大人からの子どもに対する不適切なかかわりを包括的にとらえた概念をさす。

❷医療的ケア児

　恒常的に医療的ケア（人工呼吸器による呼吸管理，喀痰吸引その他の医療行為）を受けることが不可欠である児童をさす。

や友人，親戚などのインフォーマルな社会資源や，産後ケアセンターや保育所，地域包括支援センターなどのフォーマルな社会資源からのサポートを得て，セルフケア力を立て直していく（● 184 ページ）。

　ところが，2011 年の東日本大震災のように，地域一帯が，自然災害（地震や津波）や人的災害（原子力事故）などで破滅的な被害をこうむってしまった場合はどうだろうか。地域一帯の家族や諸機関といったコミュニティ全体がダメージを受けるため，フォーマルな支援活動も相互扶助的なインフォーマルな活動も，極端に力が低下してしまう。それを補うために，ほかの地域（他県）から救援が入ったり，国から自衛隊や災害派遣医療チーム（DMAT），災害派遣精神科医療チーム（DPAT）が派遣されたり，日本医師会災害医療チーム（JMAT）が入ったりする。

　被災した家族は，少し遠くの親戚に身を寄せたり，避難所や震災復興住宅に住むようになったりするなど，家族の境界が変化するとともに，コミュニティも変化する。そのため，生活がすっかりかわってしまうこともしばしばであり，多くの家族が危機的な状況を経験する。したがって，DMAT やDPAT，JMAT にかかわる医師や看護師，その後の復興を支援する地元の保健師や保健医療福祉機関，あるいは，被災地の家族の避難先の保健医療福祉機関や学校（養護教諭）などは，家族看護の視点をもって支援にあたる必要がある。

／work 復習と課題

❶ 家族に関する自分のイメージを書いて，ほかの人と共有してみよう。
❷ 家族看護の特徴について 3 つあげてみよう。
❸ 家族看護の実践が行われる場面や時期について，3 つあげてみよう。

参考文献

1. 鈴木和子・渡辺裕子：千葉大学看護学部家族看護学（寄附講座）における活動とその意義．家族看護学研究 3(1)：47-49，1997.
2. 日本看護協会：認定看護師．(https://www.nurse.or.jp/nursing/qualification/vision/cn/index.html)（参照 2023-9-10）.
3. 日本看護協会：専門看護師．(https://www.nurse.or.jp/nursing/qualification/vision/cns/index.html)（参照 2023-9-10）.
4. Boss, P. : *Ambiguous loss: learning to live with unresolved grief.* Harvard University Press, 2000.
5. Boss, P. 著，南山浩二訳：「さよなら」のない別れ　別れのない「さよなら」──あいまいな喪失．学文社，2005.
6. Chan, K. L. et al. : revalence and Correlates of the Cooccurrence of Family Violence: A Meta-analysis on Family Polyvictimization. *Trauma, Violence & Abuse,* 22(2): 289-305, 2021.
7. Deutsch, H. 著，懸田克躬・原百代訳：母性のきざし（母親の心理 1）．日本教文社，1964.
8. Fraiberg, S., et al. : Ghosts in the Nursery, A Psychoanalytic Approach to the Problems of Impaired Infant-Mother Relationships. *Journal of the American Academy of Child Psychiatry,* 14(3)：387-421, 1975.
9. Kita, S., et al. : A follow-up study on the continuity and spillover effects of intimate partner violence during pregnancy on postnatal child abuse. *Journal of Interpersonal Violence,* 36(13-14): NP6904-NP6927, 2021.

第 2 章

家族看護の対象理解

A　家族とは

　「家族」という言葉を聞いたとき，ポジティブなものであれ，ネガティブなものであれ，まったくなにもイメージできないという人はおそらくいないだろう。そのため，日常生活において，家族は自明のものとして扱われやすいが，非常に身近な存在であるがゆえに，その定義について深く考える機会は少ない。さらに近年は，年齢やセクシュアリティ，国籍などについて，さまざまな背景をもつ家族が増えている。家族の多様化が進むなか，いざ「家族とはなんですか」「家族の定義を述べてください」と問われると，少々とまどったとしてもなんら不思議ではない。

　家族の定義について，ハンソン（◐187ページ）は，「『家族』というのは，個々人にそれぞれ異なったイメージを抱かせる言葉である」「家族の定義は，専門とする学問領域によって焦点を当てる側面が異なる」と述べており[1]，誰もが同意する家族の定義としてのゴールドスタンダードはないとした。さらに，法学や生物学，社会学，心理学といった分野によって家族の定義は異なることを示している（◐表2-1）。

　本節では，家族看護学を学ぶにあたって，まず，家族社会学や家族心理学などの近接領域における家族のとらえ方について述べていく。

1　隣接領域における家族のとらえ方

1　家族社会学からみた家族

　私たちはふだん，家族や地域，学校，企業といった，人間が複数集まった集団や組織からなる社会で暮らしている。**社会学** sociology は，個人と個人，個人と集団，集団と社会における関係性を観察し，社会の構造やしくみをあぶり出すことを目的とした学問であり，社会の変化および人間の行動とのかかわりを科学的に理解・解明することも目ざしている。

　社会学のうち，家族に焦点をあて，社会との関係の解明を目ざす分野が**家族社会学** family sociology である。家族社会学では，集団としての家族，家族

◐表2-1　さまざまな学問領域での家族の定義

専門分野	定義の焦点
法学	血縁・養子縁組・婚姻などによる（法制度に基づく）関係
生物学	人々の遺伝的・生物学的ネットワーク
社会学	ともに生活する人々のグループ
心理学	強い情緒的きずなで結ばれたグループ

1）村田惠子ほか監訳，S. M. ハーモン・ハンソン，S. T. ボイド編著：家族看護学——理論・実践・研究. p.5, 医学書院，2001.

の形態や機能，勢力構造，役割，家族集団におけるさまざまな病理などが研究対象となる❶。近年は，近代における工業化・都市化に伴う家族の変化や，社会福祉の変化，家族意識の変化などを扱うことが多くなっている。たとえば，「過去から現代にいたるまでの家族の変容」「結婚・夫婦の役割分担やパワーバランスに関する意識の変化」「高齢化に伴う介護問題の出現や家族に関連する社会的制度の変化」「ライフ−ワークバランス観の変化」といったテーマで研究が行われており，関連してジェンダーに関する研究も盛んである。

● **家族社会学における家族**　上述の研究テーマにおいて「結婚」「夫婦」「介護問題」などの言葉が出ているように，家族社会学では，家族について，基本的に親族関係で結びついた人々を想定している。このうち，婚姻によって親族となった者を**姻族**，親子などの血縁関係にある者を**血族**❷とよぶ。また，結婚によって形成され子どもを産み育てる家族を**生殖家族**(現家族)，人がそこに生まれ育っていく家族を**定位家族**(原家族)とよぶ。

ただし，後述するように，婚姻の形式は民族や文化によってさまざまであり(●76ページ)，社会やその構成要素は，時代によって変化するものである。そのため，家族社会学における家族の概念も，時代や社会の変化に伴って変化しうる。したがって，家族社会学における家族の定義は，対象とする社会に適応して機能している家族をあらわすように修正されるものであり，「その時代の典型的な家族の特性を最大公約数的に集約したもの」としばしば表現される。

● **世帯と家庭**　家族と関連した重要な用語に**世帯**と**家庭**がある。

①**世帯**　わが国では，総務省統計局の国勢調査における定義が一般的である。具体的には「一般の家庭のように住居と生計をともにしている人びとの集まり」を世帯と定義し，かつ「一人で1戸をかまえている人は一人で一つの世帯」としている[1]。したがって，世帯には，同居人・使用人などの家族成員でないものが含まれることもある。また，単身赴任している夫や妻，就学のために別居している子どもなどは「他出者」として扱われる。

なお，わが国の国勢調査では，「世帯の定義」と「世帯の家族類型」は示されているが，「家族」については明確に定義されていない。一方，アメリカの国勢調査では，「家族」について「血縁，婚姻，養子縁組によって結ばれ，生活をともにしている2人以上の人々の集団」と定義されている。

②**家庭**　「家庭」とは「home」の訳語として明治20年代(1887〜1896年)に広まった。その後，一般に「家族が生活する場」としてとらえられ，家族成員の相互的な活動や縁での人間関係，場や空間などを含んだ包括的な用語となっている。

2　家族心理学からみた家族

心理学 psychology は，人間の心や行動を科学的手法によって研究し，解明

NOTE
❶**家族社会学の研究の変遷**
　戦後初期には，後述する家制度の廃止と核家族化の進行に伴った家族概念の変化に関する研究が盛んに行われてきた。その後は，アメリカの社会学の影響を受けて，家族という集団の内部にある人間関係に焦点をあてることが，家族社会学研究の中心となっている。

NOTE
❷**血族**
血族には，生物学的な血縁関係による自然血族と，養親子関係などの法的な血縁関係による法定血族がある。

---

1) 総務省統計局：令和2年国勢調査 調査票の記入のしかた. 2020.（https://www.stat.go.jp/data/kokusei/2020/pdf/kinyu.pdf）（参照 2023-04-14）.

しようとする学問である。このうち，さまざまな心理的問題をかかえた人に対する臨床的応用に関する分野を**臨床心理学**といい，**家族心理学** family psychology は，1980年代に臨床心理学的研究を基盤として生まれた比較的新しい分野である。家族心理学の特徴として，従来の心理学が個人の心を対象としていたのに対し，夫婦や親子，同胞，祖父母との関係を含む錯綜した家族関係を対象とする点があげられる。そのほかにも，家族のライフコースと発達課題について，心理的側面からとらえることを主眼としている。

　家族心理学の理論は，家族を1つのシステムとしてみるシステムズ-アプローチに基づいて構築されている。その臨床応用では，後述する家族療法（▶118ページ）を代表として，子どもや配偶者の問題行動・心理的症状，親子や夫婦の不和といったことがらに対し，家族全体を対象にして心理的分析や援助を行う。

● **家族心理学における家族**　たとえば家族療法の教科書において，楢林は家族の定義を「家族は人が生まれ育ち，また生み育て，人生を過ごしていく基盤となる場所・生活の基礎であり，社会の原点でもある」[1]と述べている。ただし，これは，家族そのものの定義というよりも，人にとって家族のもつ意味や人と家族の関係性，家族と社会の関係を説明したものといえる。時代や社会，文化によって家族の概念がさまざまであったように，心理学においても，人の心のありようの多様さを反映して家族の概念はさまざまであり，厳密に定義することは困難である。

　そのため，家族心理学では，対象者みずからがもつ，「家族である」という自覚やアイデンティティ，家族境界❶を重視し，対象者のもつ家族の形態や価値観を尊重している。とくに，臨床の場面では，家族の定義にこだわることはほとんど意味をなさないと指摘されており，家族療法家は，来談した家族が「これが私たちの家族です」と紹介した人々の集まりを「家族」とよぶことが多い。このような個人や家族あるいは社会がもつ「家族とはこのようなものだ」という考えを**家族観**（家族イメージ）とよび，個々人の心理・社会的背景や，時代背景によってさまざまである。医療の現場では，医療職者みずからの価値規範や家族観におさまらない家族に出会う場合もあるが，医療職者は，その家族の価値規範を尊重し，正常・異常・病理的などと安易に判定するような態度をとってはならない。

3　法制度からみた家族

　社会には，多様なかたちの家族や，多様な家族観をもつ人が存在するため，家族の定義や概念を法学的に定めることはきわめてむずかしい❷。ただし，「民法」の「第四編　親族」（第725条〜第881条）および，「第五編　相続」（第882条〜第1050条）にある，家族や離婚，親子関係や相続についての規定（いわゆる**家族法**）の変遷をみることによって，その時代の社会における家族観をうかがい知ることができる。

1）日本家族研究・家族療法学会編：家族療法テキストブック．金剛出版，2013．
2）加賀山茂：民法改正案の評価——債権関係法案の問題点と解決策．信山社，2015．

□ NOTE
❶**家族境界**
　家族内のサブシステム（親子・きょうだいなど）の区切りをさす。家族成員の相互のかかわりや，作用のしかたによって設定される抽象的な概念である。

□ NOTE
❷このことについて加賀山は，「わが国の法制上，家族の定義はない」と述べている[2]。また，後述する「民法改正要綱」にも，家族の定義についての展望は示されていない。

●**家族法の変遷**　1898（明治29）年に公布・施行された，第二次世界大戦前の「民法」は，**民法旧規定**あるいは**明治民法**とよばれ，現行法にはない**家制度**の存在が特徴である。家制度では，戸主と親族関係を有する者（の一部）からなる「家」を想定し，戸主に家族の婚姻や居住，財産の相続などについて絶大な権利（戸主権）を与えていた。家制度は，人々の家族観にも影響を及ぼし，「身内の恥は外に知られたくない」といった，かたくなな「ウチとソト」（内と外）の意識や価値観をもたらした。

　戦後の1947（昭和22）年には，「民法」が改正されて家制度は，個人の尊重や法の下の平等，両性の本質的平等に反するということから廃止された。このことは，家制度に規定された直系制家族から夫婦制家族への歴史的転換をあらわしており，夫婦とその未成年の子からなる**核家族**（◖75ページ）の増加がその象徴とみなされている。

　家制度の廃止は，人々の「家」や家族に関する価値観に変容をもたらした。たとえば，松成は大規模意識調査結果の分析から，社会的地位の継承の意識における「子がない場合の養子の必要性」の支持率低下，財産相続における長男の独占的，優先的相続を支持する意識の低下，宗教性の希薄化などを示し，「家」意識の変容が明らかであったと報告している[1]。また，核家族化による家族サイズの減少は，介護保険制度の導入と浸透，公的育児支援の拡大などの背景にもなっており，これらの制度の発達に伴って，人々の「ウチとソト」の意識も変容した。たとえば前述の松成は，老後の生活で「子どもに頼らぬつもり」の者が大勢を制したことから，「習慣や義務としての扶養」から老人福祉サービスや年金による社会的・制度的扶養を支持する方向への変化がみられたことを報告している。

　1990年代になると，1947（昭和22）年の「民法」改正時に比べて離婚・再婚が増加したほか，家族のあり方に関する国民の意識の多様化が進んだ。これに伴い，1996（平成8）年に法制審議会は「民法の一部を改正する法律案要綱」（民法改正要綱）を法務省に答申した。しかし，さまざまな意見があったために改正法案の提出はお蔵入りとなった。その後，大規模な法改正は行われてこなかったが，2010年代後半になると，2019（令和元）年6月の特別養子縁組制度の制定，2022（令和4）年4月からの成年年齢の引き下げなど，家族法に関する「民法」の改正が相ついでいる●。

▭ NOTE
❶このことについて，石綿は，のちに「家族法の大改正時代」と呼ばれるのではないかと思うほどであると述べている[2]。

2 看護学からみた家族のとらえ方

1 歴史的背景

　1870年代において，ナイチンゲール Nightingale, F. は，家庭が清潔であれば乳幼児の死亡率や疾病率を低下させることができると確信し，助産活動や

1）松成恵：戦後日本の家族意識の変化——大規模の世論調査報告を資料として．家族社会学研究3：85-97, 1991.
2）石綿はる美：家族のあり方の変化に対応する家族法．一橋大学 HQ ウェブマガジン，2021.（https://www.hit-u.ac.jp/hq-mag/chat_in_the_den/428_20210701/）（参照2023-04-14）.

家庭を基盤とする健康サービスの両方を推進していた。また，クリミア戦争中には，家族が病院に来て愛する人の世話をすることを，患者の快復を促進するとして奨励していたといわれている。

　このように，看護学では，創成期から家族に関心をもってケアを実践していたといえる。ただし，これらのケアからは，患者の健康促進という目的が主であり，家族はそのための資源や背景としてかかわるものという考え方も垣間みえる。その後19世紀にかけて，産業革命に伴って，家庭内労働が家庭外労働へ移行していくなかで，ヘルスケアについても，実践の場が家庭から病院へと移行していった。この流れのなかで，看護は必然的に「個人」へ焦点をあてることとなった。

　1950年代には，看護師自身の手によって，看護を学問として研究することが始まり，看護理論が開発されるようになった❶。ただし前述の経緯から，看護の理論化は，主として病院内での患者個人あるいは，患者と看護師をはじめとした医療職者との関係に焦点をおいて進められた。そのため，家族に対する関心は，母子看護や精神看護，地域看護などの領域では高かったものの，総人口のうち多くを占める生産人口層(15歳〜64歳)を対象とする成人看護領域では，低いままであった。

　1980年代に入ると，アメリカでは，医療費高騰を背景として，ヘルスプロモーションの機運が高まった。また，高齢者人口や慢性疾患患者が増加したことに伴って，セルフケアや家族によるケアが注目されるようになった(●8ページ)。これらをきっかけに，看護学は再び家族への関心を高めることになり，現在へといたっている。

NOTE

❶**看護理論発展の背景**
　1950年代初頭，第二次世界大戦時の看護師の大量養成によって看護の質の低下が問題となり，アメリカの看護を深刻なアイデンティティの危機に陥らせた。ナイチンゲールの『看護覚書』から80年余りを経て再び，看護は，社会に対してみずからの存在意義を論理的・科学的に説明する必要に迫られたのである。

2 欧米の看護における家族のとらえ方

● **フリードマンの定義，ハンソン・ボイドの定義**　フリードマン(●186ページ)は「家族とは，絆を共有し，情緒的な親密さによって結ばれた，家族であると自覚している2人以上の人々」と定義している[1]。また，ハンソンとボイドBoyd, S. T. は「家族とは，お互いに情緒的，物理的，そして/あるいは経済的サポートを依存し合っている2人かそれ以上の人々のことである。家族のメンバーとは，その人たち自身が家族であると認識している人々のことである」と定義している[2]。

　これらの定義はいずれも，血縁や婚姻を必須の条件とするのではなく，家族の多様化を前提として「家族の情緒的な結びつき」や「家族であるという自覚」を重要視している点が特徴である。

● **NANDA-I 看護診断の定義**　血縁や婚姻を必須の条件としないという特徴は，NANDAインターナショナル(NANDA-I)の看護診断でも同様である。具体的には，第2軸の診断対象(個人，家族，集団，地域)において，家族とは「相互義務を理解し，共通の意義を感じ，他者に対する何らかの責務を共有している，途切れない持続的な関係性を有する2人以上の人々。血縁また

1) Friedman, M. M., et al. : *Family Nursing research, Theory, and Practice, 5th edition*. Pearson Education Inc., 2003.
2) 村田惠子ほか監訳，S. M. ハーモン・ハンソン，S. T. ボイド編著：家族看護学——理論・実践・研究. p.5, 医学書院, 2001.

は自らの選択でつながっている」と定義されている[1]。

3 わが国の看護における家族のとらえ方

● **看護実践の対象としての家族**　現在の，わが国の看護における家族のとらえ方を確認すると，そもそも，日本看護協会は，「看護職の倫理綱領」の前文において，「看護はあらゆる年代の個人，家族，集団，地域集団を対象としている」と明記している[2]。さらに，「看護業務基準，2021年改訂版」には，看護実践について「看護を必要とする人を，身体的，精神的，社会的，スピリチュアルな側面から支援する」としており，その対象について「看護を必要とする個人，家族，集団，地域等」と，家族をはっきりと含むかたちで記載している（◉表2-2）。

このように，現在は，わが国でも家族が看護の対象であることは明確に述べられており，家族に対する継続的なアセスメントと対処が求められている。一方で，家族に対するケアが診療報酬などに十分反映されていないことは，いまだに残された課題となっている。

日本看護協会は，『看護にかかわる主要な用語の解説――概念的定義・歴史的変遷・社会的文脈』においても，看護を必要とする人の概念的定義を「その人の健康状態にかかわらず看護を受けるニーズをもつすべての人々をいう」「あらゆる年代の個人，家族，集団，地域社会に及ぶ」と家族を含むかたちで記載している[3]。さらに同じ章のなかで，「患者家族」および「家族の定義の変化」についても記している（◉表2-3）。とくに後者については，家族の多様化という大きな社会変化を1つの背景として，家族の価値観や暮らしの多様性，個々人の家族意識に対する理解と尊重の姿勢を示している。

◉**表 2-2　「看護業務基準」における家族に関する記載**

1-2-1　看護を必要とする人を，身体的，精神的，社会的，スピリチュアルな側面から支援する。
看護職は，看護を必要とする個人，家族，集団，地域等を身体的，精神的，社会的，スピリチュアルな側面から総合的に捉え，生涯を通じてその人らしい生活を送ることができるよう支援する。
1-3-3　看護を必要とする人を継続的に観察し，状態を査定し，適切に対処する。
看護職は，看護を必要とする個人，家族，集団，地域等を継続的に観察して，健康状態や生活環境等を総合的に捉えて査定した上で，支援を必要とする内容を明らかにし，計画立案，実行，評価を行う。この一連の過程は，健康状態や生活環境等の変化に迅速かつ柔軟に対応するものであり，よりよい状態への支援を行うために適宜見直し，必要に応じて様々な資源を活用する。
2-6　看護管理者は，看護実践の向上のために教育的環境を提供する。
看護管理者は，看護職の看護実践能力を保持し，各人の成長と職業上の成熟を支援するとともに，看護を提供する集団の力を高め，看護を必要とする個人，家族，集団，地域等に貢献するための教育的環境を提供する。

（公益社団法人日本看護協会：看護業務基準，2021年改訂版．pp.3-4，2021をもとに作成．〈https://www.nurse.or.jp/nursing/home/publication/pdf/gyomu/kijyun.pdf〉〈参照2023-04-16〉．）

1）ハードマン，T. H. ほか原著編集，上鶴重美訳：NANDA-I看護診断　定義と分類 2021-2023　原書第12版．p.134，医学書院，2021.
2）公益社団法人日本看護協会：看護職の倫理綱領．p.1，2021.
3）公益社団法人日本看護協会：看護にかかわる主要な用語の解説――概念的定義・歴史的変遷・社会的文脈．p.30，2007.

○表 2-3　日本看護協会による「患者家族」「家族の定義の変化」に関する記載

患者家族	「患者家族とは，患者もしくは利用者の家族をいう。なお，ここでいう家族とは，患者と婚姻・姻戚関係をもつ者だけではなく，患者が信頼を寄せる友人等，患者を支え回復を支援する立場にある者をいう。看護は，対象が本来もつ自然治癒力を発揮しやすい環境を整え，健康の保持増進，疾病の予防，健康の回復，苦痛の緩和を行い，生涯を通して，その人らしく生を全うすることができるよう支援することを目的としているため，その意味において，患者家族も看護の対象となり得る。」
家族の定義の変化	「戦後，民法の改正により，戸主の絶対的権力によって統率される家族集団に基づく『家』制度が廃止され，家族の関係は夫婦の人格的な結びつきや親子の情愛に基づくものであるという考えが普及するようになった。また，その後の少子高齢化に伴い，家族の小規模化も進み，一方では婚姻・姻戚関係を基盤にしない多様な家族形態が顕在化してきた。近年では，婚姻関係のないまま共同生活をしている人々や同性同士のカップルのほか，夫婦であっても別居して生活している人々等がいる。また，たとえ家族がいても，よき家族関係に恵まれない等，さまざまな人々がいる中で，社会は固定的，画一的な価値観に縛られない個人の多様な生き方を尊重し，理解し合い，認め合うようになってきた。」

※下線部は筆者による。
（日本看護協会：看護にかかわる主要な用語の解説──概念的定義・歴史的変遷・社会的文脈. pp.33-34, 2007 をもとに作成）

● **地域における患者と家族の支援**　さらに近年，入院期間はますます短縮しており，人々が病あるいは，障がいとともに地域で生活することはめずらしくない。患者（個人）および家族の地域での生活を支援し，彼らのウェルビーイング well-being に寄与することは看護の重要な役割の 1 つである（○177 ページ）。そのため，『看護師等養成所の運営に関するガイドライン』においても看護師に求められる実践能力と卒業時の到達目標として，患者だけでなく，「対象者及び家族の意思決定を支援する」「対象者及び家族に必要な資源を理解し，健康の保持・増進に向けた生活に関する支援を行う」「対象者及び家族が健康課題に向き合う過程を支援する」ことなどが掲げられている。

3　家族の健康とその支援

1　家族の健康

　WHO は，健康について，「身体的にも，精神的にも，社会的にも，よく調和のとれた状態にあることをいう。単に疾病がないとか病弱でないということではない」と定義している。家族には複数の家族成員が存在するため，**家族の健康**については，それぞれの家族成員個人の健康と，家族全体の健康の両方について考えなければならない。さらに，家族成員どうしは相互作用するため，家族全体の健康がより複雑になることは想像にかたくない。そのため，家族の健康には，ゴールドスタンダードとして万人が納得するような定義はまだ存在しない❶。

◆ 家族成員個人の健康

● **個人の健康のモデル**　健康をさまざまな面からとらえる個人の健康の概念モデルは，4 つに大別される（○表 2-4）。

○表2-4　個人レベルの健康の概念モデル

健康概念モデル	健康	不健康
臨床モデル 　生物・医学的モデル	医学的な疾患・障害の徴候や症状がない	疾患や障害による徴候や症状がある
適応モデル 　環境変化への能力	環境との相互作用から最大の利益を得る	環境から阻害されて，自己修正に失敗する
役割遂行モデル 　自分の健康を定義	社会的役割を遂行期待成果を最大発揮	社会的役割の遂行に，失敗する
幸福論モデル 　人間の潜在能力の発揮・認識	はつらつ健やかな生き方	元気がなく，無気力かつ衰弱した状態である

①**臨床モデル**　生物・医学的モデルの代表的モデルで，健康の極は医学的な疾患や障害の徴候や症状がないことであり，一方で，不健康の極は疾患や障害による徴候や症状があることととらえる古典的モデルである❶。

②**適応モデル**　健康の極は有機体が環境に柔軟に適応し，環境との相互作用から最大限の利益を得ることであり，一方，不健康の極は環境から疎外され，自己修正的反応に失敗している状態であるとする。目標は個人の安定にある。ロイ Roy, C. の適応モデル，エリクソン Erickson, E. H. のモデリングやロールモデリング，ニューマン Neuman, B. のシステムモデルがこれにあたるとされている。

③**役割遂行モデル**　健康の極は社会的役割を遂行し，期待される成果を最大限に発揮することであり，一方，不健康の極は，社会的役割の遂行に失敗した状態であるとする。

④**幸福論モデル**　健康の極を「はつらつと健やかに生きている」，反対に不健康の極は「元気なく無気力な状態」としており，看護の領域で多く用いられている。マズロー Maslow, A. H. の業績が代表的である。

◆ 家族全体の健康

家族全体の健康とは，家族成員間の相互作用を含んだ**家族システムの健康**を意味する。家族システムの健康について，フリードマンは「システム理論を出発点とすると，家族の健康は家族メンバー個々の健康状態の総和以上であることが想定される」と述べている[1]。また，ハンソンは，家族システムの健康について「家族システムの中で，身体的，心理的，霊的，社会的，文化的要因を含む well-being が大きく変化している相対的な状態」❷と述べている[2]。

●**家族システムの健康のモデル**　家族システムの健康の概念には，個人レベルの健康と同様に，さまざまなモデルが提唱されている。しかし，フリードマンが，「家族研究において，家族の健康は幅広くさまざまに概念化され

NOTE
❶人間を全体論的な観点でとらえていないという点で批判もある。

NOTE
❷ハンソンの定義は，WHOの個人レベルの健康の定義を，家族システムにあてはめたようであるため，具体的なイメージはいだきにくい。

1）Friedman, M. M., et al. : *Family Nursing research, Theory, and Practice, 5th edition.* p.10, Pearson Education Inc., 2003.
2）Harmon Hanson, S. M., et al. : *Family Health Care Nursing, Theory, Practice & Research, 3rd edition.* pp.7-8, F.A. DAVIS, 2005.

ているが，多くの場合，家族の健康は，家族機能あるいは，家族の適応として概念化されてきた」と指摘したように，現在存在しているモデルは，家族について限られた観点からみたものであることには注意しなければならない❶。

　家族システムの健康についてのモデルには，①家族システムの考え方に焦点をあてたもの（ビーバーズモデル Beavers systems model など），②家族機能の考え方に焦点をあてたもの（マクマスター家族機能モデル McMaster model of family functioning），③家族発達の考え方に焦点をあてたもの（家族健康周期 family health cycle），④家族システムにおける関係性に焦点をあてたもの（円環モデル circumplex model），などがある。

● **家族プロセスと家族の強み**　臨床において有効な家族看護を実践するためには，家族システムの健康を評価する際に，時間軸の観点をもつことが重要である❷。すなわち，ある時点での横断的な家族機能やライフイベントへの適応（家族適応）だけをみるのではなく，時間軸を考慮した縦断的な家族のウェルビーイングの経過（**家族プロセス**）に着目することが重要である[2]。

　家族はさまざまなライフイベントを経験しながら，家族機能に不全をきたすこともあるが，それらに適応し，のりこえながら家族機能を高めていく（◐図2-1）。家族プロセスの観点をふまえた家族システムの健康の評価とは，家族のウェルビーイングの軌跡を把握することといえる。

　家族システムの健康には，**家族の強み**も影響を及ぼす（◐157ページ）。家族の強みの概念にはさまざまな考え方があるが，①コミュニケーション技術，②対応策を分かち合う能力，③家族内サポート，④セルフケア能力，⑤問題解決能力の少なくとも5つの要素があり，これらの要素は相互作用するものと考えられる。したがって，家族に対する看護介入を有効なものにするため

▢ NOTE
❶フリードマンは，「WHOも同様の考えで，家族のウェルビーイング well-being の促進に関して，家族が第一義的な社会的機関として機能している」と指摘している。

▢ NOTE
❷家族心理学者の野末は，「臨床的有効性が認知された家族モデルについて，時間の経過に即した家族システムの発達と変化の重視という共通点がある」と指摘している[1]。

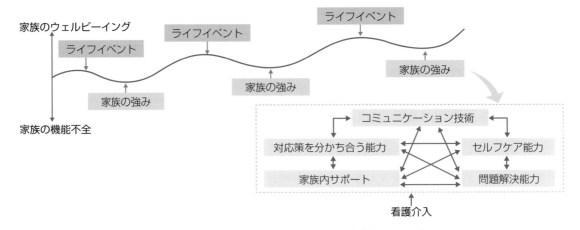

◐ **図2-1　家族プロセス（家族のウェルビーイング，家族の強み，看護介入の関係）**
（浅野みどり：「家族の強み」に着目した難治性てんかんの子どもをもつ家族への支援の可能性．生活指導研究21：82-100, 2004による，一部改変）

1）野末武義：発達過程の観点から見た家族システムの健康性——ある健康な家族の事例研究を通して．家族心理学研究5(2)：159-172, 1991.
2）浅野みどり：Special needs のある子どもと暮らす養育期の家族の well-being. 乳幼児医学・心理学研究31(2)：87-93, 2023.

には，これらの要素に対してはたらきかけることが重要となる。いずれかの要素でも高めることができれば，5つの要素の相互作用によって家族の強み全体が高まる可能性があり，最終的に家族システムの健康によい影響を及ぼす（◯図2-1）。

2 家族の特性と強みや長所に焦点をあてた支援

　前述したように，健康な家族の定義にゴールドスタンダードは確立していない。ただし，健康な家族がもつ特徴については，カラン Curran, D. の提唱した15項目が知られている（◯表2-5）。

　すべての特性をもつ家族はいないかもしれないが，自分の家族のもつ健康な特性，いいかえれば，自分の家族がもつ「強み」を自覚できることは重要である。その強みを言語化できれば，なおよいのだが，人は大きなストレス

◯表2-5　健康な家族の特性

1. コミュニケーションがあり，相手の話に耳を傾ける
2. 互いに肯定し支援する
3. 相手に対する敬意を伝える
4. 信頼感を発展させる
5. 遊びとユーモアを解する心をもつ
6. 責任を分担しているという感覚を表現する
7. 正しいこととわるいことを理解する心を教える
8. 家族には儀礼的なことと伝統的なことが多く含まれることをしっかりと感じる
9. バランスをとりながら家族の構成員との相互作用のやりとりを行う
10. 宗教上の核心となることを共有する
11. 互いのプライバシーを尊重する
12. 相手につくすことに価値をおく
13. 家族の団らんをはぐくむ
14. 余暇のときを共有する
15. ほかからのたすけを受け入れ求める

（Curran, D. : *Traits of a healthy family*. Winston Press, 1983 による）

---

column　発達障害をもつ幼児を養育する家族の健康

　筆者は家族のウェルビーイングと家族の強みの関係に着目した家族プロセスの仮説を開発し，これに基づいて，発達障害をもつ幼児を養育する家族を対象に研究を行ってきた。

　その背景として，フリードマンの指摘にあるように，家族の健康を家族機能や家族適応として概念化し，その観点からのみ家族をみることは，家族システムの健康を矮小化して評価する危険性があげられる。たとえば，円環モデルで発達障害をもつ幼児を養育している家族の家族機能を評価すると，家族の凝集性がとても強いため「過剰な凝集」と判断されてしまう。

　しかしながら，社会資源が十分とはいいがたい現実

の生活のなかで，さまざまな困難イベントをなんとかのりこえるためには，家族で協力する（つまり凝集性を高める）必要があり，その結果，家族機能尺度における凝集性が高くなってもなんら不思議ではない。したがって，この状態を「異常」「病理的」と安易に判断することは不適切であり，むしろ，その家族のもつ凝集性をその家族の強みととらえるほうが適切な可能性がある。このように，家族機能を評価する際には，ある時点の横断的な家族機能をもって判断（評価）するのではなく，家族プロセスの観点を合わせもつことが重要である。

○**表2-6　話し合うときに気をつけること**

- じゃまの入らない時間帯と集中できる場所を選びましょう。
- ひどく疲れているとき，おなかがすいているときは避けましょう。
- 相手の言うことをよく聞きましょう。
- 相手の言うことを途中でさえぎってはいけません。
- すぐに判断を下すのはやめましょう。
- 相手を責めるかわりに，自分がどう感じているかを伝えてみましょう。You message ではなく，I message で伝えましょう。
- 互いにオープンに正直に話しましょう。

に直面しているときや，危機状態にあるとき，せっかく自分がもっている強みを自覚しにくい。したがって，みずからの強みに気づけるような支援のあり方が大切である。

● **強みや長所に焦点をあてた支援**　強みや長所に焦点をあてた支援 strength based approach とは，内発的な動機づけを重視する支援である。この強みに基づくアプローチは，家族の変化や成長の動機づけに役だつ。そのためには，①その人の価値観およびなにが大切かをまず知ること，②その人の知識や技術を促進すること，③問題点を正直に，ただし思いやりをもって話すこと，④その人の批判的思考のやり方をのばすこと，が基本となる。

　さらに，円環モデル（○71ページ）に基づけば，家族機能は凝集性と適応性を2軸として評価されるが，これらの促進因子として，コミュニケーションが重要である。したがって，家族のコミュニケーション技術は，家族の健康を支援するにあたってカギとなる概念と考えることができ❶，とくにストレス下にあるときのコミュニケーションのあり方が重要である。

　具体的には，問題が生じたときは話し合いの時間をとり，互いの気持ちを伝え合うようにすることを推奨し，支援する（○表2-6）。さらに，問題が重大化・困難化する前に，家族のライフサイクルや発達段階に応じて，家族の発達課題に合わせた予防的支援を積極的に行うことが重要である。

B　家族構造

1　家族構造とは

　ある人の**家族構造**❶を理解しようとするときに，人はどのような問いかけをするだろうか。たとえば「何人家族ですか」「何人きょうだいですか」「あなたの家族構成は」「あなたの家族は誰ですか」などの問いかけは，日常生活上もよく聞かれる会話の一部である。

　しかし，「あなたの家族は誰ですか」という問いかけについてよく考えると，家族の人数や続柄から関係性まで，さまざまな内容をたずねている可能性があり，問いかけに対して「父方の叔父が同居しているけれども，私は家

NOTE

❶筆者の研究においても，家族の強みの5つの構成概念の相互作用のなかでも「コミュニケーション技術」を中心に「対応策を分かち合う能力」「家族内サポート」との3要因における相互関連が強く，重要と考えられた。

NOTE

❶構成の「あるものがなにからできているか」という意味に加え，「集団がどのように組織化されているか，どのような方法で調整されているか，部分がどのように相互に関連しているか」という意味も含む言葉が構造である。

族とは思っていない」などの答えが返ってくることもありうる。

　家族看護の実践では，患者・家族と看護職者が，家族に関する情報を正しく収集して理解し，共有する必要がある。したがって，家族構造についても必要な情報を適切に収集して理解し，適切なかたちであらわすことが重要になる。

◉ **家族構造の理解に必要な情報**　　一般に，家族構造の理解には，以下の情報を知ることが必要である。

- 家族のサイズ：人数・同居者
- 家族成員の情報：人口学的属性(性別・続柄・年齢〔出生日〕)，出生地，学歴，職業，健康状態・既往歴，宗教
- 家族全体の情報：世代構造，経済状況，最近おきたできごと(家族成員の出生・死亡・転居など)

　また，同居家族をひとまとまりとした場合には，そのほかの家族や親戚，友人，サークル，職場，医療・保健・福祉・教育機関など，さまざまな個人や組織とのつながりを知ることも必要である。

◉ **家族構造の構成要素**　　家族構造の構成要素にはさまざまな考え方があるが，代表的なアセスメントモデルの1つであるフリードマンの家族アセスメントモデル(◉186ページ)では，①コミュニケーションプロセス，②役割構造，③勢力構造，④価値構造があげられている。

　①**コミュニケーションプロセス**　　人間と人間の間で行われる知覚・感情・思考の伝達と交換のプロセスである。家族において，どの程度の量のどのような質の情報が伝達・交換されるかや，感情や情緒がどのくらい含まれるか，タブーはあるかを含む。

　②**役割構造**　　規範的あるいは文脈的に期待されている一連の行動である。家族において，生活を支える役割や，関係性における役割がどのように分担されているかを含む。

　③**勢力構造**　　ほかの家族成員に影響を及ぼす力の大きさである。家族においてカギとなる人(キーパーソン)は誰かということや，資源の使い方および決定権がどこにあるのかを含む。

　④**価値構造**　　独自の信条・規範・規則である。家族が生活でなにを大事にしているのかや，どのようにありたいのかを含む。

◉ **ジェノグラムとエコマップ**　　これらの家族構造を明らかにするために用いるのが，**ジェノグラム** genogram と**エコマップ** ecomap である。

　ジェノグラムは，①家族にどれだけの家族成員がいるか，②それぞれの家族成員がどのような属性をもつか，③姻戚関係・同居・人間関係などの家族内の関係，といった情報を示すことができる。

　一方，エコマップは，家族の外部にどのような要素があり，それが家族とどのようにつながっているか(たとえば，サポートを受けている・受けていない，あるいは，ストレッサーとなっている・なっていない，など)を示すことができる。

② 血縁関係・親族関係を把握する方法

1 ジェノグラムの描き方

　前述のように「あなたの家族構成は」と聞かれたら，人はどのように答えるだろうか。「両親ときょうだいです」「3人家族です」「ひとり暮らしです」「実家に両親と兄夫婦がいます」など，いろいろな答え方が考えられる。さらに，どのような家族なのかを詳しく正確に答えようと思えば，「私は3人きょうだいで，妹と姉がいます。姉は年が離れていて，夫と，息子がいます。両親と合わせて7人暮らしです」などと，複雑で長い説明になってしまう。このような説明を看護チームで共有しようとするときに，文章のままでは都合がわるい。

　そこで，家族として誰が何人いるのか，誰と誰が一緒に暮らしているのか，また，それぞれの年齢・性別といった基本的属性や関係性を記号的に図式化し，ひと目でわかりやすく表示しようというのが，ジェノグラム❶である。

● **ジェノグラムの表記法**　ジェノグラムにはさまざまな表記法があるが，いずれも，可能な限り3世代以上を含めることや，社会的性別（ジェンダーgender）にのっとって，男性を四角，女性を三角で表記することなどは共通している。それぞれの臨床現場においては，ジェノグラムの利用目的に応じて一貫した表記法を用いることが大切である。たとえば，家族心理学や家族療法の分野では，ジェノグラムを用いた家族のアセスメントと介入に関する第一人者であるマクゴールドリック McGoldrick, M. の提唱した表記法（▶図2-2）がよく用いられる。

　そのほか，臨床遺伝学分野では，血縁・遺伝関係やセクシュアリティに関する情報を含めたジェノグラムの表記法の標準化がこころみられている。その背景には，遺伝カウンセリングなどの場で，とくに血縁・遺伝関係の対象のセクシュアリティがわかりやすいように表記する必要があることがある（▶86ページ）。具体例として，アメリカ遺伝カウンセラー学会が提唱した表記法がある。わが国においても，遺伝看護などの場では，こういった国際的な表記法を用いることが望ましい（▶44ページ, column）。

● **ジェノグラムを描くときの注意点**　ジェノグラムを描く目的は，家族構造を視覚化することで，よりその家族のことを理解し，アセスメントに役だてることである。なんでもかんでも家族のことを知りたいということではない。たとえば，職業や職場，学歴，地位，経済状況などは，家族や家族成員の健康や療養生活に影響を与えることがあり，家族のアセスメントに必要となる可能性があるから，たずねるのである。

　したがって，看護職者は，これらの情報をたずねる場合，家族の健康や機能と関連づけてたずねなければならない。たとえば，午後から夜にかけての仕事であるため入院中の妻への面会に来られないという夫に対して，家事や子どものめんどうを誰がみているのか，何時から何時まで睡眠をとっている

▽ **NOTE**

❶家系図 family tree（ファミリーツリー）という場合もあるが，家系図は，特定の家の系統について，さかのぼれるだけ先祖にわたって示したものであって，家督相続の継承を示す意義が大きい（十何世代にもわたって示されることもある）。

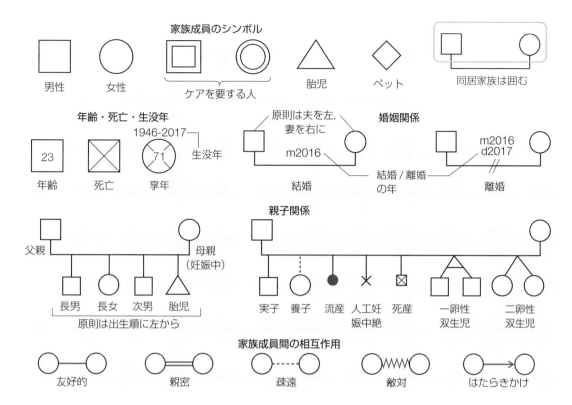

図 2-2　ジェノグラムの表記法

（McGoldrick, M., et al.: Genograms : Mapping family systems. In McGoldrick M., et al.(Eds.): *Genograms : Assessment and Intervention.* pp.1-10, W. W. Norton & Company, 1999 をもとに作成）

のかをたずねることで，夫の生活，とくに疲労と休息の状況を理解することができる。

◆ ジェノグラムを記載する手順

　看護職者は，家族に最初に出会ったときから，ジェノグラムを作成しはじめ，家族について知ることを意識するべきである。看護職者が家族について知ろうとしていることを家族に伝えることは，患者だけでなく家族をケアの対象とみなしていることを，家族に伝えることになる。つまり，いつでも家族の心配ごとを看護職者に相談してよいというメッセージになる。

　出会ってすぐに，家族のことまでたずねるのはむずかしいのではないかと疑問に思う人がいるかもしれない。しかし，看護職者との関係が深まる前に，「決まりごととしておたずねしています」というかたちでたずねたほうが，家族にとっては答えやすい場合もある。

● **血縁関係・親族関係**　ジェノグラムを描くには，まず配偶者や近しい血縁者についてたずね，それから，家族成員の増減と最近のできごとについてたずねる。たとえば，出生や死亡，発病や病状変化などである。

　続いて，1世帯以上が一緒に生活している拡大家族（●75ページ）についてたずねる。また，親族にかぎらず，友人やペットで，その家族にとって家族同様に重要なものがいるなら，注釈をつけてジェノグラムに含める。

　これらの情報収集に並行して、明らかになった家族成員おのおのの属性をたずねて、描いていく（●図2-3-a）。

家族構造を描いてみよう①

【次の事例を読んで、ジェノグラムを描きなさい】

　Aさんは45歳、2年前に左頭頂葉の腫瘍摘出術を受けた。その後、経過観察のため外来受診を継続していたが、MRIで再発像をみとめ、精査・加療目的で入院した。抗がん薬投与および放射線照射を行ったものの、腫瘍消失にいたらず、退院して外来治療（在宅療養）に移行することとなった。倦怠感があり、日常生活動作は緩慢ながら可能である。

　コミュニケーションは十分にできるが、書字と計算に困難をおぼえるようになり、退院後は生活援助が必要と考えられる。

　Aさんは福祉施設に勤務しており、現在の職場は5年目である。入院中は休職しており、退院後は、短時間勤務にせざるをえないものの、仕事を継続する希望がある。同い年の妻と、高校1年生の長女、小学校4年生の長男との4人暮らし。妻は助産師で勤務時間は不規則である。

　Aさんの父親は亡くなっており、独居の母および姉がいる。妻の両親は健在で近所に住んでいる。

---

column　**臨床遺伝学における血縁関係などの表記法**

　アメリカ遺伝カウンセラー学会の表記法[*1]では、その人のジェンダーを□、○、◇の記号であらわす一方、生まれたときに割りあてられた性（sex）を示すために、「生まれたときに割りあてられた女性 assigned female at birth（AFAB）」「生まれたときに割りあてられた男性 assigned male at birth（AMAB）」「生まれたときときに性別が割りあてられていない unassigned at birth（UAAB）」といった情報を記号の下に書く（●図）。

[*1] Bennett, R. L., et al. : Practice resource-focused revision: Standardized pedigree nomenclature update centered on sex and gender inclusivity: A practice resource of the National Society of Genetic Counselors. *Journal of Genetic Counseling*, 31(6): 1238-1428, 2022. 〈doi: 10.1002/jgc4.1621〉.

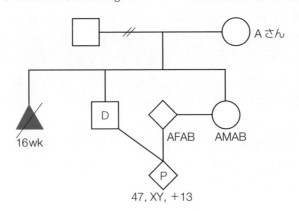

●図　アメリカ遺伝カウンセラー学会の表記法によるジェノグラムの例

Aさんは、離婚した夫との間に3人の子をもうけた。1人目は妊娠16週での死産だった。2人目（長子）は男性である。3人目（次子）は生まれたときに割りあてられた性は男性であったが、性自認は女性（AMAB）である。次子は、生まれたときに割りあてられた性は女性であったが、性自認が男女のいずれでもない配偶者（AFAB）を得た。その配偶者は現在、人工授精（D：ドナー）によって妊娠中（P）であり、妊娠中の子は出生前診断によって13トリソミーと診断されている。

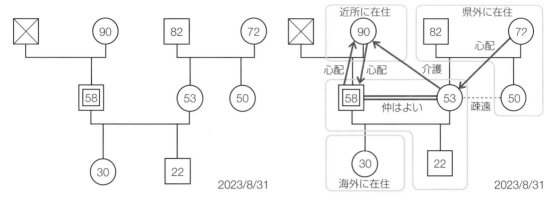

a. 血縁・親族関係の記載
各家族成員の年齢や血縁・親族関係と，作成日を記載する。

b. 家族成員・家族の関係性・経験の記載
家族成員どうしの関係性や，過去のできごとへの対処経験
を記載するほか，同居している家族成員を囲んで居住関係
を記載する。

▶図2-3　ジェノグラムの記載手順の例

● **家族成員・家族の対処経験**　血縁関係・親族関係がおおむね明らかに
なってきたら，家族がこれまでにどのような経験をしてきたか，そして，そ
のときにそれぞれがどのような役割をとり，対処してきたかをたずね，書き
加えることができるようになる。
　たとえば，病歴や既往歴，入院歴や介護歴をたずねていく過程で，介護を
誰がしていたのかをたずねることができる。すると，家族のなかで誰が介護
の知識や経験をもっているのかがわかるほか，誰が家事をして，誰が経済的
基盤となっていたのかを，たずねられるようになる。
　さらに，家族に過去のできごととそのときの対処をたずねることは，現在
の状況をのりこえる方策を思いおこすきっかけになる可能性もある(▶図
2-3-b)。

家族構造を描いてみよう②
【①のあと，以下の情報を得たのでジェノグラムに加えなさい】
　2年前の入院中は，姉がたびたび来院し，Aさんの身のまわりの世話を
行っていた。今回の入院中は，父を亡くしてから独居の母が体調をくずして
おり，姉が帰郷しているために，面会のない日が続いた。Aさんは，姉に
はなんでも頼むことができる様子であったが，妻には遠慮しがちで，子ども
たちや生活のために，仕事を制限してほしくないとAさんが語っていたこ
とがあった。退院後，体調が安定したら，一家4人で母を見舞うことを目標
にしている。
　Aさんの妻は，面会に来ても夫婦ふたりで話をしている様子はあまりみ
られず，無言で夕食をきざんだり，マッサージをしたりして過ごしている。
近居である妻の両親に預けている子どもたちを迎えにいくために，短い時間
で面会を終えることが多い。Aさんは，妻の両親がともに80歳代であり，
部活後の長女と学童保育から帰ってきた長男を夜遅くまで預かることが，負
担ではないかと心配している。

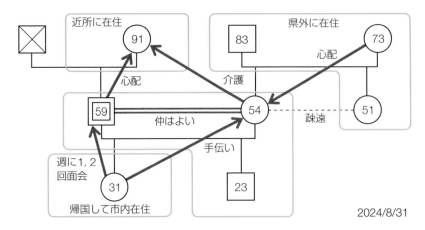

近所に在住　　　　　　　　　県外に在住

2024/8/31

● **図 2-4　ジェノグラムの更新**
再度の情報収集によって，家族の状況の変化がわかれば，その情報を加えてジェノグラムを更新する。図の例では，長女の帰国に伴って，家族の状況に変化が生じている。

● **ジェノグラムの更新**　ジェノグラムは1回のやりとりで完成する必要はない。初回には十分な時間をとることができないかもしれないし，あとから詳細な情報が得られて更新することもあるからである。また，ジェノグラムははじめに出会った看護職者が1人で必ず完成させるものではなく，別の看護職者が書き加えることもできる。このようにジェノグラムは随時，情報を更新しながら使用するため，作成した日時を必ず記載することが必要となる（●図 2-4）。

　とくに，何年かぶりに再会したような患者の場合には，以前作成したジェノグラムを更新する必要がある。たとえば，第2子妊娠で来院した妊婦に対しては，第1子出産の際に作成したジェノグラムを参考にしつつ，その後どのような変化があったかを記録する。また，慢性的な経過をたどり長期にかかわっている事例の場合には，定期的な見直し・確認が必要である。

家族構造を描いてみよう③
【②のあと，以下の情報を得たのでジェノグラムを更新しなさい】
　入院からしばらくたったあと，Aさんの妻に，担当看護師が退院後についてたずねると，Aさんの妻は次のように語った。
　「夫は，自分のことは心配せずに，私と子どもたちにいままでに近い生活を継続してほしいと思っているようです。私は，一時的に夜勤をやめて日勤のみのシフトにしたいのですが，かえって夫がショックを受けるかもしれません。私は夜勤をしていますが，夫の身のまわりのことについては心配していません。でも，娘が，中学2年のころから夫と口をきいておらず，私の両親によると，最近は夜も帰っていない日があるようで，そのことを夫に言えていません。夫は実は再婚で，娘が3歳のときに私と結婚しました。そのせいか，私よりも，血のつながっている義姉のほうが，娘のことをよくわかっているように思います」

2 ジェノグラムの使い方

● **ジェノグラムの有用性**　ジェノグラムは，単に家族や患者の情報を示す手段であるだけでなく，以下に示すようにさまざまな有用性がある。

• 患者・家族も看護職者や医療チームもひとめで全体像をとらえやすく，コミュニケーションツールとして有用である。

• ジェノグラムを描くためには，前述した性別や年齢や血縁関係を聞きとらなければならないので，聞きもらしを減らすことができる。

• 聞きもらしたことについても，どの情報が不足しているかを視覚化できるため，次の機会に自分，あるいはほかの看護職者が不足している情報をたずねやすくすることができる。

　さらに，ジェノグラムを詳しくみることで，家族の構造や機能についてもさまざまなことがみえてくるようになる。

◆ ジェノグラムからわかること

　ジェノグラムを用いることで，具体的には以下のことを明らかにできる。

● **家族のサイズ**　家族は複数の家族成員からなり，その構成人数は，家族のサイズを示す。ジェノグラムは，同居している家族を円などで囲むことにより，家族のサイズと同居家族のサイズをそれぞれ視覚化することができる。

　たとえば，患者が退院して自宅に戻るときに，誰と誰が自宅にいて，誰が自宅外にいるのかを，ジェノグラムから容易に把握することができる。同居外であっても，近くに住んでいるのか，遠くに住んでいるのかでかかわりは異なる。また，遠くに住んでいるといっても，自家用車をもっているのか，もっていないのかでは，遠さに対する評価はかわるだろう。このような情報も，ジェノグラムには書き加えることができる。

● **家族の世代**　それぞれの家族成員には，属する世代がある。特定の人を基準にすると，**子世代**，**親世代**，**祖父母世代**などとよばれる。ジェノグラムを見ると，目の前の家族がいくつの世代にまたがり，各世代にどれだけの家族成員がいるかを把握することができる。家族の構成人数が同じ「3人家族」であっても，夫婦とその子どもからなる家族と，2人きょうだいとひとり親からなる家族，あるいは子どもと親とそのまた親からなる家族とでは，家族のかたちが異なる（●図 2-5）。

● **家族成員がもつ属性の傾向**　それぞれの家族成員は，年齢や性別，出生順位，既往歴，宗教など個人の属性をもつ。また，亡くなった家族成員も，出生や死亡の年代，性別，死因などの属性をもつ。とくに，生死や性別，世代や出生順位については，一定のルールに基づいてジェノグラムを描くことによって，ひとめで把握できるようになる。

　それぞれの家族成員の属性の間には，共通点や相違点などがみられるほか，家族成員の属性が一体となって，その家族の特徴や傾向となる場合がある。たとえば，若年出産を繰り返す家族，女性が多く男性が少ない家族，糖尿病をもつ家族成員の多い家族，特定の信仰をもつ家族などである。このような

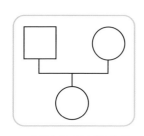

a. 夫婦とその子どもから
　　なる家族

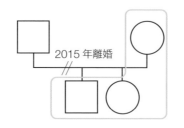

b. 2人きょうだいとそのひとり親
　　からなる家族

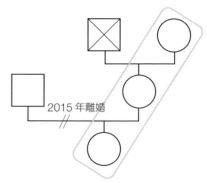

c. 子どもとその親とそのまた親からなる
　　家族

◉図2-5　世代の違いによる家族のかたちの違い

　家族の特徴は，健康問題に対する家族の認知や信念に影響を与える。そのため，家族の特徴を把握することが，家族の態度や行動を理解するために役だつ場合がある。

3 家族と家族外の関係性を把握する方法

1 エコマップの描き方

　家族の外には，さまざまな組織や人が存在している。たとえば子育て期の家族であれば，保健センターや保育所，学校（教職員・PTA・友人）などであり，高齢者のいる家族であれば，地域包括支援センターや介護施設，職場などである。もちろん，看護職者が属する医療・保健機関もそのうちの1つである。これらの組織や人は家族の外部にあるシステムとして考えることができ，家族にとって有用な資源となっている場合もあれば，有用な資源となりうるはずなのに，そうではない場合もある。また，家族と外部システムとの間には，支援する・される以外にもさまざまな関係がありうる。

　このような，家族とさまざまな外部システムや，その関係性（家族の外的構造）を示したものが**エコマップ**である。エコマップも，ジェノグラムと同様に，家族と出会った当初の段階でつくりはじめ，ひと目でわかりやすいように工夫して図式化することが大切である。

◆ エコマップを記載する手順

　まず中心に大きな円を描き，その中に，ジェノグラムと同様の形式で同居の家族成員をかきこむ。そして，それぞれの家族成員が接触している，または関係しうる個人や組織（親戚，学校，会社，医療・保健・福祉機関など）を示す記号を周囲に描く（◉図2-6）。

　つづいて，各家族成員と，周囲の円を，関係の質や程度と方向を示す線で結ぶ。つまり，ジェノグラムと同様に，かかわりの強弱，関係の良・不良な

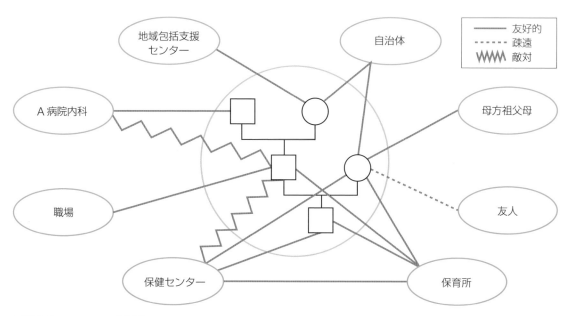

●図2-6　エコマップの例

どを線で示していく。家族全体とかかわっている個人や組織があれば，家族の円と周囲の円を線で結ぶ。このようにして，家族と社会との関係を視覚的にとらえられるように図示する。

● **記載する個人や組織**　エコマップに記載する個人や組織は，家族がサポートを受けているものばかりではない。自治会などの互助組織のようにお互いにサポートし合っている組織や，家族が役員・委員を務めるなど，重要な役割を担っている組織もありうる。「資源」という言葉にとらわれずに，さまざまな関係のあるものを記載していくことで，互助・共助の理解と支援につなげられる。

● **エコマップの更新**　家族構成の変化，家族成員のライフイベント，病状や介護量の変化，地域の変化（転居），制度の変化などによって，家族の外部システムやサポートには大きな変化がおこる。そのため，ジェノグラムと同様にエコマップも随時，情報を更新するとよい（●図2-7）。

2 エコマップの使い方

　エコマップを用いることで，以下のことを明らかにできる。

● **サポートの量**　エコマップは，その家族にとって重要な役割をもつ組織や個人がどれだけあるのかを明らかにする。線でつながっている組織や個人の数は，家族がどれだけの組織や個人とつながりをもっているかを示す。サポートの量は，その家族が，情報や支援を適切に受けられる機能を有しているかを示唆している。ただし，多ければよいというわけではなく，家族が必要な情報や支援を受けられているかを考えるべきである。

● **サポートの種類の傾向**　サポートにはさまざまな種類がある。たとえば，病院や学校などのフォーマルな資源によるサポートと，親戚，地縁や友人関

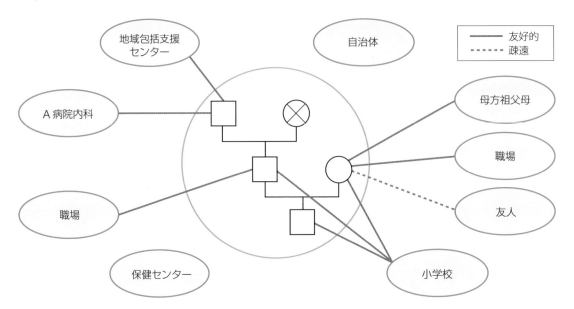

⊙**図2-7　情報更新したエコマップの例**
⊙図2-6の家族の半年後のエコマップである。1世代目の女性が亡くなった半年後，女性を支援していた地域包括支援センターがその配偶者への支援を開始していること，子ども（3世代目）が就学してその親を含めた家族の資源が，さまがわりしていることを示している。

係でつながった人々などのインフォーマルな資源によるサポートに分けることができる（◐128ページ）。また，介護保険サービスであれば，入所系・通所系・訪問系・その他に分けることができる。家族によってどのような種類のサポートを好むかには違いがある。この好みも，それぞれの家族の特徴である。

●**サポートを受けていない家族成員**　エコマップを用いることで，現在受けているサポートや受ける可能性のあるサポートを単に箇条書きにするよりも，視覚的に，サポートのバランスを知ることができる。

　ただし，家族成員のなかで，資源との結びつきが多い者と少ない者がいても，それがすぐに問題になるというわけではない。それは，その家族の外部資源とのつながり方に関する特徴の1つである。家族内での相互のつながりも含めて安定していれば，機能的な家族といえるだろう。

●**潜在的な資源**　家族の近くにあるけれども，つながりのない資源が存在する可能性もある。エコマップには，現在つながりのない資源も描くことができる。その場合，家族とその資源の間は，線で結ばないでおく。

　また，現在家族との直接的なつながりがない資源であっても，外部のほかの資源とつながりがある場合もある。その場合は，エコマップに，資源どうしのつながりを示す。そのほか，過去につながりがあった個人や組織，未来につながりをもてるものもありうる。すでに接触をもっている個人や組織だけでなく，接触していなくても存在しているものを，家族と一緒に描くことで，利用可能な資源の存在に家族が気づく可能性がある。もし，家族が気づかない，もしくは無視している資源があれば，看護職者がエコマップに加えることも有効である。

● **サポートの変化**　期間を空けて繰り返しエコマップを描くことで，時間的な変化に伴って家族の外部にある資源が変化していくこともあらわすことができる。サポートの変化は，一度に複数のサポートについて同時におきたり連鎖的におきたりすることが多い。家族を取り巻くサポートは，家族システムの維持や機能にかかわっており，あるサポートの変化が家族を取り巻くほかのサポートを含む家族全体に影響を及ぼすことがあるためである。したがって，エコマップの変化を注意深くみることにより，資源と家族の関係への影響や，資源どうしの関係性への影響について洞察を得られる可能性がある。

> **家族のサポートの変化について考えてみよう**
> ▶図 2-6 と▶図 2-7 を見比べて，家族を取り巻くサポートがどのようにかわったのかを考えてみよう。
> ①エコマップのどの部分が変化しているだろうか。
> ②エコマップの変化はどのようにしておきたのか，次の要素をいずれか選び，可能性のある理由について考えてみよう。
> ・家族構成の変化
> ・家族成員のライフイベント
> ・病状や介護量の変化
> ・転居に伴う地域の変化
> ・制度の変化
> ③変化後の家族の強み，弱み，ニーズについ考えてみよう。

4 家族のライフサイクルを可視化する方法

　本項では，家族を可視化する第 3 の手段として，**ファミリーライフサイクルピクチャー** family lifecycle picture（**FLP**）を紹介する。FLP とは，家族成員の 1 人ひとりのライフサイクルを左から右へ向かう矢印であらわし，その矢印を積み重ねて家族のライフサイクルをあらわした図である。家族に効果的な支援を行うために，看護職者は，まず家族アセスメント（▶146 ページ）によって「家族になにがおきているか」を知る必要がある。家族看護アセスメントは，発達論をその理論的背景の 1 つにもっているため，人の生涯や前世代からの継承・次世代への継承までを視野に入れたライフサイクルの考え方は，なじみが深い。

　この手段が有用な理由は 3 点あげられる。第 1 の理由は，家族のライフサイクルにおける移行期を可視化することにすぐれている点である。第 2 の理由は，長期にわたる時間軸に対応している点である。時間軸にそった家族の変化を示す場合，ジェノグラムやエコマップでは年齢を修正したり，新しく描き直したりする必要があるが，ファミリーライフサイクルピクチャーではそれを 1 つの図であらわすことができる。第 3 の理由は，どのような家族であっても，そのライフサイクルを柔軟に表現できるという点である。近年，家族のあり方が多様化し，ときにジェノグラムなどで表現しにくい場合もあるが，このような場合に柔軟な表現力が有用である❶。

▀ NOTE
❶さらに，家族成員の健康問題と家族を含む上位システムの破壊（災害，戦争，パンデミックなど）が，重なっておこる場合がある。ファミリーライフサイクルピクチャーは，このような複合的問題の可視化にも対応可能なツールである。

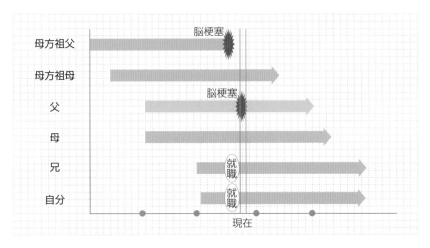

○図2-8　**自分と兄，父，母，母方祖父，母方祖母からなる家族の例**

1 ファミリーライフサイクルピクチャーの描き方

　ファミリーライフサイクルピクチャーを描く際は，まず，方眼紙を用意すると描きやすい。ここでは例として，ある看護師が家族看護に関する研修を受ける場面で，講師と一緒に自分と兄，父，母，母方祖父，母方祖母からなる家族を描く様子をみてみよう（○図2-8）。

（1）横軸を時間軸とする。目安として任意の年ごと（例では30年ごと）に印をつけておく。また，現在のところに縦線を引いておく。

（2）縦軸には，上の世代から順に，続柄または名前を記入する。

（3）世代が上の人（例では母方祖父）から順に，生涯を矢印で描いていく。注目する人の矢印は色をかえるなどをしてもよい。例では，母方祖父は80歳で他界している。母方祖母は，祖父と10歳年齢差があった。母は祖母が22歳のときの子どもである。母は30歳のときに兄を産んでいて，自分は兄の2歳下，などと考えていくと描きやすい❶。現在より右側は未来のことであるため，適当な長さの矢印を描いておく。

（4）1人ひとりの矢印の上に，大事なライフイベントを記入していく。ライフイベントは，なにについて検討したいかによって，重要度がかわってくる。例では，最近あった家族の健康問題を考えるという目的であるため，2年前に父親が脳梗塞を罹患したことを記入している。また，関心のある時期（例では，父親の脳梗塞発症時）のラインに，現在を示す縦線とは別の色で縦線を引く。

（5）関心のある時期のライン近辺で，ほかの家族員におきたライフイベントを記入する。例では，父親の脳梗塞がおこる1年前に，兄と自分は，そろって就職し，家を出ている。また，母方祖父が，父親と類似した脳梗塞で倒れて他界したのは，自分が学生時代の就職活動をしている最中であったことを書く。

家族のライフサイクルについて考えてみよう
①完成したファミリーライフサイクルピクチャーを見て，そのときの（例であれば父親が脳梗塞を発症したときの）家族がどうであったか，考えてみよう。
②5年後，10年後に，家族におこりうる健康問題について話し合ってみよう。また，そのリスクを減らすためには，どうしたらよいかを考えてみよう。例では，現在，父親は後遺症の高次脳機能障害によって易怒的になっている。会社は早期退職している。また母親は，不眠を訴えているとする。5年後，10年後に縦線を引いて，検討するとよい。

2 ファミリーライフサイクルピクチャーの使い方

◆ 家族に問診しながらファミリーライフサイクルピクチャーを描き，一緒にながめながら対話する

　ファミリーライフサイクルピクチャーは家族に新たな気づきを与えて語りを促すことができる。たとえば，患者や家族に問診しながらファミリーライフサイクルピクチャーを描き，一緒にながめながら対話することによって，家族への理解をより深めることができる。

　前述の例の場合，「自分」は現任研修を受けている看護師である。講師が問診をもとに描いたファミリーライフサイクルピクチャーを見て，父親の発症時に，兄ともども，就職1年目で新しい生活に慣れるのに必死な時期であったことを思い出した。また，父親の見舞いだけはしたものの，実家でおきていたことを深く考えていなかったことに気づいたと語った。

　そのほかにも，以下のような語りが聞かれた。

- 70歳代の祖母は楽天的な性格で健康で，家事もしてくれたので，当時，母親はだいぶたすけられたと思う。一方で，母親は兄や自分にはなにも相談してこなかった。

- いま考えてみれば，祖父が同じ疾患で亡くなったばかりであり，母親は父親をも失ってしまうのではないかと，不安が大きかったのかもしれない。

- 父親は，運動機能などの後遺症は少ないが，性格変化があり，会社を退職している。そのため，母親は，経済的不安や日常生活上のストレスが大きくなっているだろうし，それによって不眠になっていたのかもしれない。

- 久しぶりに会った母親は，同居していたころよりかなりやせていた。高齢の祖母にいつまでも頼るわけにはいかない。今度，兄にも話して，両親や祖母を誘って，家族で話し合ってみようと思う。

　このようなファミリーライフサイクルピクチャーを介した対話によって築かれたパートナーシップのもと，看護職者は社会資源の導入も含めた短期的・長期的な支援の方向性を決めることが可能になる。

　患者によっては，家族における過去の体験が，現在の問題に影響を及ぼしていることがある。この場合，患者とファミリーライフサイクルピクチャーを眺めながら対話をすることで，患者の過去をふり返り，現在の看護にいかすことができる。

　以下では，頭痛を主訴に精神科外来に半年通院してきているが，改善がみられない男性（Aさん）に対して，ファミリーライフサイクルピクチャーを活用した事例について述べる。

事例　頭痛を主訴に精神科外来に通院していたAさん

　Aさんは30歳代後半の男性である。Aさんについては，主治医から看護師に対して，「患者と一度面接してほしい」との相談があり，紹介された。看護師は支援の手がかりを得るため，Aさんの健康問題の理解を目的に，問診を行いながらファミリーライフサイクルピクチャーを描くこととした（◉図2-9）。

　看護師は，頭痛の性質をひと通り聞いたあと，頭痛が始まったころに生活の変化があったかどうかたずねた。Aさんは「頭痛が始まったのは，長男が生まれて父親となったあとからである」「そのころ職場で1人の部下をもつことになり，その部下は仕事はよくできるが，報告・連絡・相談がないため，非常に困っている」と語った。図に情報を加え，看護師が，Aさんがこの部下に対してどのように接しているのかを問うと，「自分は注意ができない」と語った。

　対話をしながら，看護師はちょうど父親になったころからAさんの頭痛が始まったということが気になっていた。なぜなら，職場における上司-部下関係は，父親との関係を投影していることがあるからである。そこで，Aさんに父親はどのような父親だったのかをたずねると，Aさんは，「幼少期，私は父から叩かれて育てられた」と語った。このことを図に加えながら対話を続けると，生まれて間もない長男が夜間に泣くと目が覚めてしまい，正直「うるさい！」と感じてイライラするが，それをこらえているという。さらに，部下が困った行動をとったときにも頭にくるが，ぐっとこらえているとも語った。これに対し，看護師がAさんに「なぜ部下に注意することをがまんしているのですか」と問うと，「注意をしはじめると，感情が激していって，怒りが爆発してしまうのがこわい。父のようになってしまうのがこわい」と語った。

　上述の事例において，Aさんは，長男の誕生を機に，みずからを父親へと，長男をかつての自分へとしばしば同時に同一視するようになっていた。またAさんは，職場においても部下との関係性に問題が生じていたが，ここでも同様に，自分を父親へ，部下をかつての自分へ同一視していた。Aさんの幼少時，父親は感情が高ぶると暴力をふるうことがあり，Aさんはつらい思いをしていた。通院当時Aさんは，みずからの攻撃性を統御できなくなる不安から，部下を指導できず，関係性は改善しないままとなっていた。これらの情報から，Aさんの頭痛は，自身が幼児期に体験した父親からの被暴力体験に影響されたものであり，かってに仕事を運ぶ部下に対して注意ができないというストレスから生じている可能性が考えられた。

　Aさんは，この見立てについて自分からは主治医には話しづらいが，看護師から伝えてもよいと語った。そこで，看護師は見立てを主治医に報告したところ，その後よい経過をみたということである。

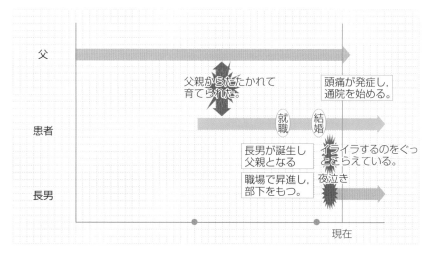

父親からたたかれて
育てられた。

頭痛が発症し,
通院を始める。

就職

結婚

長男が誕生し
父親となる

イライラするのをぐっ
ととらえている。

職場で昇進し,
部下をもつ。

夜泣き

現在

▶図 2-9　家族の過去の体験の看護への活用

　この事例では,ファミリーライフサイクルピクチャーを用いて1世代前(父親)との間にあったできごとをふり返った結果,患者の幼少期の家族関係が現在の対人関係や健康問題に影響していることが明らかになった。ファミリーライフサイクルピクチャーは縦線を左右に動かすだけで,家族の過去体験を視覚的にふり返ることができ,長期間を行き来して家族を検討する際も同様である。また,何世代にわたって生じている問題を検討する際も,注目する家族成員を上下に移動すると,前世代や次世代におこったできごとを容易に確認できる。

◆ 家族アセスメントに活用して,家族の将来のリスクに備える

　ファミリーライフサイクルピクチャーは,家族アセスメントを進めるなかで,将来のリスクを検討することや先を見こして支援を検討するために用いることもできる。具体的には,これまでのできごとを図に書き込むだけでなく,「現在」のラインより右側の領域の未来に,予測されるできごとを書き込むとよい。この作業によって,将来の家族がもつ意外なリスクがみえてくることがある。

　以下では,糖尿病から閉塞性動脈硬化症が増悪して下肢切断にいたった男性(Bさん)の将来の療養生活について,チームでファミリーライフサイクルピクチャーを見ながら検討した事例について述べる。

> **事例**　**糖尿病から閉塞性動脈硬化症が増悪し,下肢切断にいたったBさん**
>
> 　Bさんは60歳代の男性で,下町でひとり暮らしをしていた。両親は他界している。きょうだいと姪や甥がいるが,Bさんの過去の生活ぶりに,きょうだいからは愛想をつかされてしまい,ほとんど接点がないという。かわりに,町の商工会議所に属する男女数名の友人が,Bさんの生活のめんどうを

みてくれている。Bさんは定期的な受診が必要であるが，通院にあたっては友人が車を出してくれており，きちんと受診できている。さらに，友人たちは，ときどきBさんをバーやジャズライブにも連れて行ってくれるなどしており，Bさんは自身のQOLについて，案外高いと感じている。

　この事例の場合，Bさんは血縁のある家族とは疎遠になっているが，商工会議所の友人とは大変親しく交流しており，彼ら・彼女らは，Bさんにとってのいわば「心の家族」（◉118ページ）とよんでよいだろう。そこで看護師は，非典型例ではあるが，Bさんと友人の男性3名，女性1名をファミリーライフサイクルピクチャーに描き，将来の療養生活をチームで検討することとした（◉図2-10）。

　検討前，Bさんには「心の家族」があり，本人のQOLが高いのであれば問題ないのではないかと，大方のチーム参加者が考えていた。しかし，実際にファミリーライフサイクルピクチャーを描いてみるとBさんの「心の家族」は年齢差の小さい集団であって，いつも車を出してくれる友人Fが最年少で64歳であるなど，全員高齢であることが一目瞭然である。

　さらに，それぞれの友人の状況に目を向けると，現時点では，あれこれ持病をもちながらも達者に暮らしている。しかし，友人たち自身が高齢であるために，この先長い将来にわたってBさんをサポートしつづけることについては限界がある。したがって，看護師は，Bさんの親族からサポートが得られる可能性について，あらためてジェノグラムやエコマップを描いて検討することや，将来を見こして社会資源の導入を検討しはじめる必要があろう。

　このように，ファミリーライフサイクルピクチャーは家族に将来おこりうるリスクを一目でわかるようにできるため，家族看護にかかわるチームでアセスメントや支援を検討し，共有するときに活用できる。

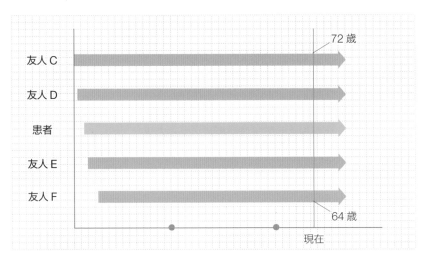

◉**図2-10　将来におこりうるリスクに関するファミリーライフサイクルピクチャーの活用**

5　チーム医療での活用

　家族構造の把握は，家族を理解するときに欠かすことのできない要素である。ジェノグラムとエコマップ，さらにはファミリーライフサイクルピクチャーを用いることで，家族の構造やサポート資源，家族のライフサイクルに関する情報を医療チームで視覚的にわかりやすく共有することができる。また，これらの情報を共有することにより，医療チームは，家族をより意識しやすくなる。面会に来ている者や主介護者といった目の前にいる家族のみならず，面会に来ない家族成員の存在を意識づけることができ，家族内外にある資源やケアのニーズを知ることができるのである。看護職者は，3つのツールを使って家族をよりよく理解し，支援に役だててほしい。

家族構造を描いてみよう④
　友人と，自分の家族の情報について話し，自分と友人の家族のジェノグラムとエコマップ，ファミリーライフサイクルピクチャーを互いに描いてみよう。他人に描いてもらうのと，自分で描くのとでは，どちらが描きやすいだろうか。ただし，家族の情報は，自分の話せる範囲でよい。また，言いたくないことは，言わなくてよい。

C　家族機能

　家族は，家族の内（家族成員）および家族の外（コミュニティ，社会）に対して，さまざまなはたらきをもっている。このはたらきを，**家族機能**とよぶ。家族がひとまとまりの集団として，どのような家族機能を有しているかは家族ごとに異なる。しかし，多様な家族が共通にもつ軸で考えられる部分もあり，そのために，さまざまな視点が提案されている❶。

● **家族の内外と家族機能の関係**　家族内外と家族機能の関係に目を向けると，社会は，家族に対して一定のはたらきを期待している。同様に，家族成員も自分の家族に対して一定のはたらきを期待するものである。このような，社会や家族成員から期待されるはたらきを十分に発揮している状況は「家族機能が高い」と表現され，期待されるはたらきを比較的発揮していない状態は「家族機能が低い」と表現される。ただし，社会や家族成員が期待する家族機能は，文化や時代など社会的環境の違いによって，重要視されるものが異なることには注意が必要である。

● **家族看護にかかわる家族機能**　たとえば，家族看護へのかかわりの深さからフリードマンは基本的な家族機能として，①情緒機能 affective function，②社会化機能 socialization，③ヘルスケア機能 health care，④生殖機能 reproductive function，⑤経済的機能 economic function をあげている。本書では，①家族の育児機能，②家族のセルフケア機能，③社会における家族機能の視点から家族機能について述べる。

□ NOTE
❶家族機能を把握するためのモデルについては，本節の「⑤家族機能を把握するためのモデルと方法」を参照されたい（● 70ページ）。

1 家族の育児機能

　子どもを産み育てることは，社会から家族に期待されるはたらきのうち，大きなものの1つである。子どもが誕生し，成長して一人前の社会の構成員になるまでには，きわめて多くの保護と養育・教育を必要とし，その多くが家族によってなされる。家族のもつこれらの機能を**育児機能**とよび，この機能によって，家族は世代から世代へとつながる連続性をもつことができる。そのため，家族の育児機能は，古今東西さまざまな文化において，社会の存続にとって不可欠なものと考えられている。

　家族の育児機能は，①生殖機能・②養育機能・③社会化機能に大別される。

1 生殖機能

　家族が子どもをもうけ，家族成員を増やす機能を**生殖機能**という。子どもをもうけるかどうかは，家族形成期（○20ページ）にある家族にとって一般的に大きな関心事である。また，家族は社会からも，家族成員として社会の構成員を増やすことが期待される。

　わが国でも，この時期における家族の生殖機能は重視されているが，身体・心理・社会それぞれの面において特徴や課題がある。家族が望んでいることと，社会から家族に期待していること，現実として家族におこることは必ずしも一致しない。そのため，家族が傷ついたり，安全をおびやかされたりして，生殖機能を健康に発揮できないこともある。

● **少子高齢化**　近年は，少子化が急速に進んでおり，1年間の出生数は，年によって多少の増減はあるものの，減少傾向にある（○図2-11）。

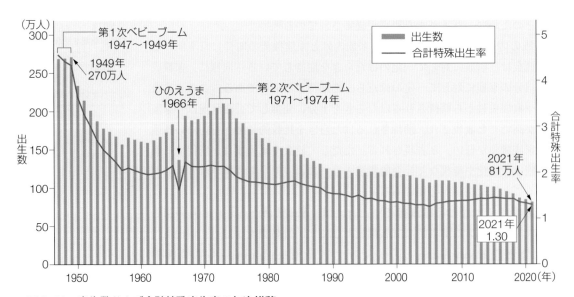

○**図2-11　出生数および合計特殊出生率の年次推移**
（「人口動態統計」をもとに作成）

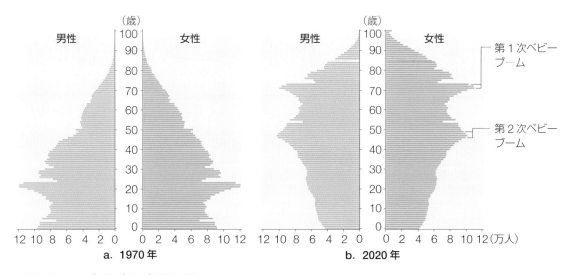

◉図2-12　わが国の人口ピラミッド
（「国勢調査」をもとに作成）

　また，1年間に出生する子どもの数が減ってきているばかりでなく，女性が一生涯に出産する子どもの数をあらわす合計特殊出生率をみると，2021（令和3）年に1.30であるなど，1975年以来，継続的に2.00を下まわっている。人口を維持するためには，合計特殊出生率が人口置換水準❶（約2.07）必要であるとされており，少子化はわが国全体の人口減の原因の1つとなっている。

　出生率の低下および平均寿命の延長に伴って，年齢別人口のバランスも変化している。人口ピラミッドをみると，かつての若年者が多いかたちから，高齢者が多く重心の高い「2つのふくらみをもったつぼ型」にかわってきている（◉図2-12）。

　少子化の要因は，さまざまな面から議論されている。たとえば，出産や子育てに要する費用など経済的負担の増大や，保育園待機児童問題などの子育て支援関連資源の不足も，若い夫婦が子どもをもつことを躊躇する要因の1つと考えられている。

● **婚姻制度に基づく家族の重視**　わが国は，世界のなかでも婚外子の割合が極端に少なく，増加傾向もみられない。このことから「婚姻制度に基づく家族」に生殖機能を強く安定的に期待していることが特徴といえる（◉図2-13）。

● **妊娠先行型結婚に関する課題**　「令和3年度 出生に関する統計の概況」によると，「結婚期間が妊娠期間より短い出生」によって生まれた第1子の割合は，2021（令和元）年時点で全体の18.4%とあり，わが国の妊娠先行型結婚は，初妊娠の5分の1程度である。

　妊娠先行型結婚は社会から容認されつつあるものの，当該家族には，妊娠・出産による新たな課題と結婚による新たな課題が一度に訪れる。家族形成期が圧縮されたようなかたちとなるため，家族は複合的なストレスを経験することになる。

□ NOTE
❶人口置換水準
　15歳までの死亡率および，出生児の男女比を加味して，将来にわたって人口が増減しない合計特殊出生率の水準をさす。

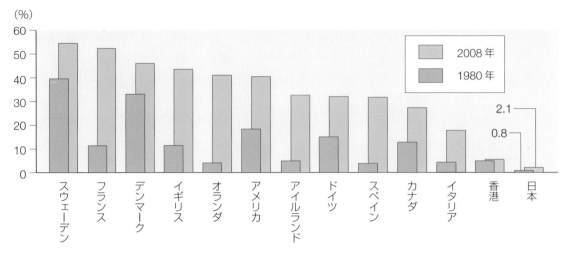

◉図 2-13　世界各国の婚外子の割合

注）未婚の母など結婚していない母親からの出生数が全出生数に占める割合である。ドイツ，香港の 1980 年はそれぞ
　　れ 1991 年，1990 年のデータである。2008 年についてはイギリス，アイルランドは 2006 年，カナダ，イタリア
　　は 2007 年，香港は 1997 年のデータである。
（アメリカ商務省：Statistical Abstract of the United States 2011（日本：「人口動態統計」，香港：Demographic Yearbook Special
　Issues 1999 Natality Statistics をもとに作成）

● **不妊症や不育症など**　家族形成期には，不妊症や不育症によって繰り返
し喪失を経験する夫婦もある。また，不妊症の解決手段の 1 つとして，生殖
補助医療 assisted reproductive technology（ART）を駆使して子どもを望む夫婦
もある。2022（令和 4）年 4 月からは，43 歳未満の女性を対象に，一般不妊治
療（タイミング法，人工授精）および，生殖補助医療のうち①採卵，②採精，
③体外受精・顕微授精，④胚培養，⑤胚移植について，保険適用となった。
そのほか，セックスレスも今日的な夫婦の課題となっている。

● **望まない妊娠に関する課題**　レイプ被害やドメスティックバイオレンス
（DV）を受けた結果の妊娠の場合はいうまでもなく，望まない妊娠を継続し
た結果として子どもを迎えると，家族は養育に困難をきたすことが多い。場
合によっては，児童虐待が発生することもあるほか，児童虐待が生じている
家族に複数の子どもがいる場合もある。これらの問題は憂慮すべき課題であ
るだけでなく，生物学的な生殖機能と次に述べる家族の養育機能が，必ずし
も一致するとは限らないことを示唆している。

2　養育機能

　家族が本来もつ，子どもをまもり世話をする機能を**養育機能**とよぶ（◉表
2-7）。一般に，子どもは家族に世話をされて生活するため，家族の養育機能
は子どもが健康に育つために重要なだけでなく，重大な責任を伴っている。
　家族の養育機能には，栄養・排泄・保清・社会面といった世話があり，子
どもの基本的な生活習慣の形成を支援する。これらの世話は同時に，教育環
境を整えることでもあり，子どもの身体面・認知（心理）面・社会面での成
長・発達を促すうえで重要である。

表 2-7　家族の養育機能

栄養面の世話	哺乳や食事など
排泄面の世話	おむつの交換，トイレトレーニングなど
保清面の世話	着がえや入浴，歯みがきをしたり，手洗いを教えたりするなど
社会面の世話	年齢や発達に合わせた遊び・身体活動を促す，友人や仲間をつくる機会を提供する，言葉の発達を促すはたらきかけをする，学校教育につなげるなど

◆ 情緒的養育機能

　家族の養育機能のうち，安心感や自他への基本的信頼感をはぐくむ機能を**情緒的養育機能**といい，とくに重要な機能である。

● **自己感や基本的信頼感の育成**　たとえば，新生児・乳児は，空腹になったり便が出たくなったりすると，不快を感じて泣く。泣きに対して，家族や親戚，保育士，看護職者などの養育者が一貫して世話をする。児は，不快が快にかわる体験を積み重ねて，しだいに自己の範囲がわかるようになり，さらに，養育者に対して世話を期待できるようにもなる。

　子どもの自己感や基本的信頼感は，このような段階を経てはぐくまれるといわれており，泣きのような，不快時や不安時に養育者から世話を引き出す行動を**アタッチメント行動**という。そのほか，乳幼児が驚いたときや，どのように対応してよいかわからないときに，泣いたり養育者にしがみついたりする行動もアタッチメント行動の例である。

● **新生児・乳児期から乳幼児期の発達促進**　新生児・乳児期は，はじめは無目的に手足をばたばたさせているが，しだいになにかに届きたいという意思をもって動くようになる。このとき，養育者が子どものやりたいことを支援することで「やりたいことができた」という感覚を味わわせてあげることが大切だといわれている。

　乳幼児期になると，ひとり座り，はいはい，つかまり立ち，ひとり歩きとさまざまな行動ができるようになり，しだいに，視点は高く，視野は広く，行きたいところへ行けるようになる。身体的発達に伴って，子どもは外の世界に興味津々となり，探索行動の範囲を広げて，新しい世界や技能を獲得していく。

　新しくなにかをできたとき，子どもはうれしく思う。加えてこのとき，養育者が喜んでくれたり，周囲の人に自分を誇らしげに紹介してくれたりすると，子どもは「自分が愛されているという確信」や「自分はなんでもできるという感覚」を得られる。これらの感覚は**幼児の万能感**とよばれ，幼児期に子どもが適切に万能感を形成して味わうことは，青年期・成人期の心理的な健康にとって重要であるといわれている。

● **内的作業モデルの形成促進**　歩行ができるようになってからしばらくすると，幼児期の子どもは，養育者が自分の期待に100％こたえてくれるわけではないと理解するようになる。また，養育者が目の前にいなくても養育者

を思い浮かべられるといった**対象恒常性**とよばれる能力を獲得する。対象恒常性の獲得によって，子どもは多少の不安であれば1人でのりこえられるようになる。

　この時期に形成される，不安が生起したときに重要他者に対してどのように支援を求めるか・求めないかのパターンを**内的作業モデル**とよぶ。内的作業モデルは生涯にわたって安定しているという性質をもち，成人であっても，不安を感じたとき，重要他者に対して内的作業モデルにそった特定の行動をとることが多い。これを大人の**アタッチメントスタイル**とよぶ。

　安定したアタッチメントスタイルをもち，困ったときに信頼できる人に打ち明け，たすけを求められることは，個人の生涯にわたって大事なスキルである。そのため，家族は養育者として，新しく迎えた家族成員が新生児・乳児期のときから泣きなどのサインに一貫した対応をとることが望ましい。

● **養育者の情動調律（情緒応答性）**　養育者は，子どもがなにを必要としているのかを泣きや表情や体動から読みとろうと努める。このことは，一般に養育者となる家族が子どものアタッチメント行動に応じる機能をもつといいかえることができ，この機能を**情動調律**あるいは**情緒応答性**とよぶ。ただし，養育者が情動調律を発揮するためには，養育者自身の心身の健康状態や，衣食住の生活環境，経済状況などが整っていることが前提となる。そのため，養育者がこれらの状態を整えられるような，社会からの支援も必要である。

　一方，養育者から世話を引き出す側である子ども（乳児）の機能について考えると，未熟児や障害をもって生まれた児の場合は，泣きが弱かったり，養育者との分離期間が長かったりするなどの不利な条件が重なって，アタッチメント行動が脆弱な場合がある。そのため，養育者となる家族に対しても，特別な医療・保健・福祉，あるいは社会的支援が必要である。

　さらに，虐待のリスクが非常に高い家族や，災害などで両親が死去した家族など，養育機能を果たすことができない家族の子どもに対しては，社会的養護が提供される。この場合にも家族的あるいは，小舎制❶の児童養護施設や里親委託が推奨されている。国も健やか親子21（第2次）において10年後に目ざす姿として「すべての子どもが健やかに育つ社会」を掲げ，また2023（令和5）年4月に発足したこども家庭庁では，「こどもがまんなかの社会」の実現を目ざしている。社会が家族の養育機能を支援する視点を忘れてはならない。

■ NOTE
❶小規模で家庭的な養育環境をあらわす言葉である。

3 社会化機能

　子どもは「大人」になること，すなわち社会で役割を担う社会人となることが期待されている。子どもをしつけ，教育し，健康な社会成員を社会に送り出していくことを**社会化機能**といい，家族のはたらきの1つとされている。

● **発達段階に伴う社会化**　乳幼児期には，身体の発育や運動・認知・心の発達に合わせて，段階的に生活の自律を教えていく。すなわち，飲むこと，食べること，決まった場所で排泄をすること，手洗いやうがい・歯みがき・入浴すること，服を着脱することなどである。また，安全なことと危険なこ

と，してよいこととしてはいけないことを，教えていく。

　3歳ころから活発に行うごっこ遊びを通じて，子どもたちは，社会を学んでゆく。さらに，遊具をきょうだいや友達と交代で使うこと，決められた時間や自分の番が来るまで待つことを学ぶ。5歳ごろから，ルールのある遊びを通じて，規則をまもることを覚える。

　学童期になると，家に鍵をかけて出かけること，電車に乗ること，お金を使って買い物をすることなどの生活技術のほか，自分の気持ちやしてほしいこと，あるいは，してほしくないことを相手に伝えたり，誤解を受けた場合には申し開きをしたり，相手を慮ってねぎらいの言葉をかけたりなど，社会で必要なコミュニケーション技術を身につけてゆく。

　学童期以降は，学校の友人や教員がモデルになる面もあるが，社会に暮らすための規範や技能を子どもに教えることについては，家族の社会化機能に期待される面が大きい。

●**疾患や障害をもつ子どもの社会化**　子どもがセルフケア機能を高め，自身で他者と交流をはかることも重要である。ただし，健常児の親と比較して，入院児の親，慢性疾患や障害をもつ子どもの親は，子どもに対してより保護的にふるまう場合が多い。親のほうが子どもから離れることができない場合もあるので，多職種で家族の社会化機能を支える視点が重要といえる。

　看護職者は，長期入院児が同年代の子どもと交流できるように病棟内にプレイルームを整えたり，保育士や院内学級の教員と協働して，年齢相応の遊びや学習ができるように環境を整えたりするとよい。また，家族と協働して，子どもたちが日課をこなしたり，保清や服薬などのセルフケアを行ったりできるように指導する。

　在宅で療養生活を送る子どもたちに対しては，健常児に対する場合と同様に，学校（特別支援教育を含む）も社会化機能を果たしている。さらに思春期年代の子どもたちに対しての大人への移行期支援は，「自分の病気や治療について説明することができる」「ひとりで通院して，医療職者に心身の状態について説明することができる」など，自律した受診行動を促進する。

2　家族のセルフケア機能

　オレム（●8ページ）は成熟しつつある人々が，自分自身の生命と健康な機能，持続的な個人的成長，および安寧を維持するために開始し，遂行する諸活動の実践を**セルフケア**とし，看護論の中心概念にすえた。通常，セルフケアは自分や環境に向けて行われるケアであるが，オレムは乳幼児や意識のない人など，誰かに頼らなくてはならない家族成員に対してほかの家族成員が行うケアもセルフケア（**依存的セルフケア**）として位置づけた[1]。

　家族看護学では，セルフケア機能を家族がもともともっている重要な家族機能として位置づけている。なんらかの事情で家族がセルフケア機能を発揮できなくなっている場合には支援を行い，その機能の発揮を促すことを目ざす（●157ページ）。

┌ NOTE
[1] ライト（●191ページ）は，はじめて家族をケアの対象と位置づけたのはオレムだと述べている。

1 健康の維持・増進，疾患の予防

　家族成員の健康の維持・増進，疾患の予防のために，特定の行動を行ったり，手伝ったり，教えたりすることは，家族が本来もっているセルフケア機能である。

　たとえば，一般的な子どもの感染予防について考えると，乳幼児期から，食事の前後に手をふいたり洗ったりする，口腔内をぬぐう，歯みがきをする，うがいをする，シャワーや入浴で身体を洗ったり洗い方を教えたりするなどは，家族に期待されるセルフケア機能である。また，一定のスケジュールにそって予防接種を受けさせるといったことも，家族のセルフケア機能ということができる。

●**家族成員に健康障害がある場合のセルフケア機能**　一般の感染予防と同様に，健康障害のある家族成員に対する清潔行動の教育も，家族のセルフケア機能として期待されるものである。しかし，入院中や療養中には，注意する必要のあることが多くなったり，行動範囲が狭まったりするなど，生活が大きく変化し，家族のセルフケア機能が不十分になる場合がある。また，患者や患児をふびんに思う心理が影響することもある。このような場合，看護職者が，不足している家族のセルフケア機能を支援する必要がある。

　たとえば，入院中の小児がんの子どもの感染予防について考えると，疾患や治療の影響で易感染状態である可能性がある。そのため，患児本人と家族に対しては，看護職者からとくに留意すべき事項として，食事や活動範囲，マスク着用などに関する指導が行われる。また，退院後の生活をみすえて，うがいや手洗いといった清潔行動を習慣化するための指導も行われる。

　つまり，現在のセルフケア機能の不足を支援するだけでなく，将来の予防につなげる視点が重要である。上述の例であれば，退院へ向けて，近くに水痘などの感染症を発症した子どもがいたらどうすればよいかなどについて，患者本人と家族に教育する。

　さらに，家族と関係のある外部システムに目を向け，外部環境の協力態勢を整えることも家族のセルフケア機能には期待されている。たとえば，退院後に通学する学校の教員に対して，病院で教育された内容について家族から伝えることなどを，看護職者が支援できるとよい。

●**生活習慣病に対するセルフケア機能**　生活習慣病について考えると，たとえば，成人の肥満の場合，家族を対象にした栄養指導が行われる場合がある。これは家族が正しい知識をもち，献立づくりや調理ができるようになることだけが期待されているのではなく，家族ぐるみで健康な食生活を送ることができるという，家族のセルフケア機能が期待されているのである。運動習慣についても同様であり，たとえば，家族成員の運動習慣には，家族全体が関心をもって認め合い，一緒に取り組むと継続されやすいことがわかっている。

　さらに，ある家族成員におこった変化が，家族全体の生活習慣に望ましい影響を及ぼすこともセルフケア機能として期待されている。たとえば，子ど

もを対象に，がんやうつ病に関する教育として，禁煙や睡眠リズムなどの生活習慣を整えること，検診を受けることについて，その大切さを教えることがしばしば行われる。近年は，これらの健康教育が子どもに効果があるだけでなく，保護者などの家族全体に二次的な効果を及ぼすことが明らかになっており，二次的な効果を期待する方策もとられるようになっている。

2 闘病（看病）

　家族成員が病気になると，家族が影響されることは繰り返し述べた。闘病生活においては，その場が医療機関であれ在宅であれ，患者本人ないし家族には必要なセルフケアの実施が期待される。たとえば，検査や治療の前に食事を抜くこと，浣腸をすること，決められた時間やタイミングに，決められた薬を服用することは，必要なセルフケアである。場合によっては，痛みなどの自覚症状に合わせて薬剤を使用することや，制限内あるいは推奨される範囲で食事をすること，安静にすること，運動することなどが必要なときもある。

● **在宅での家族のセルフケア機能**　在宅においていわゆる医療的ケアが必要な場合には，痰の吸入や，胃瘻を通じての食事，人工呼吸器などの周辺機器の管理といったケアを家族も実施するように期待される。しかし，実際には，患者のセルフケア能力や家族の状況に応じて，家族のセルフケア機能はさまざまであり，求められるケアがかわってくる。

　たとえば，本人が幼少である，意識レベルが低い，認知機能に障害がある，随意運動ができないなどの場合には，家族が中心になって支援を行うことが多い。しかし，医療的ケアが必要な場合や，家族の構成や健康状態，生活状態によっては，家族のセルフケアのみでは不十分であることが予測される（●表2-8）。このような場合，医療職者による支援だけにとどまらず，保健・福祉サービスなどのフォーマルなサポートや，親族・隣人や患者会・家族会などのインフォーマルなサポートも含めて，社会的な支援が十分になされなければならない。

● **闘病中の家族役割の調整**　闘病中は，疾患や治療に伴う症状および，手術などによる侵襲のために，患者には身体的な苦痛があったり，身体が思うように動かなかったりする。そして，いままでは自分でできていたことができなくなって他人に頼らざるをえなくなるなど，これまでの生き方を変更しなくてはならなくなる。たとえば，仕事や子育てを休まざるをえなくなって生きがいを失ったように感じてしまう，趣味や友人との交流を控えざるをえず

●表2-8　家族のセルフケア機能が不十分と予想される場合

分類	具体例
家族の構成	ひとり家族，患者と幼い子ども，患者と高齢の配偶者など
家族の健康状態	患者と認知症の親など
家族の生活状態	患者と勤労者の家族など

生活上の楽しみが減ってしまう，回復のプロセスが思い浮かべられず将来を悲観的に考えてしまうといった場合がある。

　患者本人の治療意欲が低下すると，極端な場合には，希死念慮が生じてしまう場合もある。そのため，家族がコミュニケーションをよくとり，互いの感情や意見を交換し合い，たすけ合ってその健康課題に対処できるように，看護職者は支援していかなくてはならない。そのほか，子どもや高齢の患者に関して，養育者や家族介護者が不合理な理由で治療継続を拒否するような場合にも，相談にのり，闘病を支援していく必要がある。

3 リハビリテーションや再発予防

●**リハビリテーション期・慢性期**　近年，在院日数が短縮してきているため，リハビリテーション期および慢性期は，在宅で過ごす場合が多くなっている。このような背景から，家族のセルフケア機能やそれに対する看護支援はますます重要になっている。たとえば，以下の事項について，本来，家族はみずから実行する力をもっているが，家族のセルフケア機能が不十分な場合は，支援が必要になってくる。

　①**環境調整**　発症前と退院時とでは，家族成員である患者の生活機能レベルがかわることがある。そのため，手すりをとりつけるなどの家の改築や，ベッドを設置し，周囲に療養に必要な機器を置くといった環境整備など，住環境を整える必要がある。

　②**残存症状緩和・回復に向けたマネジメント**　残っている症状を緩和するために，（患者の）セルフケア，機能回復のための訓練（訓練のための通院や在宅での訓練も含む），休養と社会復帰のバランスのマネジメントなどを行うことが重要である。

　③**患者の希望の支持**　リハビリテーションの効果は，患者本人の動機の高低から影響を受ける。そのため，患者が機能回復や機能維持に希望をもちつづけられることが大切であり，それを支えることは重要である。しかし，発症前の機能に戻ることが困難であったり，機能回復が一進一退であったりすると，患者に受けとめられない気持ちやあせりが生じ，患者を支えようとする家族全体にもストレスが蓄積されてゆく。したがって，看護職者は患者だけでなく家族全体を支援する視点が重要になる。

●**再発予防**　再発予防も重要な家族のセルフケア機能である。具体的には，患者本人のみならず家族全体が，なにが再発リスクなのかを理解し，生活習慣の維持や事故防止に努めたり，適切な間隔で検診を受けたりする。さらに，患者や家族が再発兆候に早期に気づき，そのことについて話し合うことができ，早期対応できることも重要である。

　再発予防のためにも，家族の凝集性（◉71ページ）が保たれ，互いにコミュニケーションがとれているうえに，疾患や障害関連の知識や対応方法を共有していることが必要である。そのため，医療機関での退院支援や外来での継続支援の場で，あるいは訪問看護の現場で，家族に教育を行う，相談を受けるなどの支援をしてゆく。

4 介護

　高齢者や障害者など，介護を必要とする者を含む家族には，介護機能が期待される。ただし，年代や障害の特徴によって，患者本人・家族の心理や，かかえやすい課題は異なる。

(1) 先天性の障害で生命予後が短い場合や，障害をもちながら成長していく場合。

(2) 人生のある時期に障害が生じ，それをもちつづける場合。

(3) パーキンソン病や筋萎縮性側索硬化症といった疾患により人生のある時期から障害がしだいに重症化する場合。

(4) 認知症のために介護が必要になる場合など。

　いずれの場合も，患者本人を含む家族は，ある喪失を受け入れながら，セルフケアを行い，生活を継続しなければならない。

● **社会保障制度によるセルフケアの支援**　高齢者介護においては，地域包括支援センターが機能している。2015年からは子育て世代包括支援センターが設置され，妊娠期からの切れ目ない支援を目標として，医療・保健・福祉の連携により家族支援が行われるようになってきている。また，2016 (平成28)年に改正法が成立した「児童福祉法」では医療的ケア児がはじめて法律に明記され，2021(令和3)年の「医療的ケア児及びその家族に対する支援に関する法律」の成立・施行につながった。このように介護領域での家族支援への関心は高まってきているものの，介護を必要とするさまざまな年代の者を含む家族が，セルフケアを発揮できるよう，十分に支援できているとはいえず，今後の課題となっている。

3 社会における家族機能

　本節でこれまで述べてきた育児機能やセルフケア機能は，家族の内(対家族成員)へ向かう機能であり，**家族維持機能**ともよばれる。また社会化機能は，家族の内と外をつなぐための機能といってよいだろう。

　一方，コミュニティ(地域社会)など，家族の外の社会に向かう機能もある。たとえばフリードマンの分類のなかで経済的機能は家族の外に向かう機能と

---

plus	**再発予防のために家族を分ける必要がある場合**

　精神科領域では，統合失調症の家族研究から始まった感情表出(EE)の研究において，患者に対して激しく非難的な言葉を浴びせかけたり，患者に巻き込まれすぎたりする家族と同居している患者では再発率が高いことがわかっている。この場合，家族と同居しない，つまり家族のもとへ退院するのでなく中間施設へ退院するという選択もありうる。

　また，ドメスティックバイオレンス(DV)あるいは，親しいパートナーからの暴力(IPV，● 92ページ)や児童虐待のおこっている家族でも，再発予防のためには，家族を分けるという対応が最も有効である場合もある。

して位置づけられるが，そのほかにもさまざまな機能が考えられる。ここでは，社会における家族機能として，①地域社会の相互扶助機能と，②経済的機能を取りあげる。

1 地域社会の相互扶助機能

　家族は地域社会の構成要素である。保健センターや地域包括支援センターの管轄地域が決まっていたり，自治体のサービス対象地域が決まっていたりするほか，町内会で出産や長寿を祝ったり葬儀をとり行ったりするなど，家族の暮らす場所と地域社会はさまざまに関係している。

　現代では，少子高齢化に伴って，子育て期の世帯が孤立しやすくなっているほか，高齢者のみの世帯は増加傾向にある。そのため，とくに子育て期の家族や高齢者のみ世帯の家族がセルフケア機能を発揮するためには，地域の住人からの声かけが重要である。

　地域社会の相互扶助機能の重要性は，東日本大震災（2011年3月），熊本地震（2016年4月）などを通じて見直された。人工呼吸器が必要であるなどの医療的ケアの必要な人，障害のある人，高齢者のいる家族がどこに住んでいて，避難時には手が足りるのかどうか，足りないのであればどの家族が支援できるのかなどについて，あらかじめシミュレーションしておく必要がある。

　また，被災後は家族の離散を極力防ぐとともに，地域社会の離散をできるだけ防ぐように避難所や災害復興住宅を設計することで，相互扶助機能の減弱を防止することが重要である。

2 経済的機能

　前述のように，フリードマンは経済的機能を家族機能の1つとして取り上げた。また，経済的機能には，生産と消費の両側面があり，社会学者のマードック Murdock, G. P. は消費生活機能，松原が経済的生産機能を取り上げている。

　産業化以前の地域社会では，生産の場と家族生活の場が同一であり，家族に生産機能が期待されていたが，産業化以降の現代社会では，経済的生産機能をもつ家族は一握りとなった。一方で家族は，社会の経済生産活動に参加して収入を得て，住民税や所得税をおさめることによって，自治体や国の財政の一部を担っている。そのため，これらの税金・保険・年金・扶養などに関する法制度が，家族のあり方に影響することがあり，具体例として，配偶者控除と女性のはたらき方，介護保険制度と家族が外部資源を取り入れる程度，国民皆保険と受診行動などがあげられる。

　家族（世帯）は家計として，衣食住をはじめとした日々の生活費や教育費，娯楽費などをまかない，さらに家族の将来計画に合わせて，貯蓄して将来の消費に備えている。この経済活動こそが，消費生活機能であり，消費生活そのものが国の経済活動を支える構成要素にもなっている。

4　社会の変化に伴う家族機能の変化

1　社会の変化と必要とされる家族機能の変化

　家族の構造や形態は時代とともにかわり，それに伴って家族の機能もかわってきている。そして，社会が期待する家族の機能も少しずつかわってきている。

　家族機能が時代とともにどのように変化してきているかという点に関しては，社会学において，さまざまな角度・視点から議論されている（◯表 2-9）。

2　近年の社会において看護介入が必要な家族

　近年，わが国の社会の変化に伴い，健康に関係するセルフケア機能を発揮できていない家族が生じており，とくに以下のような家族に対しては，看護介入が必要となる。

● **利用できる資源が少ない家族**　利用可能な資源が少ない家族は，積極的な看護介入を要する。たとえば，以下のような場合には，看護職者側から積極的に介入していくことが必要である。

- 独居や，高齢者のふたり暮らしの家族（いわゆる「老老介護」「認認介護」などとよばれる家族である），疾患をもつ母親と幼い子どもの家族など，家族のサイズが小さい場合
- 転居直後や海外から移住してきたばかりなどの孤立している家族
- 外国人であることや教育を受けていないなどのために文書が読めない家族
- アタッチメントスタイル（◯62ページ）が不安定で，人にたすけを求めたり頼ったりすることのできない家族

● **多重課題をかかえた家族**　育児・看病・介護などで，重すぎる健康問題

◯**表 2-9　社会学における家族機能の変化の学説**

学説	提唱者	概要
家族機能縮小論	オグバーン Ogburn, W. F.	家族機能は近代化によって，企業・学校・病院などの専門的な機関に吸収され，縮小し，家族機能として残されているものは，家族成員のいつくしみや思いやりを充足させる愛情機能であるとした。
家族機能的専門化論	パーソンズ Parsons, T.	近代化による分業化によって，家族が包括的で未分化な集団から専門的機能をもつ組織となり，子どもの社会化と成人のパーソナリティの安定化という純化された機能をもつようになった。
家族新機能出現論	ブラッド Blood, R.O.Jr. ナイ Nye, L. F.	同伴性や精神保健機能が情緒にかかわる機能から新しく分化した。治療機能などが，情緒にかかわる機能から新しく分化した。
家族機能分有論	リトウォク Litwak, E.	近代以降に生じた大規模組織が行うのは一律のサービスであり，個別で非専門的なサービスを家族が担い，さまざまな機能を分有するようになったと考えた。
第一次福祉追求機能論	森岡清美	家族機能の多面的包括性に現代家族の特徴があるとし，第一次福祉追求機能として提唱した。

や多重の健康問題が発生したときには，家族のもつ許容量をこえてしまい，看護介入が必要となることがある。このような状態は，**ダブルケア**（ケアの複合化）とよばれ，近年，注目されている。とくに，育児と介護をともに行わなければならない世代は，**サンドイッチ世代**とよばれ，晩産化のために増加するといわれている。

●**ヤングケアラーのいる家族**　発展期や葛藤期などの親世代に健康問題が生じた場合に，いまだ養育を必要としている子世代が介護者役割を担っていることがあり，**ヤングケアラー**の課題として近年，注目されている。ヤングケアラーである子どもは，その年代の子どもが本来享受すべき，教育を受けたり，同年代の子どもたちと交流したりする機会を失している。このような家族も，介入が必要である。

●**生活基盤が揺らいでいる家族**　貧困や，家族成員の失業，災害などのために，生活の基盤が揺らいでいるところに加えて健康問題がおきてしまった場合にも，積極的な介入が必要である。さらに，看病や介護が長期にわたる場合には，入院治療・在宅療養・施設入所に限らず，家族の疲労やストレスが蓄積されていくことは免れないため，看護介入が必要といえる。

▌コミュニケーションが困難な家族への看護介入

　家族はシステムであるため，葛藤が大きくても，感情を表出して話し合うことができれば，目標や価値観を共有し，たすけ合って課題に対応することができる。

　そのため，疾患によって家族成員の健康状態が日々かわりゆくような場合，治療や療養，リハビリテーションに関して「どのように受けとめているのか」「どのような希望があるのか」「どのような気持ちなのか」「どのように意味づけているのか」といったことについて家族内で話し合う必要がある。日本人は，なんでも言葉にする国民性ではないといわれており，支援が必要な家族内のコミュニケーションがむずかしい場合もある。しかし，そのようなときこそ，積極的な看護介入を必要とする家族であるととらえ，支援を行う必要がある。

5　家族機能を把握するためのモデルと方法

　前述のように，システムとしての家族には，家族成員間の関係性にかかわる機能（情緒的機能など）や，家族成員個人あるいは家族全体の生活を維持するために必要な機能（経済的機能など），家族と社会との間で生じる機能などがある。これらの機能は互いに影響し合っているため，ある家族成員に健康問題が生じると，家族成員間の関係性や，家族の維持，社会との間の機能のあらゆるレベルでの変化が生じうる。

　たとえば，ある家族で母親が健康問題で入院したとき，夫婦間・母子間の情緒機能が十分に果たせなくなるなど，家族成員間の関係性や機能が変化する。また，育児機能を母親がおもに担っていた場合，その機能を代替するというために父親が仕事の勤務時間を調整するなど，経済的機能や家族と社会

との間で生じる機能にも変化がおこりうる。さらに，病院での面会といった療養に関する機能が家族に加わることもある。

そのほか，家族成員におこった健康問題がほかの家族成員個々に影響を及ぼすだけでなく，家族のライフサイクルの生殖機能や育児機能などにも影響を及ぼしうるなど，家族機能への影響は多様な側面をもつ。

● **さまざまな家族機能モデル**　家族看護の実践では，ケアの対象となる家族が家族機能の変化に適応し，セルフケア機能を発揮できるよう，支援する必要がある。また，効果的な家族への介入を計画するためには，対象の家族機能の状態の把握と，介入後の変化を適切に評価する必要がある。そのため，多様な家族機能を評価するためのさまざまな家族機能モデルや尺度が提唱されている（●表2-10）。

これらは，①家族内部の関係性の把握に有用なもの，②家族と社会との機能状態の把握に有用なものに大別することができるほか，③家族のライフサイクルや健康状態に感受性をもつものもある。

家族機能のモデルや尺度を使用するときには，それぞれのモデルや評価尺度がどのような機能を把握するためのものか，基盤となる理論や枠組みはなにかを理解しておくことが大切である。

■1 家族内部の関係性を把握するためのモデルと尺度

◆ 円環モデル・FACES

● **円環モデル**　家族内部の関係性に焦点をおく代表的なモデルの1つが，アメリカの家族社会学者であるオルソン Olson, D. H. が開発した**円環モデル** circumplex model である。

オルソンは，あらゆる家族のライフサイクルを通じて，①凝集性，②柔軟性，③コミュニケーションの3つが，**家族力動❶**の重要な概念になると考えた。円環モデルは家族の**凝集性** cohesion と**柔軟性** adaptability の2側面を軸に家族内部の機能をとらえ，コミュニケーションを凝集性と柔軟性の機能を促進するものと位置づけている。

円環モデルでは，凝集性・柔軟性がともに極端でない中庸の状態にある家族を，バランスがとれた家族と評価する（●図2-14）。

①**凝集性**　家族システムの情緒的なつながりのことで，情緒的結合，家族相互作用への関与の度合い，夫婦関係，親子間の連合，意思決定などにおける内的境界，友人などとの外的境界の状態である。

②**柔軟性**　リーダーシップ，しつけ，問題解決の役割関係や決まりのかたさや融通のききぐあいをあらわす状態である。

● **FACES**　円環モデルにのっとった家族機能評価尺度が**FACES**（family adaptability and cohesion scale）であり，立木らによって日本語版（FACEKG）も開発されている。

凝集性は日本語版では「きずな」と表現され，情緒的つながりの低い順に「バラバラ disengaged」「サラリ separated」「ピッタリ connected」「ベッタリ

▭ NOTE
❶家族全体を1単位としてとらえ，家族機能の解明を目ざす理論のこと。

○表2-10　おもな家族機能尺度とその基盤理論（モデル）

尺度	開発者（発表年）	側面／分野	基盤理論（モデル）
FACES （family adaptability and cohesion scale）	オルソン Olson, D. H. ら（1982） 日本語版：立木ら（1999）	30項目（FACES II） 　凝集性（きずな） 　柔軟性（かじとり）	円環モデル （Olson, D. H., et al., 1983）
家族機能評価尺度 McMaster family assessment device（**FAD**）	エプスタイン Epstine, B.（1983） 日本語版：佐伯ら（1997）	60項目 　問題解決 　コミュニケーション 　役割 　情緒的関与 　情緒的反応性 　行動統制 12項目 　全般的機能	マクマスターモデル（Epstine, B., et al., 1978）
家族環境尺度 family environment scale（**FES**）	ムース Moos, R. H. ら（1986） 日本語版：野口ら（1991）	90項目（短縮版は40項目） 　関係性（FRI） 　　凝集性，表出性，統制 　人間的成長 　システム維持	家族システム理論
家族アプガー尺度 family APGAR	スミルクスタイン Smilkstein, G.（1978） 日本語版：塩川ら（1993）	5項目 　適応 　伴侶性 　成長 　愛情 　協調	家族システム論・ストレスコーピング論
フィータム家族機能調査 Feetham family functioning survey（**FFFS**）	フィータム Feetham, S. L. ら（1982） 日本語版：法橋ら（2000）	25項目の回答選択肢型質問と2項目の自由回答型質問 　家族と家族成員との関係 　家族とサブシステムとの関係 　家族と社会との関係 それぞれの質問項目に現在の状態，理想の状態，重要度を回答する	家族エコロジカルモデル（Bronfenbrenner, U., 1979）
家族マネジメント尺度 family management measure（**FaMM**）	クナフル Knafl, K. A. ら（2011）	53項目 　子どもの生活 　子どもの状態に対するマネジメント能力 　子どもの状態に対するマネジメントについての負担感 　家族生活における困難感 　両親間の相互作用 　状態からの影響に対する認識	Family Management Style Framework（Knafl et al., 2003, 2006）

enmeshed」に分類される。

　柔軟性は，日本語版では「かじとり」と表現され，「融通なし rigid」「キッチリ structured」「柔軟 flexible」「てんやわんや chaotic」に分類される。

　FACES は成人だけでなく，小学生・中学生・高校生にも使用可能で，親世代と子ども世代を評価することができる。なお，FACES は I 〜 IV までバージョンがあるが，尺度としての信頼性と妥当性は，バージョン II が最も高いといわれている。

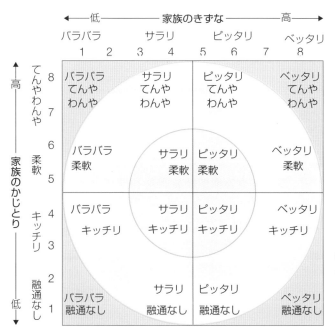

◉**図2-14　円環モデル**
(Olson, D. H., et al. : Circumplex model of marital and family systems: Theoretical update. *Family Process*, 22: 69-83, 1983. および立木茂雄：家族システムの理論的・実証的研究, 増補版. p.32, 萌書房, 2015による)

◈ **マクマスターモデル・家族機能評価尺度**

● **マクマスターモデル**　マクマスターモデル McMaster model は，エプスタイン Epstein, B. らによって提唱されたモデルで，①問題解決 problem solving，②コミュニケーション communication，③役割 roles，④情緒的関与 affective involvement，⑤情緒的反応性 affective responsiveness，⑥行動統制 behavior control の6つの側面から家族機能を構成している。

● **家族機能評価尺度**　マクマスターモデルを基盤とした**家族機能評価尺度** McMaster family assessment device（**FAD**）は，マクマスターモデルと同様の6つの側面と，全般的機能を評価する尺度で構成されている。

◈ **家族アプガー尺度**

　家族アプガー尺度 family APGAR は，スミルクスタイン Smilkstein, G. によって開発された家族機能のスクリーニング尺度である。家族アプガー尺度は，臨床でなじみのある，新生児のアプガースコア❶にならって，①適応 adaptation，②伴侶性 partnership，③成長 growth，④愛情 affection，⑤協調 resolve の5項目から構成され，家族内部の機能を簡便に評価できることが特徴である。

2　**家族内部の関係性と家族システムの維持に必要な機能を把握するためのモデル**

　ムースら Moos, R. H. and Moos, B. S. による**家族環境尺度** family environment scale（**FES**）は，①関係性 family relationship，②人間的成長 personal growth，③システム維持 system-maintenance の3側面からなり，家族内部の関係性だけ

▤NOTE
❶**アプガースコア**
　心拍数，呼吸，筋緊張，刺激に対する反応，皮膚色の5つの臨床所見に点数をつけ，出生直後の新生児の状態を評価する尺度のこと。

でなく，家族システムの維持に関する側面も含む尺度である。

　FES は海外では最も使用されているが，わが国では FES 全体を含む尺度と，関係性の側面のみを評価する家族関係性尺度 family relationship index（**FRI**）も開発されている。

3 家族内部の関係性，家族システムの維持，家族と社会との関係性を把握するためのモデル

　これまで紹介したように，多くの家族機能のモデルや尺度は，心理学者や社会学者などによって開発されてきた。一方，**フィータム家族機能調査**Feetham family functioning survey（**FFFS**）は，看護師であるフィータム Feetham, S. L. らによって開発された家族機能尺度である。この尺度は家族エコロジカルモデル❶に準拠しており，①家族と家族成員との関係，②家族とサブシステム（◐107 ページ）との関係，③家族と社会との関係の 3 つの分野から構成される（◐図 2-15）。

- 家族と家族成員との関係：親子や夫婦関係，家族の対内的な活動などを測定し，家族の内部機能を把握する。
- 家族とサブシステムとの関係：友人・知人や身内のように家族との高度作用が強い人々との関係や活動を把握する。
- 家族と社会との関係：学校や職場などの家族の活動や社会環境との関係を把握する。

　FFFS は，養育期にある家族をおもな評価対象としているが，家族成員間の関係と社会との関係の両面からとらえることができ，家族の生活全般のありさまの把握につながる。各質問項目に対して現在の程度，理想の程度，重要度をたずね，現在の程度と理想の程度の差を家族機能充足度得点として算出する。

□ NOTE
❶**家族エコロジカルモデル**
　ブロンフェンブレンナー Bronfenbrenner, U. の生態学的システム理論（個体の発達は 4 つの階層をもつ環境システムにおいてなされる）をもとに，家族発達を家族とそれを取り巻く環境システムとの相互作用によってなされるものとしたモデル。

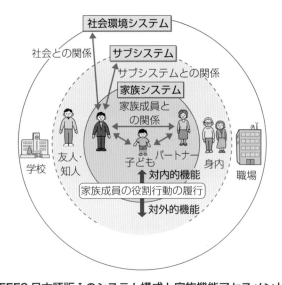

◐**図 2-15　FFFS 日本語版Ⅰのシステム構成と家族機能アセスメントの枠組み**
（法橋尚宏編：家族機能のアセスメント法：FFFS 日本語版Ⅰの手引き．p.13，エディテクス，2008 による）

D 現代の家族とその課題

1 現代家族の様相

a 家族構造・形態の変遷

　家族看護を実践するうえでは，対象となる家族について理解を深めることが必要である。ここでは，近年における家族構造・形態の変遷をとらえたうえで，現代の家族における多様性や，ライフサイクルに合わせて家族がかかえる問題について学んでいく。

1 家族と世帯

◆ 婚姻・血縁に基づく家族

● **核家族・拡大家族**　前述したように社会学関連の領域では，家族を，婚姻関係や血縁関係を基準とした単位として扱うことが多い（◉31 ページ）。また，おもな家族構造・形態の分類の 1 つとして，**核家族**と**拡大家族**があげられる。

　核家族とは，①夫婦のみ，②夫婦とその未婚の子ども，③母親とその未婚の子ども，④父親とその未婚の子ども，のいずれかによって構成される家族である。

　拡大家族とは，複数の核家族からなる家族であり，①夫婦とその子ども夫婦からなる家族，②夫婦とその子ども夫婦，その孫夫婦からなる家族などである。また，拡大家族のうち，両親とその子ども夫婦 1 組（孫の有無を問わ

| column | 近年開発された家族機能尺度 |

　これまでの家族機能評価尺度が家族一般に適用する家族機能尺度であったのに対し，クナフル Knafl, K. A. とデトリック Deatrick, J. A. らは慢性的な健康問題をもつ子どもの症状マネジメントに関する家族機能を家族マネジメント尺度 family management measure（FaMM）として開発した。家族マネジメント尺度は，家族マネジメントスタイルフレームワーク family management style framework を基盤とし，健康問題をかかえた家族成員（子ども）への家族による介護や養育の機能に焦点をあてている。

　FaMM は，①子どもの生活 child's daily life，②子どもの状態に対するマネジメント能力 condition management ability，③子どもの状態に対するマネジメントについての負担感 condition management effort，④家族生活における困難感 family life difficulty，⑤両親間の相互作用 parental mutuality，⑥状態からの影響に対する認識 view of condition impact の 6 側面から構成されている。

　機能の評価は，子どもの症状にどのように対処しているかだけなく，必要な症状への対処が家族の生活のなかに組み込まれ，家族の生活がどのようにマネジメントされているのかを把握するものになっており，人の生活を支援する看護職者ならではの視点からの家族機能評価尺度である。

ない)を**直系家族**，両親とその子ども夫婦数組(孫の有無を問わない)を**複合家族**という。

● **定位家族・生殖家族**　**定位家族**と**生殖家族**という分類も重要なものとしてあげられる。定位家族は，自身が生まれ育ってきた家族であり，実の両親やきょうだいなどで構成される。一方，生殖家族は，結婚や出産によって自身が築いた新しい家族をさす。

　わが国の法的な婚姻関係は，**単婚**(一夫一婦制)である。しかし，海外では，**複婚**(一夫多妻制や一妻多夫制)が認められる国・民族も存在し，必ずしも単婚だけが婚姻関係の形態ではない。

　一夫多妻制は，イスラム社会やアフリカなどの国・民族でしばしばみられるが，実際に多くの妻をもつことができるのは一部の特権階級であり，多くの男性は一夫一婦制である。一方，一妻多夫制が認められる民族も非常に少ないが存在しており，スリランカのトダ族，インドのナヤール族，チベットの民族などでみられる。

◆ 世帯としての家族

　わが国における家族構造・形態の現状を把握する際には，国勢調査や人口動態統計などの統計資料が利用されることが多い。国勢調査や人口動態統計などでは，家族に関連した内容について，**世帯**を基準としている。

　世帯について，総務省統計局は，「住居と生計を共にしている集団，もしくは独立して生計を営む単身者」と定義している。すなわち，世帯は，同居や同一生計を基準とした単位であるために必ずしも婚姻関係や血縁関係を基準としておらず，親族だけでなく，使用人や住み込み雇用者といった非親族の同居人も含んでいる。

● **世帯の分類**　国勢調査では，世帯は大きく**一般世帯**と**施設**などの世帯に分類される。一般世帯は，世帯主(各世帯における生計の中心者)との続柄により，以下のように区分される。

• **単身世帯**とは，世帯主のみで構成される世帯である。

• **親族のみの世帯**とは，世帯主とその親族関係にある世帯員1人以上からなる世帯である。

• **非親族を含む世帯**とは，世帯主と親族関係にない世帯員1人以上がいる世帯である。

　また，施設などの世帯は，医療機関に長期間入院している者や福祉施設へ入所している者，寮に入っている者が区分される。

● **統計資料を読む際の注意点**　本項では，世帯を家族としてとらえ，家族構造・形態の変遷を考えていく。ただし，世帯と家族はまったく同じものではないため，国勢調査や人口動態統計などの統計データは，必ずしも家族構造・形態の現状を正確に反映していない可能性があることに注意が必要である。

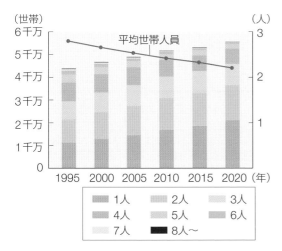

図 2-16　世帯人員別世帯数と平均世帯人員
（「国勢調査」をもとに作成）

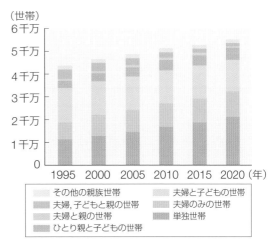

図 2-17　世帯の家族構造・形態別世帯数
両親もしくはひとり親を含む
（「国勢調査」をもとに作成）

2　家族の人口動態

◆ 世帯人員・家族類型の変遷

● **世帯人員の変遷**　わが国の世帯を長期的にみると，1 世帯あたりの平均世帯人員は，1995 年から一貫して減少している（●図 2-16）。世帯人員別の世帯数でみると，1995 年以降，単独世帯と 2 人世帯は一貫して増加を続けている。一方，4 人以上の世帯は一貫して減少し，とくに 6 人以上の世帯は大きく減少しており，2020 年における世帯数は 1995 年の 3 分の 1 以下になっている。

● **家族類型の変遷**　世帯人員の変遷を世帯の家族構造・形態の変遷としてとらえると，1995 年以降は「単独世帯」および，核家族世帯である「夫婦のみの世帯」「ひとり親と子どもの世帯」は増加している（●図 2-17）。一方，核家族世帯の「夫婦と子どもの世帯」，拡大家族世帯の「夫婦，子どもと親の世帯（両親またはひとり親を含む）」は減少している。これらの統計データから，同居する家族成員の人数は減少していると考えられる。

◆ 少子高齢化に伴う世帯構造の変遷

わが国の平均寿命の推移をみると，1995 年では男性 76.38 歳，女性 82.85 歳であったが，2021 年には男性 81.56 歳，女性 87.71 歳であり，男女ともに 80 歳をこえている（●図 2-18）。また，高齢化と同時に少子化も進展しており，わが国はすでに超高齢社会になっている（●58 ページ）。

少子高齢化による 65 歳以上の高齢者数の増加に伴い，65 歳以上の親族を含む世帯は 1995 年から 2021 年にかけて約 2 倍に増加し，その世帯構造も変容している。

● **単独世帯の年齢分布**　近年は，65 歳以上の親族を含む世帯において「単

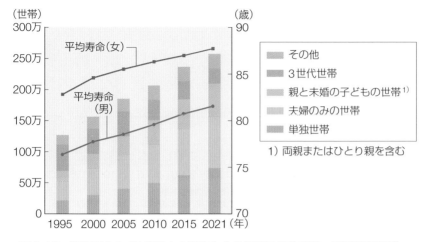

◖図 2-18　平均寿命と 65 歳以上の親族を含む世帯の家族構造・形態別世帯数
(「国勢調査」および「国民生活基礎調査」「簡易生命表」をもとに作成)

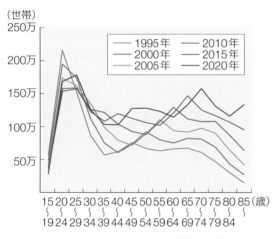

◖図 2-19　世帯主の年齢別「単独世帯」世帯数
(「国勢調査」をもとに作成)

◖図 2-20　世帯主の年齢別「夫婦のみの世帯」世帯数
(「国勢調査」をもとに作成)

独世帯」が急増しており，1995 年から 2021 年にかけて約 3 倍になっている
(◖図 2-18)。

　「単独世帯」の世帯主の年齢に着目すると，1995 年では，世帯主の年齢
が 20 歳〜24 歳で最も多く，その後年齢が上がるに伴って減少していくとい
う分布をとっていた。しかし 2020 年になると，世帯主が若年者である「単
独世帯」は減少した一方，世帯主が高齢者である「単独世帯」は増加し，20
代と 60 代後半で 2 つのピークがある(◖図 2-19)。

　前者のピークの多くは，進学や就職などで親もとから離れ，新たな家族を
形成する前の若い独身者をあらわす。一方，後者は，未婚の高齢者，子の独
立や離婚・死別などによって単身者となった者などを含んでおり，高齢者の
独居というライフスタイルが一般化していることを示している。

● 夫婦のみの世帯の年齢分布　「単独世帯」と同様に，65 歳以上の親族を
含む世帯で「夫婦のみの世帯」も 1995 年から 2021 年にかけて約 2.7 倍に増

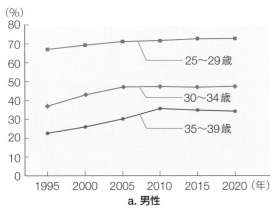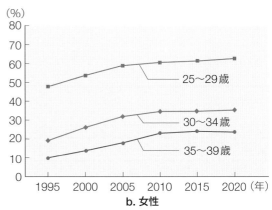

◉**図 2-21　年齢別未婚率**
(「国勢調査」をもとに作成)

加している。

　また，世帯主の年齢階級別に「夫婦のみの世帯」の分布をみると，1995～
2020 年のすべてで 20 歳代後半から 30 歳代，60 歳代から 70 歳代の 2 つの
ピークがある(◉図 2-20)。これは，結婚して子供が生まれるまでの時期と，
進学・就職・結婚に伴い，子が親もとから離れて夫婦のみの家族となる時期
に一致している。1995 年から 2020 年にかけて，20 歳代後半から 30 歳代の
ピークは大きく変化はない。一方，60 歳代から 70 歳代のピークは，近年大
きく増加しており，子どもが結婚したあと，子ども夫婦と同居せず，高齢者
の親夫婦だけで生活するというライフスタイルが普及していることを示して
いる。

◈ 未婚化，家族の多様化に伴う世帯構造の変遷

◉ **婚姻率，出生子ども数の変化**　近年，男女ともに未婚率が上昇しており，
とくに 20 歳代後半と 30 歳代の女性の未婚率は，1995 年から 2020 年にかけ
て，10％以上増加している(◉図 2-21)。未婚率の上昇は，かつてに比べて，
男女が結婚や出産によって生殖家族を構築しなくなっていることを反映して
おり，少子社会が進展する一因となっている。

　また，児童(18 歳未満の未婚者)を含む世帯をみると，1995 年の 1350 万世
帯から 2021 年の 1070 万世帯に減少している(◉図 2-22)。さらに，結婚後の
出生子ども数(生まれた子どもの数)をみると，子どもが 0 人から 1 人の夫婦
の割合は増加している一方で，子ども 2 人以上の夫婦の割合は減少している
(◉図 2-23)。

　このように，わが国では，男女が婚姻し，生殖家族を築いたとしても，子
どもを多くもたない傾向がみられる。これらの児童を含む世帯や出生子ども
数の減少も，少子社会が進展する一因となっている。

◉ **ひとり親家族，ステップファミリーの増加**　わが国の婚姻件数は，1995
年から一貫して減少している。一方，離婚件数は横ばいで推移しており，婚
姻件数に対して相対的に増加している(◉図 2-24)。

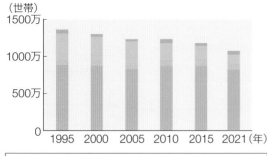
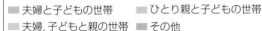

◉**図2-22　児童を含む世帯における家族構造・形態別世帯数**
（「国勢調査」および「国民生活基礎調査」をもとに作成）

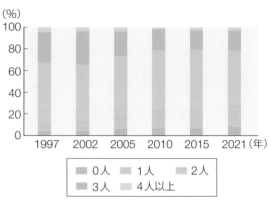

◉**図2-23　出生子ども数別の夫婦の割合**
（「国勢調査」および「国民生活基礎調査」をもとに作成）

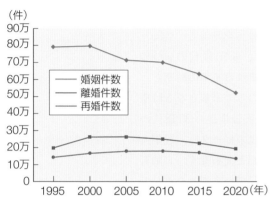

◉**図2-24　婚姻件数と離婚件数，再婚件数**
（「人口動態統計」をもとに作成）

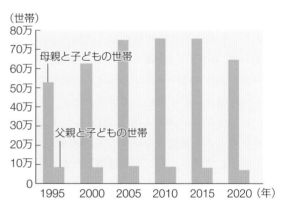

◉**図2-25　児童を含む世帯における「母親と子どもの世帯」「父親と子どもの世帯」**
（「国勢調査」をもとに作成）

　このような現状から，1995年以降，児童を含む世帯における「ひとり親と子どもの世帯」は70万以上の世帯があり（◉図2-22），ひとり親と未婚の子からなる家族（いわゆる**シングルマザー**や**シングルファーザー**の家族）も多い。また，「ひとり親と子どもの世帯」を「父親と子どもの世帯」と「母親と子どもの世帯」に分類してみると，1995年から2020年にかけて「父親と子どもの世帯」は7万世帯から9万世帯前後で推移している一方，「母親と子どもの世帯」は53万世帯から75万世帯の間で推移しており，母子家庭のほうが顕著に多い（◉図2-25）。

　わが国の再婚件数は，1995年以降横ばいで推移しているが（◉図2-24），全婚姻のうち夫婦の両方もしくは一方が再婚である割合は増加している。そのため，「ひとり親と子どもの世帯」における再婚も今後増加すると予想され，父親または母親と子どもが血縁関係にない**ステップファミリー**（◉84ページ）がより一般化していくと考えられる。

b 家族の多様性

1 家族の多様化に伴う合意性に基づいた家族観の広まり

　家族の定義は,「定義する人」が関心をもっている家族の側面によってさまざまであるが(●30ページ), 日常においては, 血縁や同居関係に価値をおくものが多い。

　近年は, 少子高齢化に伴う人口構造や世帯構造の変化をはじめとする要因によって, 人々の家族形態や家族観が変化しており, これまでの血縁や婚姻関係に基づいた伝統的家族観には収まらないような, 多様な家族のあり方があらわれている。たとえば, 同性でカップルになった家族は, 従来の定義では説明ができない新しいかたちといえるだろう。

　そのため現代では, 伝統的家族観に対して, 家族が望む生活をつくりあげていく合意性に価値がおかれるようになっている。本項目でも, 家族について「家族であると相互に認知し合っている人の小集団システム」と定義し, 血縁関係がなくても, 同居していなくても, 互いを家族であると認知し合う人々を家族とみなす。以降では, この定義のうえにたったうえで, 現代の多様な家族について考えてみよう。

2 出生率の低下と非婚化

● **伝統的核家族**　わが国では, 戦後復興期から高度経済成長期を経て, 富裕化がいきわたる 1970 年代前半まで, 家族は小規模化し, 家族構成も核家族化した。その結果, 両親と未婚の子ども 2 人という家族構成が**標準家族**(**伝統的核家族**)としての地位を得た(●図2-26)。しかし, その後の出生率低下に伴い,「夫婦のみの世帯」の割合が増加している。

● **晩婚化・非婚化**　晩婚化・非婚化の背景の一部には, 女性の経済的自立がある。近年, 結婚は, ひと昔前のように就業中断を伴わなくなってきているが, 妊娠・出産は, それを機に就業断念する女性がいまなお多い。そのため, 未婚女性は就業断念のリスクになりうる結婚とその後の出産に対して慎

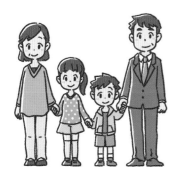
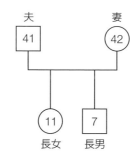

●**図 2-26　標準家族(伝統的核家族)の例**
標準家族(伝統的核家族)とは, 両親と未婚の子ども 2 人からなる家族構成である。近年は少子化に伴い, 両親と子ども 1 人の家族や夫婦のみの家族が増えている。

重になりやすく，晩婚化（あるいは非婚化）が進んでいる。その結果，出産可能期にある既婚女性数が減少して少子化の要因となっている。また，未婚率の上昇は若年期，中年期のどちらでもみられるため，50歳時未婚率[1]の上昇は将来さらに進展する可能性がある。同様に，はじめて子どもを産む平均年齢が30歳をこえたことの背景にも，キャリアが落ちついたところで出産を希望する女性が増えていることが関連している。

　1990年代後半には，若く未婚のまま，親に依存しながら同居し，自分の生活を楽しむという人（いわゆるパラサイトシングル）の増加が指摘されていた。およそ30年たった現在では，50〜60歳代になっても親と同居する未婚者が増えている。親の収入（年金）を頼りにする人が6割近いとの調査もあり，親と共倒れしかねない状況にあるという。

　このような状況にいたる理由はさまざまであるが，背景には介護など社会な構造問題も横たわる。たとえば，「単身であれば身軽だろう」ときょうだいから親の面倒を期待され，介護離職に陥る場合がある。しかし，このような50〜60歳代の人々への支援はまだ乏しく，今後の検討課題となっている。

□ NOTE

❶ **50歳時未婚率**
　50歳時点での未婚率を算出した数値。50歳まで未婚である人は将来も結婚しない可能性が高いという前提から，生涯独身である人の割合の指標として用いられる。かつては生涯未婚率とよばれていた。

3 家族の役割に関する変化

　国立社会保障・人口問題研究所の2018（平成30年）の「将来推計人口」によると，人口減少の影響によって，わが国の世帯数は2023（令和5）年をピークに減少に転じるといわれている。また，世帯数の推移に加えて，その内容も変容している。

◆ ひとり親家族の増加

　「国民生活基礎調査」によると，2015年は全世帯に対する「ひとり親と未婚の子のみの世帯」の割合は，1995（平成7）年では6.1％であったが，2021（令和3）年には，7.1％に増加している。ひとり親家族の増加の要因としては，母子世帯の増加および，比較的高齢な世帯でのひとり親家族の増加がある。

● 父子家庭・母子家庭　「父子世帯」は横ばいから微減の傾向である。一方，「母子世帯」は2004（平成16）年に62万7千世帯であったものが2013（平成15）年に82万1千世帯まで増加したのち，2021（令和3）年には62万3千世帯となっている（●図2-27）。

　母子世帯が増加した原因の1つに，離婚の増加がある。その背景には，婚姻に関する意識の変化があり，かつてに比べて女性の経済的自立が進み，離婚した場合の生活の不安が薄れたため，既婚女性が離婚にふみきりやすくなったといわれている。

● 熟年離婚　結婚20年以上経過してからの離婚（**熟年離婚**）も増えている。そのため，子世代の未婚率の上昇と合わさって，高齢者のいる世帯でも，「ひとり親と未婚の子のみの世帯」が増加しており，介護などの面で，高齢の「単独世帯」「夫婦のみの世帯」と同様に政策的な支援が必要とされている。

◆ 家族の役割構造の変化

● 里親・ファミリーホーム　家族が本来もっている子どもの養育機能に障害があり，さまざまな事情で親と暮らすことができない子どもがいる。そうした子どもは都道府県が保護し，乳児院や児童養護施設，里親家庭やファミリーホーム（小規模住居型児童養育事業）などの場所で生活している。

　子どもが成長する過程においては，特定の信頼できる大人との間でのアタッチメント形成がとても重要である。そのため，国は，より多くの子どもたちが家庭と同じような環境で生活することができる里親やファミリーホームにおける養育を推進している。

● ヤングケアラー　ケアラー carer❶とは，「高齢，身体上又は精神上の障害又は疾病等により援助を必要とする親族，友人その他の身近な人に対して，無償で介護，看護，日常生活上の世話その他の援助を提供する者」をさす[1]。そのうち，とくに家族の介護やケア，身の回りの世話を担う 18 歳未満の子どもを**ヤングケアラー** young carer とよび，厚生労働省は，「本来大人が担うと想定されている家事や家族の世話などを日常的に行っている子ども」と定義している[2]。

　ヤングケアラーは，世界各国で 2～8% 存在すると報告されている。また，

NOTE
❶ケアラーという概念は，それ自体が社会的支援の対象であるということを認識するという点で単なるケアを行う人 care giver とは区別され，おもに 1980 年代にイギリスから広がった。

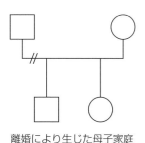
離婚により生じた母子家庭

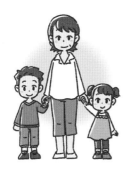
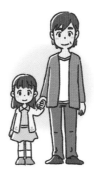

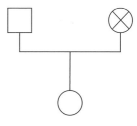
死別により生じた父子家庭

▶**図 2-27　ひとり親家族の例**

column　**里親制度の変遷**

　里親制度は，「児童福祉法」第 27 条第 1 項第 3 号の規定に基づき，児童相談所が要保護児童（保護者のない児童または保護者に監護させることが不適当であると認められる児童）の養育を委託する制度である。その推進をはかるため，2002（平成 14）年度に親族里親，専門里親を創設し，2008（平成 20）年の「児童福祉法」改正では，養育里親と養子縁組を希望する里親とを制度上区分し，2009（平成 21）年度から，養育里親と専門里親について，研修を義務化した。2017（平成 29）年度から，里親の新規開拓から委託児童の自立支援までの一貫した里親支援を都道府県（児童相談所）の業務として位置づけるとともに，養子縁組里親を法定化し，研修を義務化している。

1）埼玉県：埼玉県ケアラー支援条例．2020．(https://www.pref.saitama.lg.jp/a0609/chiikihoukatukea/jourei.html)（参照 2023-05-26）．
2）文部科学省：ヤングケアラーについて．2022．(https://www.mhlw.go.jp/stf/young-carer.html)（参照 2023-05-26）．

社会学的な研究によって，ヤングケアラーの状況におかれることは，知識の足りない状態でケアを行うことによる健康リスク，経済的あるいは社会的な不利益，学校でのいじめ，社会的な孤立，幸福感の減少，不安の増大など，ネガティブな影響をもたらすことが多数報告されている。一方で，両親との関係がよくなったり，思いやりや共感の力が高まったりするなど，ポジティブな要素も報告されている。

　ヤングケアラーは，家族のなかでケアを受ける側と行う側の役割が逆転した存在であることから近年話題となっている。しかし，本来はケアを受ける側でもあるヤングケアラーへの社会的支援は十分に整っておらず，今後の検討課題となっている。

4 再婚による多様な家族の増加

◆ 再婚によって生じる新しい家族の形態

　前回の婚姻時に子をもったあと離婚あるいは死別し，再婚した場合，**ステップファミリー** step family，**混合家族** blended family，**二重核家族** binuclear family などとよばれる新しい家族を出現させることになる。

● **ステップファミリー**　わが国でも，再婚によって生じた新しい家族をステップファミリーとよぶことは多くなっているが，その定義はあいまいな部分もある❶。社会学の領域では，アメリカの研究者による「成人カップルの少なくともどちらかが以前の関係（別の相手）の子どもをもっている家族」[2]をステップファミリーとする定義が一般的である。また，この定義の視点を子ども側に移動させたものとして，野沢は「親の再婚（あるいは親の新しいパートナーとの生活）を経験した子どものいる家族」と述べている[3]。

● **混合家族**　ひと昔前の再婚は，その前に存在していた家庭を「ないこと」にして新たな再婚家庭をつくっていた。つまり，夫婦の離別（死別）によって親の一方が不在となることで，それまでの家族が消滅して「ひとり親家族（世帯）」がつくられ，それが親の再婚というできごとによって「ふたり親家族」として再構成されると考える。こうした家族は**混合家族**とよばれる（●図 2-28）。

● **二重核家族**　再婚に関するもう1つの家族の種類は，前の家庭との関係を絶ちきらずに，複数の父親や母親の間を行き来する子どもという，子ども中心とした視点を強く含む，連鎖・ネットワーク型の家族である。このような家族は，**二重核家族**とよばれ，夫婦の離婚・再婚後も両親がともに子どもの養育責任者であることを継続して，共同養育を行うことを前提とするかたちである（●図 2-29）。

　たとえば，離婚や再婚によってカップルの関係はこわれても親子関係は大

1）新村出編：広辞苑，第7版．岩波書店，2018．
2）Ganong, L. and Coleman, M. : *Stepfamily Relationships: Development, Dynamics and Interventions*. Kluwer Academic/Plenum Press, 2004.
3）野沢慎司ほか編著：Q&A ステップファミリーの基礎知識——子連れ再婚家族と支援者のために．p.18，明石書店，2006．

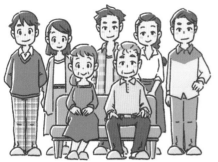

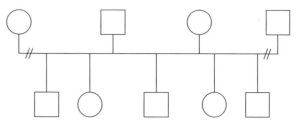

離別(あるいは死別)により生じた2つのひとり親家族が親の再婚によって新たなふたり親家族を形成する。

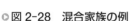

◗図2-28　混合家族の例

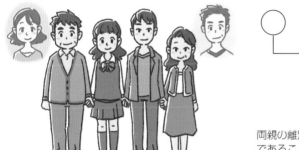

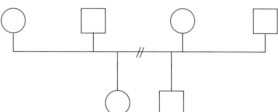

両親の離別後(さらには再婚後)も,ともに子どもの養育責任者であることを継続し,共同養育を行う。

◗図2-29　二重核家族の例

切にしたり,子どものスポーツの試合や発表会になれば,生みの親たちが当然のこととして見に行ったりするような関係である。そのとき,誰かと真剣に交際していたり,あるいはすでに再婚していたりすると,新しいパートナーも一緒に見に来ることもある。もし両方ともが再婚していた場合には,1人の子どもに「親が4人」見に来ることもありえる。親の親,つまり祖父母たちがそれぞれに同行することになると,収拾がつかないほどたくさんの「家族」が集まることになる。

◆ ステップファミリーにおける家族関係の構築

　親の新たなパートナーである**継親**は,もう一方の親になりかわる存在ではない。そのため,血縁関係のある親とは異なる位置から子どもと関係をつくることになる。また,継親あるいは子(継親からみれば継子)がなつきにくいといった関係構築がむずかしい場合もあり,社会的な支援が必要な場合もある。

　夫婦2組に1組が離婚し,その7割が3年以内に再婚するアメリカでは,18歳以下の子どもの4割がステップファミリーのなかで暮らしている。わが国でも2020(令和2)年の「結婚に対する離婚の割合❶」は男女ともに32%となっており,ステップファミリーは決して特別な存在ではない。ステップファミリーと初婚家族との基本的な違いについて社会が認識し,初婚家族を

NOTE

❶結婚に対する離婚の割合

　人口動態統計のデータを元に,結婚や離婚をする年齢を,男性は18歳から80歳まで,女性は16歳から80歳までと仮定したうえで,①各年齢別の婚姻率の合計(年齢別婚姻率の合計)と,②各年齢別の離婚率の合計(年齢別離婚率の合計)を算出し,②を①で除した割合。一生の間における結婚に対して離婚する回数の割合の平均をあらわす。

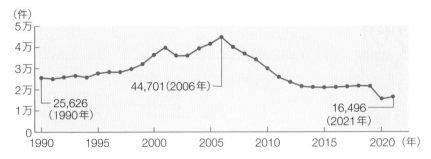

◉図 2-30　国際結婚の件数
(「人口動態調査」をもとに作成)

モデルとした支援ばかりでなく，ステップファミリーの当事者が利用しやすいような社会資源を考え，支援していく必要がある。

5　パートナーシップの多様化

● **国際結婚**　国際結婚とは国籍が異なる者どうしの婚姻である。第二次世界大戦前に比べると，わが国の国際結婚は格段に増えており，めずらしいことではなくなっている。2021(令和3)年の人口動態統計によると，日本人が外国人と国際結婚するケースは，年間で1万6千件ほどである。これは結婚するカップルの全体の約3.7％にあたる数である。ただし，国際結婚の件数の推移をみると，2006(平成18)年の44,701組を最大として件数は減少傾向にある(◉図2-30)。

● **多様な性のあり方に基づいたパートナーシップ**　近年，わが国でも**LGBTQ**という言葉が広く知られるようになった。LGBTQとは「レズビアン lesbian」「ゲイ gay」「バイセクシュアル bisexual」「トランスジェンダー transgender」「クエスチョニング questioning」のそれぞれの頭文字をまとめたもので，セクシュアリティに関する性的少数者の総称である。セクシュアリティは，下記の性に関する幅広い概念を包括した言葉である。

• 生物学的(身体的)性：身体がどのようなかたちや見た目をしているかといった身体的な特徴によって，生まれたときに割りあてられた性をさす。
• 性自認：みずからが実感し，それで生きていこうと思っている性別(ジェンダーアイデンティティー)をさす。
• 性指向：その人がどの性別の人に性的に魅力を感じるかという，性的欲求や恋愛感情が向かう対象をあらわす。
• 性表現：服装や言葉づかい，ふるまいなど，みずからをどのような性として表現したいか，ということをあらわす。

　LGBTQは，ゲイムーブメントといった男性同性愛者のみを示す言葉から，より性的少数者の連帯を目ざす包括的な言葉として1988年ころよりアメリカで使われはじめた。わが国の多くの人が知るようになったのは，2012年の電通による調査がきっかけといわれている。最新の2020年の調査では，セクシュアリティを，①生物学的性(出生性)，②性自認，③性的指向の3つの組合せで表現し，ストレート層(異性愛者で①②が一致)以外をLGBTQ＋

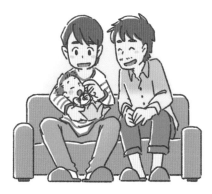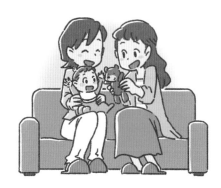

◉図 2-31　同性結婚の例
近年，わが国でもセクシュアリティの多様性の受容が進んできており，さまざまな家族の
あり方が受け入れられつつある。

層とし，8.9％であったと報告している。ただし，「＋」としているように，この数値は，男女のどちらにも性的魅力を感じない者（A セクシュアル）や性自認が男女どちらにもない者（X ジェンダー）といった，LGBTQ という区分にあてはまらない，より多様なセクシュアリティの層を含むと考えられている。

　同性どうしの婚姻を**同性結婚**（同性婚）といい（◉図 2-31），それを法律的，社会的にどのように扱うかということが，近年，議論されている。

　同性結婚が認められている国にはオランダ，ベルギー，アメリカなどがある。わが国では同性結婚は法的には認められていないが，自治体レベルで支援を行うところもあらわれている。

　たとえば，2015 年に東京都渋谷区が**同性パートナー条例**を成立させ，パートナーシップ証明書を発行することになった。条例では，区内の事業者に対し証明書をもつ人々に最大限の配慮をするように定めてあり，たとえば，住居の賃貸契約や病院での面会時に，戸籍上の家族ではないことを理由に拒否した場合には，区が是正勧告をしたうえで事業者名などを公表できるとしている。2021 年 10 月現在では，130 の自治体で施行され，全国総人口の 4 割以上の自治体人口をカバーして広がりをみせている。

6　授かる命の多様化

● **生殖補助医療（ART）**　現在の生命工学の進歩は，新しい子どもの授かり方を可能にしている。人工的に受精を実現する人工授精の技術は，家畜や野菜・果実の生産などの目的で発展し，利用されてきた。しかしその後，1978 年に世界発の「試験管ベビー」がイギリスで誕生するなど，1970 年代後半〜1980 年代ごろから，体外受精の技術が不妊治療の一環として，人間に適用させることを目的として発達するようになった。

　その後，不妊治療の技術は進歩しており，単に受胎を制御するという意味だけではなく，挙児を補助するための医療技術として，**生殖補助医療**（**ART**）とよばれている（◉表 2-11）。近年は，生殖補助医療によって子ども

◎表 2-11　人工授精と生殖補助医療（ART）

種類	概要
人工授精	精子を注射などで人工的に子宮に注入する。用いる精子によって以下に分類される。 ・**配偶者間人工授精**：夫の精子を用いて行う人工授精 ・**非配偶者間人工授精**：夫以外の者の精子を用いて行う人工授精
生殖補助医療（ART）	卵巣から取り出した卵子を、体外受精（試験管内）あるいは顕微授精（顕微鏡下）によって、精子と接触させて授精させる。受精卵は培養したのちに子宮内に戻す。

を授かる家族が増えており、家族のあり方はますます多様化している。

　日本産科婦人科学会によると、2019 年に国内の医療機関で実施された体外受精の件数は 458,101 件で、その結果 60,598 人の子どもが生まれ、いずれも過去最多となった。2019 年の総出生数は約 86 万 5 千人であり、体外受精で生まれた子どもの割合は約 14 人に 1 人となったことになる。

　また、晩婚化とともに、1 人目の子どもを出産したときの女性の平均年齢が 2011 年にはじめて 30 歳をこえるなど、出産年齢が高齢化している。それに伴って不妊率も高くなってきており、生殖補助医療は、長年不妊治療を続けてきた夫婦の最後の希望ともなっている。

●**生殖補助医療の進歩に伴う問題**　しかし、生殖補助医療の進歩に伴って議論される問題も出てきている。たとえば、卵子を取り出して凍結保存できるようになったことで、精子バンクや卵子バンクが登場した。精子バンクによる精子提供も、医療現場での精子提供も、提供者は匿名が原則なので、精子提供によって生まれた子どもの実際の体質や、遺伝する疾患などについては予想できない。また、同じ精子提供者の精子から生まれた子どもと、恋愛関係や婚姻関係を結んでしまう可能性がないとは言い切れない。

　さらに近年では、代理出産の問題なども議論されるようになってきた。代理出産については、グローバル化の進展によって、先進国のゆたかな夫婦の依頼によって、開発途上国の貧しい代理母が出産するケースが存在することが指摘されるなど、さまざまな議論がある。一方で、同性結婚カップルでも養子縁組以外に、生殖補助医療によって、どちらかのパートナーの遺伝子を引き継ぐ子どもを授かることも可能となってきている。

7　家族の働き方や養育のあり方の多様化

　現代では、家族の働き方や家族の養育のあり方も多様化している。たとえば、キャリアを妥協せずに仕事を継続したいという妻の意思を尊重したり、二人家族でいることを強く望んだりといった理由から、意識的に子どもをつくらない共働き夫婦もいる。このような夫婦は **DINKS**（double income no kids）とよばれ、1980 年代の後半（いわゆるバブル期）に大きく増加し、東京を中心にいまでもゆるやかに増加している。

●**家事役割を担う者の多様化**　わが国では、前述した家父長制度的な家族観の影響から、家事役割を担う者についての男女のかたよりが依然として大

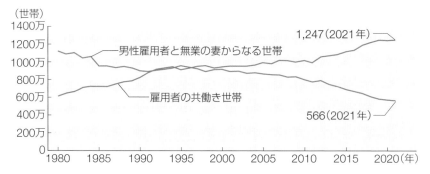

1,247（2021年）

566（2021年）

◖図 2-32　**専業主婦世帯と共働き世帯の推移**

1)「専業主婦世帯」とは，2017 年までは，夫が非農林業雇用者で，妻が非就業者（非労働力人口および完全失業者）の世帯。2018 年以降は，就業状態の分類区分の変更に伴い，夫が非農林業雇用者で，妻が非就業者（非労働力人口および失業者）の世帯。
2)「雇用者の共働き世帯」とは，夫婦ともに非農林業雇用者の世帯。
3) 2011 年の実数は，岩手県，宮城県および福島県を除く全国の結果。
4)「労働力調査特別調査」と「労働力調査（詳細集計）」とでは，調査方法，調査月などが相違することから，時系列比較には注意を要する。
（「労働力調査」をもとに作成）

◖表 2-12　**わが国における主婦と主夫の人数の推移**

年	男性（人）		女性（人）	
	家事のほか仕事をしている	仕事に就いておらず家事をしている	家事のほか仕事をしている	仕事に就いておらず家事をしている
2000 年	38,667	24,961	5,335,198	9,770,275
2005 年	55,280	47,265	5,588,510	8,745,947
2010 年	50,207	60,071	4,691,192	6,904,658
2015 年	54,775	59,294	4,664,853	5,337,111
2020 年	62,379	60,224	3,618,054	3,773,563

（「国勢調査」をもとに作成）

きい。しかし，共働きをしながら子どもをもつという選択をする世帯の増加（◖図 2-32）に伴い，近年は少しずつではあるが是正される傾向にある。

　さらに，従来のジェンダー役割意識をこえて，主夫というライフスタイルを選択し，家事役割をおもに担う男性も少しずつあらわれている。国勢調査をみると，配偶者のいる 20〜59 歳の男性のうち，「家事のほか仕事をしている」者を兼業主夫に，「仕事に就いておらず家事をしている」者を専業主夫に相当すると仮定した場合，主夫は年々増加する傾向にあり，2000 年では専業主夫が約 2 万 5 千人，兼業主夫が約 3 万 9 千人であったが 2020 年では専業主夫が約 6 万人，兼業主夫が約 6 万 2 千人となっている（◖表 2-12）。一方で，女性では，専業主婦に対する兼業主婦の割合が増加している。たとえば 2000 年では，専業主婦が約 977 万に対して兼業主婦は約 534 万 5 千人であったが，2020 年では，専業主婦が約 377 万 4 千人，兼業主婦は 361 万 9 千人となっている。

● **育児役割を担う者の多様化**　育児役割を担う者についても，変化があら

われている。法制度の面では，男性の育児休業取得率の向上および，男女ともに仕事・育児等を両立できる社会の実現を目的として，「育児休業，介護休業等育児又は家族介護を行う労働者の福祉に関する法律」（育児介護休業法）が2021（令和3）年6月に改正され，2023（令和5）年4月から施行された。この改正により，労働者1,000人をこえる事業主に対して，男性従業員の育児休業等の取得率の公表が義務づけられた。

　実際に育児休業を取得する男性も少しずつ増加しており，雇用均等基本調査によると，男性の育児休業の取得率は，2012（平成24）年度の1.89％に比べて2021（令和3）年度は13.97％と上昇している。ただし，「2025（令和7）年までに30％」という国の数値目標には及んでいないため，ジェンダー平等についてさらなる普及啓発が必要である。

●**ダイバーシティへの対応**　近年，人々のもつ多様性（**ダイバーシティ** diversity）を尊重・受容することで新しい価値を築いていこうとする考え方が広まっており，その流れが労働の場にも影響を及ぼしている。たとえば，子どもがいる，性別に関する違和感がある，障害がある，あるいはさまざまな事情で，短時間であるけれども責任をもった仕事をしたい，といった多様な人々に対して柔軟な勤務体制を整え，より多くの価値を生み出そうと考える職場があらわれている。

　さらに，2020年に始まった，新型コロナウイルス感染症（COVID-19）の蔓延により，在宅勤務やリモートワークが普及したことが，これらの多様な働き方や養育のあり方に影響を与えている。

8　家族の多様性に対して看護職者がもつべき視点

　社会全体の考え方が，従来の専業主婦を前提とした世帯単位から個人単位に改まりつつあり，多様な働き方や家族形態に対して中立的な社会制度が構築されはじめている。一方，医療の場では，そのような考え方が十分に浸透していないこともある。とくに，さまざまな意思決定を迫られる状況にある患者の看護をするとき，看護職者は代理意思決定者となりうる家族について，血縁関係や婚姻関係，同居の有無にこだわる傾向にある。

　しかし，これまで述べてきたように，患者が家族であると認知し，本人も自覚していればその人は家族成員であり，家族はそのような家族成員2人以上から構成される。たとえば，配偶者の役割を担う者については，同棲や内縁，事実婚といった婚姻関係を問わないパートナーも存在する。また，家族形態についても，ひとり親家族，ステップファミリー，事実婚の家族といった，さまざまなかたちがある。

　看護職者は，現代家族の特徴を理解し，家族や重要他者について多様な価値観があることを認識したうえで患者や家族と向き合う必要がある。そして，十分な話し合いや情報提供などのプロセスをふんだうえで，それぞれの家族成員が望む家族の健康な生活を実現できるように支援していくことが重要である。

2 現代家族のかかえる課題

　超高齢少子社会の到来や女性の社会進出に伴い，わが国の家族にはさまざまな課題が生じるようになっている。そのうち，家族内のジェンダー役割に伴う問題や，子育て家族がかかえる問題，高齢の家族成員を含む家族がかかえる問題などは，とくに注目される課題である。

　また，これらの家族の問題は，家族のライフサイクルの**移行期**に生じやすい。その理由として，移行期には，新しい役割の獲得や，家族内の関係性の変化，生活の変化などが一度に生じるため，家族全体が心身を揺さぶられやすいことがある❶。したがって，上述した家族の課題に対して看護を実践する際には，移行期の特徴をふまえながら，支援をする必要がある。

□ NOTE
❶一方で，移行期は家族成員全員が課題を解決しようとたすけ合い，のりこえることできずなを深め，成長する可能性がある時期でもある。

1 家族内でのジェンダー役割に伴う問題

● **家庭外および家庭内での労働に関する問題**　「労働力調査」をみると，2021（令和 3）年の配偶者を有する 30～34 歳の女性の就労率は 71.5％であり，10 年前と比べて 16.8％増と大幅に上昇している（●図 2-33）。

　女性の社会進出とともに，わが国の女性のキャリアに関する価値観や家族の役割・形態，それらに関する社会の価値観は大きく変化してきた。また近年は，セクシュアリティに関する多様性の受容も進んでいる（●86 ページ）。これらのことから，社会において「夫は外で仕事，妻は家庭で家事・育児」「母親らしさ」「父親らしさ」といった伝統的な**ジェンダー役割意識**（性役割意識）は薄れつつある。

　一方，家庭や夫婦関係においては，伝統的なジェンダー役割意識が依然として大きい。たとえば，2012 年に発表された家庭と男女の役割に関する国際調査では，わが国のフルタイム勤務者の家事時間が 1 週間あたり 20 時間以上の男性の割合が 2％，女性は 62％と，アメリカやフィンランド，韓国と

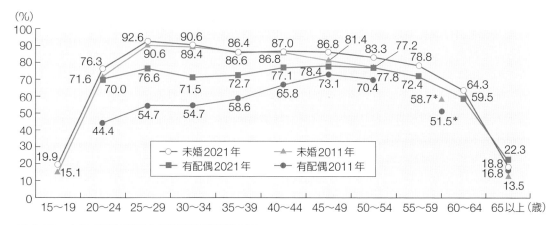

● 図 2-33　**女性の配偶関係と年齢階級別労働力率**
＊ 2011 年の 55～59 歳，60～69 歳は 55～64 歳のデータとして集計されている。
（「労働力調査」をもとに作成）

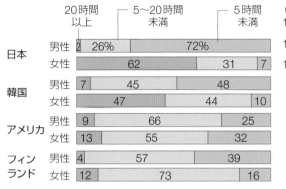

▷図2-34　フルタイム勤務の男性と女性の1週間の家事時間

（村田ひろ子・荒牧央：家庭生活の満足度は，家事の分担次第？：ISSP国際比較調査「家庭と男女の役割から」．放送研究と調査65(12)：10，2015による）

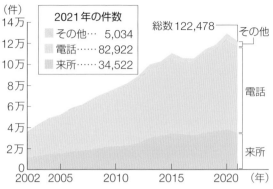

▷図2-35　配偶者暴力相談支援センターにおけるIPV相談件数等の年度推移

そのほか，「DV相談プラス」には，2021年度に54,489件（電話相談36,556件，SNS相談9,768件，メール相談8,165件）の相談が寄せられた。
（内閣府：配偶者からの暴力に関するデータ．による）

比べて，男女格差が最も大きかった（▷図2-34）。

　このような社会と家庭でのジェンダー役割に関する意識の乖離により，わが国の女性は家庭において不公平感や仕事と子育てについて負担感や葛藤をかかえやすい。また，そのような意識がさらなる晩婚化や少子化につながる可能性も懸念されている。

● 親しいパートナーからの暴力（IPV）　親しいパートナーからの暴力intimate partner violence（**IPV**）[1]とは，家庭内・配偶者だけでなく事実婚，恋愛関係，LGBT間などの広義なカップルでおこる暴力をさす。わが国では，2020（令和2）年の「男女間における暴力に関する調査」において，親しいパートナー（配偶者）から身体的暴行，心理的攻撃，経済的圧迫，性的強要のいずれかを経験した女性が25.9%と報告されている[2]。また，配偶者暴力相談支援センターへの相談件数は年々増加しているなど（▷図2-35），IPVはけっしてまれな家族問題ではない。

　夫婦・家族のなかに伝統的なジェンダー役割意識が強くあることは，IPVの大きな発生要因や悪化要因となる。たとえば，IPVの加害男性は「妻は夫の言うことに従うべきだ」「夫は妻がかってなことをしたらたたいてもよい」などの，極端かつ強い男性特権意識をもっていることが多い。これらの意識は，加害者自身の育った家族や社会の価値観からも影響を受けて形成されるものであり，わが国社会におけるジェンダー役割意識のかたより（ジェンダーバイアス）の解消が課題となっている。

　家族のジェンダー役割意識に関連しておこるさまざまな問題は，結婚や妊娠・出産といった家族のライフサイクルの移行期に健在化しやすい。IPVも妊娠期に発生や悪化をしやすいことが知られており，その背景には，後述する妊娠・出産に伴う夫婦関係や役割の変化がある。

NOTE

[1] わが国ではドメスティックバイオレンス（DV）という用語が広く用いられているが，国際的には家庭内・配偶者だけでなく事実婚，恋愛関係，LGBT間などの広義なカップルでおこる暴力をさすIPVが一般的である。

[2] この調査データは，これまでに結婚したことのある人（2,591人）のうち，配偶者からの被害経験について「あった」と回答した女性の割合である。

2　子育て家族がかかえる問題

◆　妊娠・出産期におこる家族の問題

　妊娠・出産・産後からなる周産期は，家族が夫婦中心の生活から子ども中心の生活へと変化するライフサイクルの移行期である。

　この時期は，新たな母親役割・父親役割の適応・獲得や育児技術の習得，子どもとの関係性の確立，夫婦関係や役割の変化など，家族にとって変化の著しい時期である。そのため多くの母親・父親が，誕生するわが子への愛情やいつくしみ，喜びを感じる一方で，きたるべき出産・育児に不安や緊張，とまどいを感じやすい。また妊娠・出産を通じて，とくに母親は自身が育った家族や被養育体験を想起するとされ，それが原因で，子どもとの関係性や育児に悩む母親もいる。

　● **産後うつ病**　産後うつ病は，産後の母親に最もおこりやすい精神疾患で，その発症率は約 10％である。抑うつ，興味や喜びの喪失，強い不安などを呈する産後うつ病の母親は「十分に赤ちゃんの世話ができない」「自分はだめな母親だ」といった育児困難感や低い自己肯定感をかかえやすく，子どもが発するサインを敏感に察知し，反応することがむずかしい。また，産後早期に，母親の産後うつ病などによって母子の相互作用が阻害されると，母親との交流を通して促進される子どもの興味や運動，基本的信頼感が育ちにくく，長期的な情緒・認知・社会面の発達や対人関係に悪影響を与えることがわかっている。

◆　子ども虐待

　子どもが小学校入学前までの養育期では，子どもはおもな養育者(母親など)と良好な関係・相互作用をもつことにより心身ともに健やかに成長・発達する。この時期の家族でとくに大きな問題は**子ども虐待**(児童虐待)❶である。

　とくに前述した産後うつ病が悪化すると「自分を傷つける考えが浮かぶ」「赤ちゃんと死にたい」などの感情も生じることから，産後におこる母親の自殺や無理心中，児童虐待の要因にもなりうる。厚生労働省の調査報告によると，わが国の子ども虐待の相談件数は年々増加しており，2021(令和 3)年には 207,660 件にのぼり(◉図 2-36)，そのうちの約半数弱は，小学校入学前の子どもであった。

　● **家族内における暴力の連鎖性と多重性**　暴力には川の流れにように「上から下へ」，つまり肉体的・社会的・経済的に優位な者からより劣る者にふるわれる特徴がある。そのため，家族内の暴力は，夫から妻へ，親から子どもへ，子どもから老いた親へと向かう場合が多い。したがって，夫婦間でおきた暴力(IPV)の矛先は，最も弱い立場である子どもや高齢者に向かいやすく，ある 1 時点で子ども虐待や高齢者虐待を重ねて引きおこす。このような特徴は**暴力の多重性** family poly-victimization とよばれる(◉図 2-37-a)。

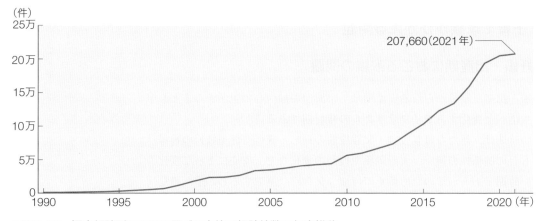

● **図 2-36　児童相談所における子ども虐待の相談件数の年度推移**
（「福祉行政報告例」をもとに作成）

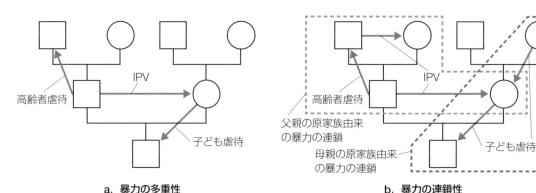

a. 暴力の多重性
横方向に1時点で複数の暴力が重なっている。

b. 暴力の連鎖性
縦方向に世代をこえて暴力がつながっている。

● **図 2-37　家庭内における暴力の多重性と連鎖性**

　IPV 加害者の多くは幼少期の虐待などの傷ついた体験をかかえていることから，IPV と子ども虐待は，世代をこえて連鎖する**暴力の連鎖性** intergenerational transmission of violence とよばれる特徴をもつ（●図 2-37-b）。また，高齢者虐待は，現在・過去において IPV や子ども虐待の加害・被害関係にあった親子のパワーバランスが，高齢化や介護などをきっかけに逆転することでおこりやすい。このように，IPV と子ども虐待，高齢者虐待は表裏一体の関係にある。

　こういった特徴は，情緒的なきずなを求め，互いに関係・影響し合う家族だからこそ発生・悪化し，家族と家族成員の人生や健康に多大かつ深刻な影響を与える。従来，IPV，子ども虐待，高齢者虐待はそれぞれ独立した問題として扱われてきた。しかし，これらの家庭内における暴力は，非常に複雑かつ混沌とした現象であり，1つの暴力が除かれれば，すべて解決するものではない。したがって，複数の暴力をバラバラにとらえるのではなく，暴力のある家族を1つのシステムとしてとらえ，長期的な視点で暴力の連鎖と多重発生を予防・終結する必要がある。そして，家族内でおこる暴力とその家族成員と家族全体への影響，支援ニーズを多角的にアセスメントし，各暴力

の専門家の連携を基盤とした包括的・継続的な家族支援によって，暴力を予防・終結することが望まれる。

◆ 小児医療から成人医療への移行

　近年，小児医療の急速な進歩に伴い，小児がんなどの小児慢性疾患をもちながら成人に到達する児は年々増えている。それに伴い，加齢により変化する病態や合併症への対応，患者のセルフケア力・自律性を促進するために，医療現場における思春期早期から患者自身が疾患を理解・管理し，小児医療から成人医療への移行（**トランジション** transition）を促す支援の必要性が認識されている。

　小児慢性疾患を有する患者の健康管理や診断・治療の意思決定は，学童期までは親が担っていることが多い。しかし，思春期になると，患者は自律性が高まり，思春期の若者特有の「大人に決められたことをしたくない」などの考えから，治療方針の遵守（アドヒアランス）や受診率が低下するなどの問題がおきやすい。また，「体調管理は親にまかせている」「自分はなにもできない」など，自身の健康管理に関する高い依存や低い自己肯定感などをもつ患者もいる。さらに，長い闘病によって親の「こだわり」が強い場合もあり，長年行ってきた子どもの健康管理や治療の決定を子どもに移すことに不安やとまどいをもちやすい。一方で，医療職者側にも小さいころからみてきた患者をかかえ込みやすいという，小児医療に特有の課題があり，その結果，いつまでも親と治療方針を決定するなど，患者の意思が取り残されている現状がある。

　このように，成人医療への移行では，患者の課題だけでなく親や医療職者の課題が複合的に影響し合っている（●図2-38）。このような複雑な課題に対して，家族看護の視点にたった包括的な支援が重要である。具体的には，患者や親と看護職者が同じ目線にたち，患者の主体的な学びや変化を尊重しながら，従来の親子システム，医療-家族システムの意識を柔軟に変化させていくことが重要となる（●column）。

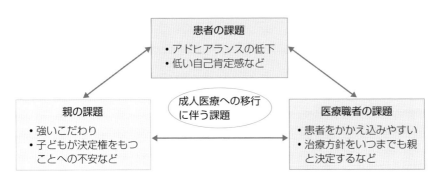

◉**図 2-38　小児医療から成人医療への移行における包括的支援**
成人医療への移行では，患者・親・医療職者のそれぞれの課題が関連し合う。看護職者は，個別の課題に対して支援を行うだけでなく，親子システム，医療-家族システムに対して包括的支援を行う必要がある。

3 高齢者のいる家族におこりやすい問題

2021（令和3）年において，わが国の総人口に占める65歳以上の高齢者の割合（高齢化率）は28.9％であり，約50年後の2070年には38.7％に達し，約2.6人に1人が高齢者となる社会がくると推計されている。すでに超高齢少子社会となっているわが国では，家族のなかで父母・祖父母の高齢化による育児と介護の同時進行（**ダブルケア**）といった課題が発生しやすくなっている。また，かつてに比べ，地域における家族どうし，家族とさまざまなコミュニティとのつながりが希薄であるために，世代をこえたつながりやサポートの欠如なども問題となっている。

2021（令和3）年の「国民生活基礎調査」において，高齢者のいる世帯は全世帯の約半数（49.7％）にのぼる。また，要介護者等がいる場合，主たる介護者は，配偶者や子ども，子どもの配偶者が大多数である。2019（令和元）年の調査では，約74％が60歳以上という老老介護とよばれる状況であることが

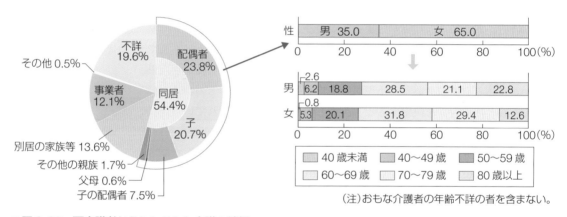

◉ **図2-39 要介護者からみたおもな介護の続柄**
（「国民生活基礎調査」2019による）

---

column **チーム医療による成人医療への移行の支援**

現在，徐々に小児科と成人科の医師や看護師，公認心理師などの多職種が連携した移行期支援の取り組みが広まってきている。具体的には，「移行期支援外来」として，小児科の医師や看護師が，思春期の小児慢性疾患患者を1人の自立した存在としてとらえ，「マイヘルスパスポート」などを用いながら，患者が自身の疾患や治療に関する知識を主体的に身につけ，健康管理や将来の展望などを考えられるように促す。

移行期支援外来では，看護職員が中心的な役割を担い，患者と対等な立場から，「自分の病気をどう思っているのか」「将来どうなりたいのか」などの対話を重ねながら，徐々に主体性や自立性が養われるように

促す。またその過程のなかで，親に強い不安や悩みがある場合には，患者とは別に話を聞き，今後の方向性や親子関係を調整することなども行っている。このような支援は，患者の成人医療への準備性や自尊感情の向上，親への依存性への低下などの効果をもたらすことが報告されている[1]。

＊1 Morisaki-Nakamura M, et al. : Efficacy of a transitional support program among adolescent patients with childhood-onset chronic diseases: A randomized controlled trial. *Frontiers in Pediatrics*, 10: 829602, 2022.

報告されている（▶図 2-39）。

　超高齢少子社会において，高齢者を支える家族成員は家族介護者の心身の疲労や経済的困難，サポート不足などといったさまざまな問題をかかえている。さらに，介護を理由に離職・転職する家族も約 8 割と多く，そのうち，約 7 割は 50〜60 歳代の者である。家族介護者の離職・転職理由としては，男女問わず「仕事と介護の両立がむずかしかった」「自分の心身の健康状態が悪化した」などが多い。その背景としては，前述の「老老介護」のみならず，子どもが自立した家族や人生の完結期の家族にみられる，子どもの独立などの家族内の変化や，世代間をこえた家族サポートの減少などがある。

　これらの問題に対し，看護職者は，介護に伴う家族の負担や健康・生活の著しい変化を理解し，家族介護者の健康や状況を多面的にアセスメントしたうえで，介護負担が家族だけに集中しないよう社会資源の提供などの家族支援を十分に行う必要がある。

✏ work　復習と課題

❶ さまざまな領域における家族の定義について，注目している点をあげながら説明しなさい。

❷ ジェノグラムやエコマップについて，それぞれの特徴と活用法，注意点について説明しなさい。

❸ 家族機能について，どのようなものがあるか説明しなさい。

❹ 現代における家族の特徴と，家族がかかえる課題について 3 つあげ，説明しなさい。

参考文献

A. 家族とは
1. 浅野みどり：「家族の強み」に着目した難治性てんかんの子どもをもつ家族への支援の可能性. 生活指導研究 21：82-100, 2004.
2. 浅野みどり：Special needs のある子どもと暮らす養育期の家族の well-being. 乳幼児医学・心理学研究 31(2)：87-93, 2023.
3. 石原邦雄：戦後日本の家族意識――その動向と研究上の問題点. 家族史研究 6：18-139, 大月書店, 1982.
4. 石綿はる美：家族のあり方の変化に対応する家族法. 一橋大学 HQ ウェブマガジン, 2021. (https://www.hit-u.ac.jp/hq-mag/chat_in_the_den/428_20210701/)（参照 2023-4-14）.
5. 加賀山茂：民法改正案の評価――債権関係法案の問題点と解決策. 信山社, 2015.
6. ジャニス, B., リンドバークほか著, 内海滉監訳：看護学イントロダクション――健康-看護の視点から. pp.131-151, 医学書院, 1997.
7. 鈴木和子・渡辺裕子：家族看護学――理論と実践, 第 5 版. p.28, 日本看護協会出版会, 2019.
8. 総務省統計局：令和 2 年国勢調査結果の利用案内――ユーザーズガイド. (https://www.stat.go.jp/data/kokusei/2020/kekka/pdf/u_guide_2020.pdf)（参照 2023-6-10）.
9. 永田夏来・松木洋人編：入門 家族社会学. 新泉社, 2017.
10. 日本家族研究・家族療法学会編：家族療法テキストブック. 金剛出版, 2013.
11. 野島良子：看護科学のパラダイム転換とその後の課題――質的研究を中心に. 日本看護研究学会雑誌 35(1)：8-18, 2012.
12. 野末武義：発達過程の観点から見た家族システムの健康性――ある健康な家族の事例研究を通して. 家族心理学研究 5(2)：159-172, 1991.
13. 松成恵：戦後日本の家族意識の変化――大規模な世論調査報告を資料として. 家族社会学研究 3：85-97, 1991.
14. 村田惠子ほか監訳, S. M. ハーモン・ハンソン, S. T. ボイド編著：家族看護学――理論・実践・研究. 医学書院, 2001.
15. Ahmann, E. and Lawrence, J.：Exploring Language about Families. *Pediatric nursing*, 25(2)：

221-224, 1999.

16. Curren, D. : *Traits of a Healthy Family*. Ballantine books, 1983.

17. Friedman, M. M., et al. : *Family Nursing research, Theory, and Practice, 5th edition*. Pearson Education Inc., 2003.

18. Hanson, S. M. H. : Family Health Care Nursing : An Introduction. p.6, In *Family Health Care Nursing——Theory, Practice & Research, 3rd edition*. F. A. Davis, 2005.

B. 家族構造

1. Bennett, R. L., et al. : Practice resource-focused revision : Standardized pedigree nomenclature update centered on sex and gender inclusivity : A practice resource of the National Society of Genetic Counselors. *Journal of Genetic Counseling*, 31(6) : 1238-1428, 2022. doi: 10.1002/jgc4.1621.

2. Friedman, M. M. : Identifying data : Getting to know the family, In *Family Nursing : Research, Theory, and Practice, 5th edition*, pp.174-176, Appleton & Lange, 1998.

3. Friedman, M. M., et al. : *Family Nursing research, Theory, and Practice, 5th edition*. Pearson Education Inc., 2003.

4. McGoldrick, M., et al. : *Genograms : Mapping family systems, In Genograms : Assessment and Intervention*. pp.1-10, W. W. Norton & Company, 1999.

5. McGoldrick, M., et al. : Clinical Uses of the Genogram, In *Genograms : Assessment and Intervention*. pp.149-175, W. W. Norton & Company, 1999.

6. Hartman, A. : Diagrammatic assessment of family relationships. *Families in Society*, 76(2) : 111-122, 1995.

C. 家族機能

1. 井上真一・佐伯俊成：Family Relationships Index(FRI)によるがん家族のタイプ分類——家族機能と不安・抑うつの関連．家族療法研究 19(1)：44，2002.

2. 厚生労働省：平成 30 年我が国の人口動態，平成 28 年までの動向．p.9.（https://www.mhlw.go.jp/toukei/list/dl/81-1a2.pdf）（参照 2023-6-10）.

3. 国立社会保障・人口問題研究所：人口統計資料集，2023 年改訂版．（https://www.ipss.go.jp/syoushika/tohkei/Popular/Popular2023RE.asp?chap=0）（参照 2023-6-10）.

4. 佐伯俊成ほか：Family Assessment Device(FAD)日本語版の信頼性と妥当性．精神科診断学 8：181-192，1997.

5. 塩川宏郷ほか：小児科入 院児の養育者とのかかわりに関する考察——「養育者アセスメント」の試み．子どもの心とからだ 2：91-97，1993.

6. 田口良子ほか：Family Relationships Index(FRI)日本語版に基づいた家族関係尺度の作成の試み．日本公衆衛生誌 56(7)：468-477，1990.

7. 立木茂雄：家族システムの理論的・実証的検証——オルソンの円環モデル妥当性の検討．川島書店．1999.

8. 野口裕二ほか：FES(家族環境尺度)日本語版の開発——その信頼性と妥当性の検討．家族療法研究 8：42-54，1991.

9. 法橋尚宏ほか：FFFS(Feetham 家族機能調査)日本語版 I の開発とその有効性の検討．家族看護学研究 6：2-10，2000.

10. 法橋尚宏編：家族機能のアセスメント法：FFFS 日本語版 I の手引き．エディテクス，2008.

11. Bronfenbrenner, U. : *The ecology of human development : experiments by nature and design*. Harvard University Press, 1979.

12. Epstein, N., et al. : The family as a social unit. *Canadian Family Physician*, 22 : 1411-1413, 1976.

13. Epstein, N., et al. : The McMaster Family Assessment Device. *Journal of Marital and Family Therapy*, 9 : 171-180, 1983.

14. Knafl, K., and Deatrick, J. : Further refinement of the Family Management Style Framework. *Journal of Family Nursing*, 9 : 232-256, 2003.

15. Knafl, K., and Deatrick, J. : Family management style and the challenge of moving from conceptualization to measurement. *Journal of the Association of Pediatric Oncology Nurses*, 23 : 12-18, 2006.

16. Knafl, K., et al. : Assessment of the psychometric properties of the Family Management Measure. *Journal of Pediatric Psychology*, 36 : 494-505, 2011.

17. Moos, R. H., and Moos, B. S. : *Family Environment Scale manual, 2nd edition*. Consulting Psychological Press, 1986.

18. Olson, D. H., et al. : Circumplex model of marital and family systems : I, Cohesion and adaptability dimensions, family types, and clinical applications. *Family Process*, 18 : 3-28, 1979.

19. Olson, D. H., et al. : Circumplex model of marital and family systems : IV, Theoretical update. *Family Process*, 22 : 69-83, 1983.

20. Olson, D. H., and Portner, J. : Family adaptability and cohesion evaluation scales. In E.E. Filsinger(Eds.), *Marriage and family assessment*. Sage Publications, 1983.

21. Olson, D. H., et al. : FACES Ⅲ : *Family Adaptability and Cohesion Evaluation Scales. Family social Science*, University of Minnesota, 1985.

22. Roberts, C. S., and Feetham, S. L. : Assessing family functioning across three areas of relationships. *Nursing Research*, 31 : 231-235, 1982.

23. Sawin, K. J., and Harrigan, M. P., In Woog, P.(Eds.) : *Measures of family functioning for*

research and practice. pp.1-49, Springer Publishing Company, 1995.
24. Smilkstain, G. : The Family APGAR : A proposal for a family function test and its use by physicians. *Journal of Family Practice*, 6 : 1231-1239, 1978.

D. 現代の家族とその課題

1. 厚生労働省：人口動態統計年報　初婚－再婚別・夫妻の組合せ別にみた婚姻件数・構成割合の年次推移.
2. 厚生労働省：令和3年版働く女性の実情. 2023.（https://www.mhlw.go.jp/bunya/koyoukintou/josei-jitsujo/21.html）（参照 2023-6-10）.
3. こども家庭庁：児童虐待防止対策.（https://www.cfa.go.jp/policies/jidougyakutai/）（参照 2023-12-1）.
4. 総務省統計局：政府統計の総合窓口（e－Stat）.（https://www.e-stat.go.jp）（参照 2023-12-13）.
5. 総務省統計局：世帯・家族の属性に関する用語.（http://www.stat.go.jp/data/kokusei/2010/users-g/word2.htm）（参照 2023-12-1）.
6. 電通ダイバーシティ・ラボ：LGBTQ+調査 2020. 電通，2021.
7. 内閣府：令和5年版高齢社会白書. 2023.（https://www8.cao.go.jp/kourei/whitepaper/index-w.html）（参照 2023-6-10）.
8. 内閣府男女共同参画局：男女間における暴力に関する調査（令和2年度調査）. 2022.
9. 内閣府男女共同参画局：配偶者からの暴力に関するデータ.（https://www.gender.go.jp/policy/no_violence/e-vaw/data/01.html）（参照 2023-6-10）.
10. 村田ひろ子・荒牧央：家庭生活の満足度とは，家事の分担次第？──ISSP 国際比較調査「家庭と男女の役割から」，放送研究と調査2015年12月号，2015.（https://www.nhk.or.jp/bunken/research/yoron/pdf/20151201_5.pdf）（参照 2023-12-1）.
11. 横谷進ほか：小児期発症疾患を有する患者の移行期医療に関する提言. 日本小児科学会，2013.（http://www.jpeds.or.jp/uploads/files/ikouki2013_12.pdf）（参照 2023-12-1）.
12. 吉田敬子：母子と家族への援助──妊娠と出産の精神医学. 金剛出版，東京，2000.
13. Aldridge, J. : Where are we now? Twenty-five years of research, policy and practice on young carers. *Critical Social Policy*, 38 : 155-165, 2018.
14. Aldridge, J. & Becker, S. : Punishing children for caring : The hidden cost of young carers. Children & Society 7 : 376-387, 1993.
15. Children and Families Act 2014. 2014.（https://www.legislation.gov.uk/ukpga/2014/6/contents/enacted）（参照 2023-5-26）.
16. Ganong, L. and Coleman, M. : *Stepfamily Relationships : Development, Dynamics and Interventions.* Kluwer Academic/Plenum Press, 2004.
17. Leu, A., et al. : C. Counting young carers in Switzerland : A study of prevalence. *Children and Society*, 33 : 53-67, 2019.
18. Morisaki-Nakamura M, et al. : Efficacy of a transitional support program among adolescent patients with childhood-onset chronic diseases : A randomized controlled trial. *Frontiers in Pediatrics*, 10 : 829602, 2022.

第 3 章

家族看護を支える
理論と介入法

A 家族を理解するための理論

1 家族発達理論

●**家族発達**　すべての家族は，2人が出会い結婚し[1]，夫婦となるところから始まる。家族はその後，家族成員の病気や，出産による家族成員の増加，家族成員の死や独立に伴う家族成員の減少など，さまざまな問題に遭遇し，解決を求められる。

　これらの問題は，家族に心理的な問題を生じさせる一方で，うまく対応して解決に導くことができれば，家族のつながりを強くすることができる。このような問題解決のプロセスを繰り返すことで，家族は個人の成長と同じように発達していく。これを**家族発達** family development という。

　個人の発達と同様に，家族にも発達段階があり，**家族発達段階** family developmental stage という。また，それぞれの発達段階には**家族の発達課題** family life task（家族のライフタスク）があり，家族全体を揺るがして，しばしば不安定な状態にする。このような発達課題に対しては，すべての家族成員がなんらかの変化をすることによって適応し，再び家族全体は安定した状態を取り戻す。

●**家族のライフサイクル**　家族が発達段階をたどる過程では，そこから新しい家族が生み出され，新しい家族は，またはじめから発達段階をたどっていく。このように，家族の発達段階は世代をこえて繰り返されていくものであることから，**家族のライフサイクル** family life cycle ともよばれる。

1 さまざまな家族発達理論

　家族発達については，これまでおもに家族社会学や家族心理学の分野（ⓞ 30ページ）で研究され，さまざまな理論が提唱されて発展してきた。

●**家族発達段階の理論**　家族発達段階の概念は，家族心理学の分野で，ヘイリー Haley, J. によってはじめて提唱された。ヘイリーは，家族にはいくつかの発達段階があるとともに，各発達段階には固有の発達課題があると考えた。そして，家族は発達課題を克服しながら成長するが，それを克服できず，新たな環境に適応できないときには，さまざまな問題が発生するとした。

　たとえば，子育て期における育児不安がある。子どもが生まれたとき，家族のなかには子育てという役割が新たに加わり，家事や仕事との両立が必要になる。さらに，子育てを適切に進めるためには，子どもの反応を理解することが必要になるなど，妻も夫も新しい課題に取り組むことになる。これらの課題に対し，多くの家族は試行錯誤しながら適応していくが，なかにはうまくいかず不安をいだく場合もある。

　また，家族の発達課題に適応することは，家族成員1人ひとりの個人の発達を支えることにもつながる。しかし，それぞれの家族成員個人の成長・発

NOTE
[1] 第2章で述べたように現代では法律婚以外にもさまざまな家族のかたちがある。

達段階は，年齢や性別，所属する組織（たとえば幼稚園・学校・会社）などの条件が異なるため，ほかの家族成員と一致するものではない。そのため，各家族成員の発達課題は，家族のなかで調整しながら，家族全体が円滑に成長できるように適応していくことが必要となる。ただし，家族のかたちはさまざまであり，適応するタイミング，適応にかかる時間はその家族によって異なる。

● **家族システム変化の理論**　家族発達の理論には，先述したヘイリーの理論のほか，カーター Carter, E. A. とマクゴールドリック Mcgoldrick, M. が提唱したものもある。

　カーターとマクゴールドリックの家族発達論は，システム変化の理論に基づいていることが特徴であり，第一次変化と第二次変化という概念をもつ。つまり，家族がある発達段階にあるとき，その段階に固有の問題によって家族システムの均衡が乱れている場合には，家族システム内の変化（**第一次変化**）によって，均衡が再調整されれば解決する。しかし，家族発達段階が移行するためには，そのときの家族システムそのものの変化（**第二次変化**）が必要であると考える。

● **わが国の家族発達の理論**　わが国では，家族社会学者の森岡清美が家族発達段階の概念をはじめて導入し，婚前期，新婚期，養育期，教育期，排出期，加齢と配偶者の死の時期（老年期・孤老期）からなる家族発達段階を提唱した。森岡の家族発達段階はわが国で広く普及しており，その考えを基本として，家族のライフサイクルの時期別に発達課題があると考えられている（◐表 3-1）。

　そのほかに，同様に家族をいくつかの段階に分けて，各段階での発達課題をあげたものが吉本により提示されている（◐表 3-2）。また，吉本のものでは，それぞれの時期におこりやすい問題の例が示されている。

2　各発達段階の特徴と課題

　前述のように，家族の発達段階あるいはライフサイクルと発達段階についてはいくつかの理論が提示されている。本書では，家族看護の実践という視点から，家族発達段階を家族形成期，発展期，葛藤期，充実期，継承期に区分した。以降では，それぞれの発達段階および，発達課題について概説する。

● **家族形成期**　家族形成期は，結婚前の男女が関係性を確立し，結婚して新たな独立した家族を形成する時期であり，家族形成の第一段階といえる。この時期は，結婚する男女が，定位家族（原家族）からの精神的・経済的独立を検討し，新たな家族システムを形成する。夫婦となった男女は，新しく形成された家族システムの維持について，みずから責任をもつことになるため，夫婦としての相互理解を深めながら新しい生活様式をつくり，家族の経済的基盤の安定化をはかる。

● **発展期**　発展期は，子どもが生まれ育つなど，家族のサイズが大きくなり，成長する時期である。この時期には，家族成員が増えるなどにより，家族システムに変更が生じる。たとえば，出産によって子どもが増えることで，

◎表 3-1　森岡による家族発達段階と発達課題

期	発達課題
婚前期	結婚前の2者関係の確立や身体的・心理的・社会的成熟の達成が発達課題となる。 家族内では，住居(親と同居あるいは別居など)や，夫婦(カップル)それぞれの仕事といった経済的機能の自立の準備，家族内での性役割や家事役割についての意見調整などが必要になる。 外部との関係性では，夫婦それぞれの親族や知人との関係性の構築などを行う。
新婚期	家族および夫婦としての関係性を構築し，家族生活の基本計画をたてることが発達課題となる。この計画には，挙児希望や(希望する場合の)子どもの人数，子どもをもうける時期に関する調整も含まれる。 家族内では，安定的な経済的機能の確立，教育・住居に関する計画，耐久消費財の購入に関する計画，性生活への適応，家族内での役割分担，リーダーシップパターン・問題解決パターンの形成などを行う。 外部との関係性では，親や親戚との交際，居住している地域社会との交際などを行う。
養育期	乳幼児の保育，第2子以下の出産計画，子どもの教育方針の調整，妻の仕事復帰と社会活動への参加などが発達課題となる。 家族内では，子どもの成長に伴って，教育費・住居費などを考慮した家族の経済的機能の再調整をはかる必要がある。また，家族内での役割分担，リーダーシップパターン・問題解決パターンの再調整をはかる。妻の妊娠時や仕事復帰の時期には，それぞれ夫婦間で役割分担の再調整をはかることも必要である。 外部との関係性においては，地域での子どもどうしの関係性の構築，保育所・幼稚園との関係性の構築，両親が祖父母役割を獲得して孫(自分の子ども)との関係性を構築する。
教育期	夫婦ともに職業活動が充実する時期であるとともに，子どもが成長していく時期でもある。子どもが能力や適正に応じた就学先や進路を選択することや，家族成員の生活領域の拡散に対して家族全体の統合を維持することが発達課題となる。 家族内では，教育費がさらにかかるようになり，子ども部屋の確保など住居の拡大・変更が必要な場合もある。夫婦関係や親役割を再検討するほか，家族役割の一部を子どもが負担することを検討する場合もある。子どもの自律性が高くなるにつれて，夫婦それぞれが余暇活動など，生活時間の調整をはかる。 外部との関係性では，職業活動が充実する一方で，PTA活動といった地域社会への参加も必要になる。また，親の介護を考えはじめる時期であり，介護役割について親族関係を調整する必要がある。
排出期	子どもが就職や独立をして経済的自立や情緒的自立を果たすことや，自立に向けた適切な支援が発達課題となる。子どもが結婚する際には，結婚資金の準備といった援助が必要な場合もある。夫婦ともに更年期を迎え，健康問題が生じやすくなるほか，退職など，職業生活にも大きな変化が訪れる。そのため，老後の生活を検討することも発達課題となる。 家族内では，子どもが独立したあとの住居の利用方法や，夫婦の経済的機能を再検討する必要がある。 外部との関係性でも，趣味や文化活動，ボランティア活動といった地域とのかかわりを再検討する時期であり，それに伴って夫婦関係や生活習慣の再調整をはかる必要がある。
老年期	夫婦が高齢となり，老後の安定した生活を設計しつつ，生きがい・楽しみを見いだしていくことが発達課題となる。 家族内では，健康維持のために生活習慣を再検討し，定年退職後の再就職といった経済的機能の維持・再設計を行う。住宅の改修や修繕が必要になる場合もある。また，夫婦関係について再確認し，老後の生活に向けた安らぎのある関係を構築することが課題となる。 外部との関係では，子どもの家族との協力関係を構築するほか，孫がいる場合には祖父母役割の獲得も重要である。必要な家族役割を夫婦だけで充足できない場合には，子どもによる役割の補充も検討する。また，子どもの独立後は内向的な生活となりやすいため，趣味や文化活動，ボランティア活動などを継続し，地域とのかかわりを維持していくことが大切である。
孤老期	夫婦のどちらかが亡くなったあとの時期であり，ひとり暮らしの生活設計が発達課題となる。 家庭内では，ひとりで生活できるだけの経済的機能を維持する必要があるほか，住宅の改修や修繕が必要になる場合もある。また，遺言書を書くなど，遺産分配の計画をたてる必要がある場合もある。 外部との関係性では，ひとり暮らしで家族役割を充足しにくくなるため，子どもによる役割の補充をさらに検討する。加えて，フォーマルな資源による補充も検討することになるため，さまざまな社会福祉サービスを受容していく必要がある。老年期よりも内向的な生活となりやすいため，これまでの友人関係の維持や，地域の老人クラブなどを活用して新しい仲間をつくることも大切である。

○表3-2　吉本による家族のライフサイクルと発達課題

家族のライフサイクルの段階	発達課題	おこりやすい問題の例
巣だち期(子世代)	精神的・経済的な自立	自立できない親と子ども(子どもの立場)
結婚期	新しくできたシステムに対する責任	配偶者の親との関係がうまく築けず，ギクシャク
小さな子どものいる時期	システムに加わる新しいメンバーを受容	仕事と育児の時間配分を誤り，夫婦関係が悪化
思春期の子どもがいる時期	子どもの自立と祖父母の疾病・障がいに合わせて家族内の構造に柔軟性を付加	子どもに合わせすぎて親を放置，あるいは親に合わせすぎて子どもの自立を妨げる
巣だち期(親世代)	さまざまなメンバーの，家族システムへの出入りを受容	自立できない親と子ども(親の立場)
老年期	世代間の役割交代を受容	負担になるからと子どもが仕事を奪ったり，病気によって「家庭内の役割」を失う

(吉本尚：家族ライフサイクル概論〔特集 実践！家族アプローチ〕. JIM(22)11：822-823, 2012 による)

子どもの「父親」「母親」という新しい役割を習得し，担う必要が生じる。男性および女性は，たとえば家事といった，これまでの「夫」「妻」にまつわる役割を行いながら，「父親」あるいは「母親」として子どもの養育を行い，さらに外部の社会では仕事をするといった生活を始めることになる。その際，社会や家族での役割に再調整が必要となるなど，しばしば課題が生じるが，家族は，課題をのりこえながら新しい基盤をつくりあげ，システムとして安定するようになる。

　夫婦のほかにも，子どもがいる家庭の場合は，第一子は第二子が生まれると周囲から「兄」「姉」として役割を期待されて新たに担うようになる。これは家族としての発展でもあると同時に，子どもが個人として成長する時期でもある。

● 葛藤期　葛藤期は，家族成員がライフサイクル移行に伴ってそれぞれの家族成員は人生をふり返り，将来を想像するなかで，不安や葛藤をかかえ，それが家族システム全体を不安定な状態にする時期である。たとえば，夫婦が中年期に入ると，みずからの仕事や家事役割とのバランス，将来の親の介護などについて考えはじめ，ときに強い不安や葛藤が生じる。また，子どもがいる場合は，思春期に入った子どもとのかかわり方についても，変化を否応なくされる。これまで家族で行ってきた対処方法が機能しないために，新たな対処方法の検討が必要になる場合もある。

　このように家族の価値観や家族システム全体が揺らぐなか，不安や葛藤に家族として対処するためには，家族成員がそれぞれの人生における不安や葛藤に対して再評価をするだけでなく，さらにそれを家族成員どうしで話し合って新たな価値観を検討する必要がある。そして，新しい価値観に基づいて関係や役割の調整を行い，家族システムの変容を試みる。

　その後，家族成員が成長して独立すると，家族成員の減少に伴って家族の関係や役割を再調整する必要が生じる。そして，成熟した家族がこれまで築

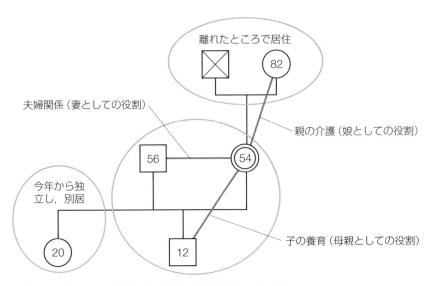

○図3-1　離れたところに住む親の介護をする女性の例

いてきた家族の役割を再分担したり，独立した家族成員が離れた場所で家族の機能を再調整したりする。

　たとえば，離れたところに住む老親の介護をする女性の場合，別居している老親の介護，同居する子どもの育児，家事労働などを担うことから，「娘」としての役割と「母親」「妻」としての役割をほかの家族成員の協力を得ながら行っていくことになる（○図3-1）。しかし，有効な協力が得られるようになるまでは，女性は葛藤をかかえることも多い。

　このような家族の再形成の時期を過ごすなかで，それぞれの家族成員は，現家族（生殖家族）と原家族（定位家族）のそれぞれにおける役割について，しだいにバランスをとれるようになり，システム全体として有効に機能するようになる。

● **充実期**　充実期は，これまでのさまざまな葛藤や，家族システムの再形成をのりこえ，家族システムやさまざま家族関係が安定する時期である。これは，夫婦という内部の関係だけでなく，息子夫婦や娘夫婦といった独立した家族成員が形成した家族との関係も安定し，家族全体として充実した生活を送る時期である。場合によっては，定年といったかたちで社会での役割・機能を終え，地域のなかで家族成員とともに生活を再構築し，新たな社会的役割を担うこともある。

● **継承期**　長年家族として過ごし，高齢となった夫婦は，死を予期して子どもや孫などの次世代にそれぞれの家族の伝統を継承する。それは，土地・家屋などだけではなく，それぞれの家族のありようなど，かたちのないものも含まれる。高齢者は昔のことを語ることで，子どもや孫が自分のルーツを知り，そして新たな時代をつくることにつながる。また，家族の伝統は，直接的な血縁関係のある者だけでなく，さまざまなコミュニケーションを介して，血縁関係をこえて伝わる場合もある。

◆ 最近の家族の特徴

現代では，結婚を選ばない1人の家族，結婚しても子どもをもたない家族，離婚した家族，親が再婚どうしの家族，同性結婚の家族など，多様な家族が存在する(●87ページ)。

前述した，家族の発達課題やライフサイクルと必ずしも同じような経過をたどらないとしても，その家族の発達の仕方があり，役割が遂行されないことを問題としてとらえる必要はない。このことについては，家族発達理論の先駆者であるカーターとマクゴールドリックも言及しており，一例として離婚した単身の親とその子どもからなる家族についてその家族に応じた発達課題があることを示し，それぞれの家族に合わせた発達課題の支援が必要となることを述べている。

2 家族システム理論

第1章で述べたように，家族看護では，家族という集団をシステムとしてとらえ，支援を行う(●4ページ)。ここでは，家族をシステムとしてとらえるための理論的背景について概説する。

1 一般システム理論

● **システムとは**　「システム」という言葉は，医療や経済，コンピュータ，機械をはじめあらゆる分野でよく使用されているが，そのために概念や性質はあいまいにとらえられがちである。このようなシステムの一般的な性質をあらわした理論として著明なものに，ベルタランフィー Bertalanffy, L. V. が1945年に発表した**一般システム理論**がある。

一般システム理論では，システムを「相互作用する要素からなりたつ全体」とし，「全体が部分の総和以上の機能を発揮する」と考える。この考え方は，複数の歯車などの部品からなる機械にたとえることができる。つまり，ある機械(たとえば時計)というシステムにおいて，歯車は1つの要素であり，軸を中心にまわるという単純な機能しかもたない。しかし，それらが複数組み合わさって相互作用することで大きな機械として動きはじめると，複雑な機能(正確に時間をきざむ機能)をもつようになるのである(●図3-2)。

● **システムどうしの相互作用**　一般システム理論によると，システムどうしも相互作用をする。そして，複数のシステムが，上位システムから下位システムまでいくつもの階層をつくり，さまざまなかたちで影響し合い，補足し合いながら調和を保つ。

● **サブシステム**　あるシステムのなかの一部の構成要素が下位システムをつくって，部分的な機能を担うとき，その小さな下位システムを**サブシステム**ということがある。前述の時計の例の場合，動力源(電池やぜんまい)，調節装置(クォーツや振り子，脱進機)，表示装置(時計針やデジタル液晶)などはサブシステムとしてとらえることができる。

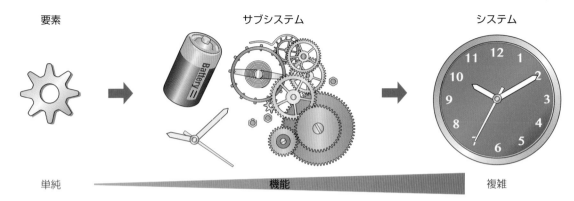

●図 3-2　**システムを構成する要素**
単純な機能をもつ要素が相互作用し，システムとなることによって複雑な機能をもつようになる。

◆ システム理論の家族看護への応用

●**家族システム理論とは**　一般システム理論の考え方を家族のとらえ方に取り入れ，家族をシステムとして扱うようにしたものが**家族システム理論**である。家族システム理論は，前述した一般システム理論のほか，ミラー Miller, J. G. の一般生物体システム理論，ベイトソン Bateson, G. の精神医学領域におけるシステム研究などの影響を受けて発展してきた。

　一般システム理論において，システムは複数の構成要素をもち，1つひとつの構成要素は互いに関係性や組織性をもつ。同様に，家族システム理論の視点にたつと，家族成員1人ひとりを家族システムの構成要素としてとらえ，それぞれの家族成員が互いに影響し合うことで家族は全体として大きな力を発揮すると考えることができる。また，親子や夫婦，きょうだいなどは，家族内において特定の機能をもっているサブシステムとしてとらえることができる。

●**家族システム理論の看護への応用**　家族システム理論を看護に応用する場合には，患者を含む家族を1つの家族システムとしてとらえる。そのため，家族看護の実践では，患者とほかの家族成員の間や家族成員どうしの間，あるいは家族システムと外部システムとの間にある相互作用を理解することが重要になる。

　具体的には，患者を含む家族成員どうしが情緒や行動の側面で，どのような関係性をもっているかを理解する。またそれらを通して，家族全体がどのような方向で進もうとしているかを理解し，それを支援していくことが大切である。

2 家族システム理論における重要な概念

　家族システム理論では，家族の構造・機能についてさまざまな概念が存在するが，ここでは，家族看護の実践のためにとくに重要な概念について説明する。

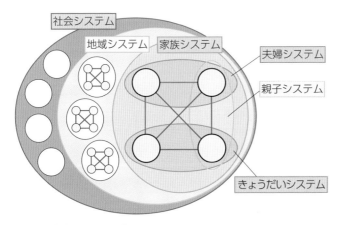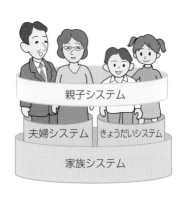

◎図 3-3　家族のとらえ方
家族システムは，夫婦・きょうだい・親子などのサブシステムを内包すると同時に，地域・社会のシステムを構成する
要素でもある。

◆ 家族は社会や個人とつながり，双方向に影響し合う システムである

● **家族システム理論での階層構造**　一般システム理論と同様に，家族システム理論においてもシステムは階層構造をとる。つまり，家族システムは，上位にある社会システムを構成する要素であり，同時に，個々の家族成員あるいは夫婦・親子・きょうだいなどのサブシステムなど，より小さな下位システムから構成されるものである（◎図3-3）。さらに，家族成員個人に注目すれば，器官システムや，細胞システムといったより小さな下位システムから構成されると考えることができる。

● **システムどうしの相互作用**　このことから，社会と家族，個人（さらにはもっと下位のシステム）は，連綿とつながり，双方向に影響し合うシステムであると考えることができる。そのため，社会のあり方が家族のあり方に影響したり，さらにそれが家族成員個人の器官システムや細胞システムに影響して，罹患などのかたちであらわれたりする。反対に，ある家族成員のもつ疾患が，家族の生活に影響し，社会での働き方に影響することもある。

　したがって，家族看護の実践では，家族システムに誰が含まれるのか，重要な下位システムや上位システムはなんであるか，などをつねに考えながらかかわることが大切である。

◆ 家族内の問題は直線的な因果関係よりも円環的な関係 でとらえる

● **因果関係を重視する考え方**　家族内になんらかの問題がおきたとき，因果関係を重視する考え方（問題解決型思考）であれば，原因となっている事象に注目し，解決をはかろうとする。また，原因をかかえる家族成員1人を問題解決のために行う方策の対象としてとらえがちである。

　たとえば，「ある家族にいる糖尿病患者の血糖コントロール不良」という

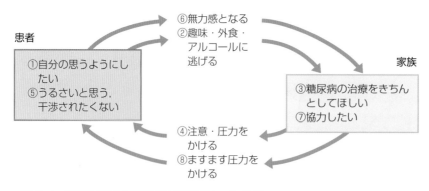

◎図 3-4　糖尿病患者と家族の悪循環パターンの例
（森山美知子編：ファミリーナーシングプラクティス──家族看護の理論と実践．p.222, 医学書院,
2011 による，一部改変）

問題がある場合，「患者の不適切な食事習慣」や「食事制限についての知識
不足」が原因であると考えて，その解決のために患者に対する教育の実施と
いう方策をたてることが多いだろう。

● 円環的な関係性を重視する考え方　一方，家族システム理論では，家族
成員が互いに影響を及ぼし合う円環的な関係性に注目する。この考え方によ
ると，家族内に問題が生じた際に，それがおこっている構造を理解しやすく
なる場合がある。

　たとえば前述した糖尿病患者の例であれば，患者とほかの家族成員（子ど
も）の関係性に目を向けると，次のような思いをもっていることがある（◎図
3-4）。

• 患者：食事制限をしたほうがいいことはわかっているが，家族と一緒にい
るとつい食べてしまう。子どもたちの前で食事制限をしている姿を見せた
くない。
• 子ども：患者の食事内容が心配だけれども，あまり言わないほうがいい。

　この場合，実は両者ともに食事制限の必要性をわかっている。しかし，両
者の思いが循環していることによって，不適切な食事摂取がおこっているの
である。この円環的な関係性に注目すると，家族成員間の関係性を調整する
という方策がおのずとうかびあがってくる。

◆ 全体としての家族の力はその部分の総和よりも大きい

　前述のように，家族システム理論では，家族成員1人ひとりを家族システ
ムの構成要素としてとらえ，その相互作用によって家族は全体としての大き
な力を発揮すると考える。逆にいえば，相互作用が弱い場合，家族の力は十
分に発揮できないともいえる。

　たとえば，家族の介護の力に注目した場合，老親の介護を娘1人で行って
いる状況であっても，娘の夫や子どもたちなどが，家事の手伝いやねぎらい
など，間接的なかたちで十分に協力していれば，娘は介護に1人分以上の力
を発揮することができるだろう。これは，家族全体で介護の力を高め，老親
の介護を支えているということができる。しかし，娘の家族が非協力的であ

れば，娘は孤立感を感じ，介護に十分に力を発揮することができなくなる。場合によっては，娘自身が体調をくずし，家族の力が弱くなるかもしれない。

このように，全体としての家族をみる際には，各家族成員を個別にみるだけでは不十分であり，家族成員どうしや外部との関係性なども把握する必要がある。

◆ 家族成員1人の変化は家族全体に影響を与える

● **家族成員の罹患に伴う役割代行**　家族成員の誰かが，その家族役割を十分に果たせなくなったとき，その者が担っていた役割を，ほかの家族成員が代行することになる。このことは，役割代行した家族成員をはじめ，家族全体の情緒面と行動面に影響を及ぼす。

たとえば，いつも家族の中心にいる母親が病気になったとき，母親がしていた家事や子どもの相談役という役割を父親がかわりに担うことがある。しかし，ふだんこれらの役割をしていなければ，不慣れな役割にとまどい，ストレスをかかえる可能性がある。また，子どもは，なんでも相談ができた母親がいないことによって，不安になる可能性がある。

● **よい方向への影響**　一方，家族成員1人の変化に伴う影響は，わるい方向だけでなく，よい方向にも波及しうる。たとえば，老親の介護について家族の調整ができない場合，危機感から息子の考え方がかわって介護に関する行動をおこすようになったり，さらにそれが家族全体の介護に対する考え方や行動をよい方向に変化させたりすることがある。

◆ 家族は変化に対応しながら安定状態を維持しようとする

家族のライフサイクルでは，家族の成長に伴って出産・就学・自立などの発達課題がつねに存在し（●103ページ），それに対応しようとするたびに家族は大きく揺れる。その一方，発達課題に対応したあと，家族は再び安定した状態を取り戻そうとする。

この性質は，しばしばモビール mobile❶の動きにたとえられる。モビールのある部分に風が吹くと全体に波及して大きく揺れ動くが，時間がたてば再び落ち着きを取り戻す（●図3-5）。このように，家族はいつも変化をしつつ，安定状態を維持しようとしている。

3 家族アセスメント

● **家族の状況をあらわす情報**　これまで述べてきたように，家族システム理論では，家族の相互作用に注目する。そのため，問診などの情報収集やアセスメントの場においては，既往歴などの言語的な情報だけではなく，家族の表現や態度などから得られる非言語的な情報も重要である。

たとえば，以下のような視覚的情報から，家族の相互作用を評価することがある。

• 多数の家族成員が同席している場面において，どのような様子で会話がされているか。

NOTE
❶モビール
　薄い金属片などを，バランスをとって針金につるし，微弱な風でも動くようにした造形作品。インテリアなどに使用される。

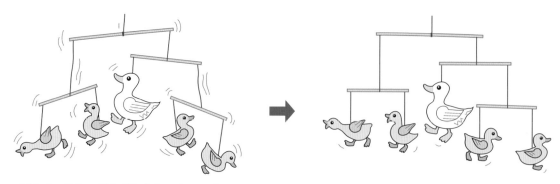

○図3-5　家族の揺らぎと安定のイメージ
モビールは，一部が揺れると全体が揺れ，その後落ち着きを取り戻す。家族も家族成員の揺れは
家族全体を大きく揺らすが，その後，みずから安定を取り戻そうとする力をもっている。

MOVIE

- 誰かが発言したことに同意する家族や反対に嫌な顔をしている家族はいないか。
- 会話に参加したくない雰囲気を出している家族はいないか。

　そのほか，座席の順序から，家族成員の関係性を知ることができる場合もある。つまり，その場に表現されているものすべてが，家族の状況をあらわしているのであり，これまでの歴史で繰り広げられてきた家族のパターンとしてとらえることが大切である。

● ジェノグラムによる家族情報の把握　　ボーエン Bowen, M. は，家族の情報をジェノグラムによってあらわし，家族を理解することを提唱した。家族看護では，一般に3世代以上の家族成員とその人間関係がひと目でわかるようにジェノグラムに記載し，家族に関する情報として，病態や症状，家族の問題などを家族の歴史とともに把握する（○43ページ）。

　情報収集の際には，家族の情報を家族成員に聞きながらジェノグラムに書き込んでいくとよい。看護職者と家族が一緒に家族の理解を進めていくことは，家族とのコミュニケーションを促進し，家族を多面的にとらえ，理解することにもつながる。

　家族の歴史については，家族システムを3世代前くらいまでさかのぼり，どのように発達課題をたどってきたかを分析する。その結果，家族内のルールやジェンダー観，家族役割についての考え方など，その家族で伝承されてきたものがみえてくることが多い。

B　家族の変化を把握するための理論（家族ストレス対処理論）

　家族が成長していく過程では，結婚や出産，就学，恋愛，就職，子どもの独立，近親者の病気，天災，事故，死別，離別などのできごとが生じる。これらのできごとに対して，家族はストレスをかかえる状況に陥ることがある。

ストレスに対し，家族は対処しようと試み，再び安定した状態を取り戻そうとする。適切に対応できた場合，家族はきずなが強くなり，家族としてより強固な関係性をつくる。しかし，対応できなかった場合には，家族機能に障害が生じたり，逸脱行動をとったりすることとなり，家族システムの存続があやうくなることもある。このような家族の変化をあらわすための理論を家族ストレス対処理論とよぶ。

1 ABCX モデルとジェットコースターモデル

家族のストレス対処に焦点をあてた理論は，1949 年にヒル Hill, R. が発表したものに始まる。この理論は，第二次世界大戦に出征している兵士の家族が直面する生活上の問題と，兵士の復員による家族の再組織化の過程をあらわしたものである。家族危機の発生を構造化したものを ABCX モデルといい，家族の適応過程を示したものをジェットコースターモデルという。

1 ABCX モデル

● 要因　ABCX モデルでは，ストレス源となるできごとを A 要因，家族危機対応に用いることができる既存資源を B 要因，家族のストレス源に対する認知を C 要因，家族危機を X とおく。そして，A 要因は，B 要因と C 要因との相互作用により，X を生じさせると考える(◎図 3-6)。

①A 要因　家族が直面するできごとは，家族システムに変化をもたらすものである。

②B 要因　家族がこれまで対処するために活用してきた資源であり，①家族成員の個人的資源，②家族システムの内部資源，③社会的支援，④対処の仕方という 4 要素から構成されている。

③C 要因　家族がストレスをどのように意味づけし，受けとめたかである。困難なものとみるか，解決しやすい問題としてとらえるかで，対処方法が異なってくる。

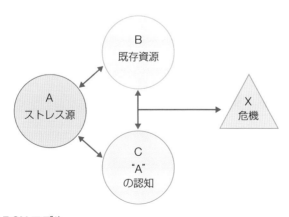

◎図 3-6　ABCX モデル
(Hill, R. : Families under Stress : *Adjustment to the Crises of War Separation and Reunion*. Harper & Brothers, 1949 による)

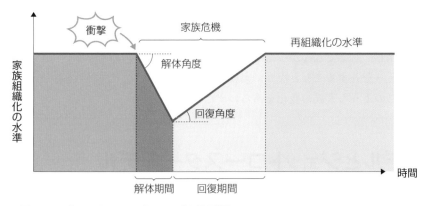

●**図 3-7 ジェットコースターモデル修正版**
（石原邦雄編著：家族と生活ストレス．p.85，放送大学教育振興会，2000 による）

● **各要因の相互作用** ABCX モデルでは，A 要因の発生を，すなわち家族危機 X の発生とはせず，必ず B 要因と C 要因を介在させる。つまり，同じようなストレス源であっても，B 要因と C 要因がどのように相互作用するかによって，危機が深刻なものとなるか，あるいは対応可能な課題として家族自身で対処できるものになるかが決まると考える。

2 ジェットコースターモデル

　ジェットコースターモデルは，家族の危機が発生したあと，そこから回復にいたるまでの一連の過程を，横軸に時間，縦軸に家族組織化の水準をとって図示したものである（●図 3-7）。

　このモデルでは，時間の経過にしたがって，家族は，①衝撃を受けたあと，②解体期間（下り），③回復期間（上り）という過程をジェットコースターのようにたどり，再組織化の水準へと戻る。

● **解体角度・回復角度** ジェットコースターモデルでは，解体期間の斜度を**解体角度**といい，衝撃を受けた家族がバラバラになる速さをあらわす。また，回復期間の斜度を**回復角度**といい，危機に陥った家族がまとまりを取り戻していく速さをあらわす。

　同じ衝撃を受けた家族でも，ある家族は短時間で回復してより高い組織化の水準にいたるが，別の家族では回復に時間を要してもとの水準まで戻れないことがあるなど，家族によって回復する時間や，回復時の組織化の水準は異なるものである。したがって，ジェットコースターモデルは画一的なものではなく，組織化の水準の高さ，各過程の長さ，解体角度，回復角度によって家族の多様性を表現する。そのため，実際のかかわりでは，家族がどの状態にあるのかをつねに判断することが求められる。

2 二重 ABCX モデル

　ABCX モデルのあとも，社会学領域では家族ストレスに関する研究が続き，いくつかのモデルが発表された。そのなかで代表的なものとして，マッ

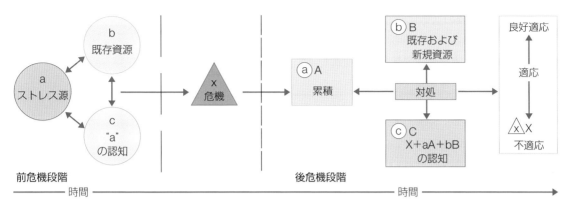

◎図3-8　家族適応の二重 ABCX モデル
(石原邦雄編著：家族生活とストレス．p.31，垣内出版．1985 による)

カバン McCubbin, H. I. によって提唱された**二重 ABCX モデル**があげられる。
二重 ABCX モデルは，ヒルの ABCX モデルをもとに，危機を境界として家
族の状態を**前危機段階**と**後危機段階**に分け，長期的に家族の状態を説明する
ようにしたものである(◎図3-8)。

◆ 前危機段階

　前危機段階では，ヒルの ABCX モデルと同じ要因をアルファベットの小
文字で表現する。したがって，a 要因(ストレス源)，b 要因(既存資源)，c
要因(ストレス源に対する認知)の3要因が相互作用し，x(危機)をもたらす
と考える。

◆ 後危機段階

　後危機段階は，危機に陥ったあとの状況を示しており，これによって危機
からの回復が早い家族や，もとの水準まで戻らない家族を説明することがで
きる。

● **対処と適応**　二重 ABCX モデルでは，危機に対する家族の反応は，対処
行動の一種(家族対処 family coping)であると考え，後危機段階における最終
的な状況を適応としてあらわす。

- 良好適応：危機を体験したことで，家族の組織化の水準が以前より高く
なった状態。
- 不適応(xX)：危機の体験後，家族の組織化の水準がもとの状態まで戻ら
ず，家族としての力が弱まっている状態。

　良好適応になるか不適応(xX)になるかは，各要因への家族の対処行動に
よって決まる。このことをあらわすために，後危機段階には，各要因と適応
との間に対処という要素が追加されている。

● **要因**　後危機段階では，前危機段階の各要因や危機に，新たな要素が累
積していくと考える。この概念をあらわすため，各要因は，アルファベット
の小文字と大文字を組み合わせた「aA，bB，cC」というかたちで表記する。
前危機段階と同様に，これらの要因も相互作用している。

　①aA 要因　家族の適応につながるできごとが，危機に端を発し，いくつ
も積み重なっていることをあらわす。たとえば，はじめの危機のストレス源
である a 要因に，家族発達課題の問題が加わることなどであり，ストレス源
が累積された状態と考える。

　②bB 要因　aA 要因へ対処し，家族のバランスを回復するために活用で
きる資源をあらわす。家族のもつ既存の資源および，危機のあとに新たに獲
得した資源である。

　③cC 要因　危機(X)についての新たに獲得した認知や，累積しているス
トレス源(aA 要因)，家族のバランス回復に必要な資源(bB 要因)について
の認知をあらわす。

3　家族ストレス・順応・適応の回復モデル

□ NOTE
❶二重 ABCX モデルを提唱
したマッカバン，H. I. の
共同研究者である。

　マッカバン McCubbin, M. A.❶は，家族の健康問題の援助のために，二重
ABCX モデルをもとに各要素を健康問題に関する要素におきかえ，さらに，
家族の脆弱さ(V)や，家族類型と既存の機能パターン(T)，問題解決と対処
(PSC)などの新たな要素を加えたモデルを提唱した。このモデルを**家族スト
レス・順応・適応の回復モデル**という(▶図3-9)。

　このモデルでは，病気の罹患などに伴う家族の危機と問題解決・対処の過
程を，**家族順応段階** adjustment phase と**家族適応段階** adaptation phase に分け
て考える。

◆ 家族順応段階

　家族順応段階において，家族は，病気などの健康問題(ストレス源)によっ
て，家族が危機に陥らないように，まず安定状態を取り戻すことを優先する
としている。そのため，いまの家族システムにある資源や機能を中心にした
対処行動をとる。

● **各要素の関係性**　ストレス源(A)および，ストレスによっておきた生活
の変化といった家族の脆弱さ(V)は，家族の既存の機能パターン(T)に影響
を及ぼす。

　家族の既存の機能パターン(T)は，家族の抵抗資源(B)や重症度の評
価(C)と相互に作用する。そして，これらの要素と問題解決と対処(PSC)が
相互に影響し，うまく対処できれば順応良好となる。

　しかし，順応不全であった場合は，危機となり，家族適応段階に移行する
ことになる。

◆ 家族適応段階

　家族適応段階では，家族は問題解決・対処のために，家族システムを大き
く変更することを余儀なくされる。したがって，家族はみずからのシステム
にある資源や機能を見直し，新しい家族の枠組みや意味を見いださなければ
ならない。また，家族以外のソーシャルサポートなど外部システムとの相互

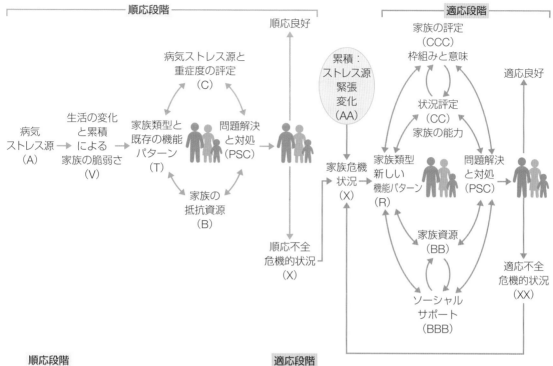

順応段階　　　　　　　　　　　　　　　　　　　　　　　　　　　　　　　　　　適応段階

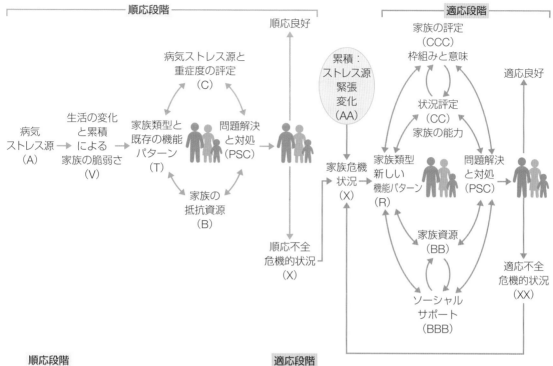

● 図3-9　**マッカバン（McCubbin, M. A.）による家族ストレス・順応・適応の回復モデル**
（Danielson, C. B., et al. : *Famillies, Health, and Illness. Perspectives on Coping and Intervention.* p.23. Mosby year Book, Inc., 1993 による，鈴木和子訳）

作用も重要となる。

● **各要素の関係性**　累積した家族のストレス源・緊張・変化（AA）は，家族の危機的状況（X）に影響する。

　危機によって新しく習得した家族機能パターン（R），拡大家族などを含む家族資源（BB）や友人，専門家，家族会などの家族以外のソーシャルサポート（BBB），家族の状況評定と能力（CC）と家族にもたらされた新しい意味（CCC），さらに本格的に立ち直るための知識やケア技術の習得などの問題解決や対処（PSC）が相互に影響する。

　家族が適応良好となれば，家族は地域システムなど，より大きいシステムのサポートを得て家族自身の成長となる。

C　家族に変化をもたらすための介入

1　家族療法

　本来，医療では，医師・看護師などの医療職者と患者・家族の協力関係は不可欠であった。しかしながら，今日の医療現場では，医療職者と患者・家族との関係は円滑に機能しているどころか，モンスターペイシェント，モンスターファミリーなどと揶揄される場合もあるように，警戒心や不安ばかりが強調されがちである（●column）。

　医療における対人関係の問題は，医療職者と患者の心理的な問題にとどまらない。身体的・心理的・社会的側面はつながっており，相互に影響を及ぼしている。医師-患者関係，看護師-患者関係が医療効果に影響することは論文などでも報告されているほか，経験的にも実感することが多いかと思う。このことは医療職者-家族関係や患者-家族関係も同様であり，患者および家族の健康のためには，家族をはじめとした患者の背景の把握が重要である。

　家族を理解・支援することによって，葛藤や問題をかかえた家族を治療や支援するという心理療法の一分野が**家族療法** family therapy である。家族看護は，その誕生や発展の過程で，家族療法から大きな影響を受けており，本節では家族看護に必要な家族療法のエッセンスについてまとめ，述べていく。

●**2つの家族**　家族療法について述べる前に，「家族」という文脈から私たち自身をもう一度考えてみると，私たちには2つの家族が存在することが理解できる。

　1つは「現実の家族」である。つまり，配偶者や子ども，親，祖父母などの家族成員と一緒に住んでいる家族である。また，一緒に住んでいなくても，いなかに住む両親，叔父や叔母などの交流のある人物を含むこともある。もう1つは，「心の家族」である。すなわち，もうこの世界にいなくなってしまった親や祖父母，叔父や叔母，世話になった恩師なども含まれる。

　心の家族は，現実にはいないが，私たちの心のなかには生きつづけて影響

---

column　医療の現場から消えてしまった家族情報

　1980年代（筆者は研修医であった），もちろん病棟のカルテは手書きであり，ジェノグラムなどの家族情報は，看護師の手で描かれていた。ときにはイラスト風のものもあったり，「母思いの息子」などと矢印が引いてあったりしたものである。しかし最近は，電子カルテの普及に伴って，カルテ情報から家族情報が消えてしまったように感じる。

　一般病棟で「この人の家族は来ていますか」という問いに対して，すぐに答えが返ってくることも少なくなった。ひとり暮らしの高齢者について「どんな家族と住んでいたのだろうか」と，生活や過去に焦点をあてた質問をしても「わかりません」という答えが医療職者から返ってくることも多い。このような，家族を理解し支援することがほとんどない状況をかえる必要があり，そのために，家族看護が今後ますます重要になってきている。

を与えている。一方で，現実の家族が心の家族と一緒になる機会として，日本には「盆」や「回忌」という文化があるように，現実の家族が心の家族にかかわることもある。このように，2つの家族は互いに影響を及ぼし合う関係性をもっている。

　血縁や恩師でなくても心の家族は存在する。ある訪問看護師が講演会で筆者に質問してきた。彼女は「訪問していたお婆さんは亡くなりました。でも私は勤務時間外に1人になってしまったおじいさんをたずねています。仕事をこえた対応はいけないことでしょうか」と言うのである。筆者は「あなたは，おじいさんの心の家族なのです。そういう関係がどうしていけないのですか，一市民として考えればいいじゃないですか」と伝えると，彼女は涙を流していた。このような情緒的なきずなによって強く結びつけられた関係は，たとえ血縁関係はなくとも，心の家族といえよう。

● **家族イメージ**　家族イメージには，その人が経験してきた家族との関係が影響を及ぼす。たとえば，夫婦イメージには，自分が経験してきた「父親と母親との関係」が影響する。介護する夫婦であれば，3世代が同居する家族で母が父方の祖父を介護している姿を見て育った妻と，核家族で育った夫では，介護に関する意識は異なる。もちろん，この逆もあろう。一方で，父母からの影響とは反対に，現在の配偶者や子どもとの関係が，自分自身の親との関係や家族イメージを見つめ直す機会を与えてくれることもある。

a 現実の家族に介入し機能を高める家族療法

　現在の家族療法の主流は，現実の家族に適切に効率よく介入し，機能や役割変化をもたらす方法と，心の家族に介入する方法がある。現実の家族に対応する方法としては構造派，ミラノ派，コミュニケーション学派，メディカル-ファミリーセラピー，家族心理教育がある❶。心の家族に介入する方法としては，精神分析的・対象関係療法的家族療法がある。また家族の物語性に介入するナラティヴ-セラピーも盛んに行われている。

　すべての技法から看護職者が学べることは多いが，ここでは，家族看護にすぐに活用できるものとして，①メディカル-ファミリーセラピー，②家族心理教育，③対象関係論的家族療法をあげる。

□ NOTE
❶わが国の家族療法学会でも，これらの家族療法家が主流である。

1 メディカル-ファミリーセラピー

● **基盤となる理論・アプローチ**　バイオサイコソーシャルモデル（BPS モデル）とは，アメリカの精神科医のエンゲル Engel, G. L. が提唱したモデルであり，還元主義（身体医学モデル）にかわる新しい認識・介入モデルとして注目された。エンゲルは，救命センターに搬送された中年患者に，時間経過とともに身体・心理・人間関係などといったシステムの階層を上下しながら関係者がかかわり，それらが心身相関に与える影響を考察した。BPS モデルは看護領域でも意識されるようになってきているが，単に，身体的問題，心理的問題，社会的問題と問題を整理し，おのおのに職種別にアプローチする方法だと単純化されている印象がある。しかし，本来は，3つの次元の相互

作用を考えて統合的アプローチを試みることである。そのため，エンゲルは「Bio・Psycho・Social Model」とは書かず，「Biopsychosocial Model」とあえて記載している[1]。

　BPS モデルに基づき，身体と心理と環境（家族）との相互作用を理解して介入するのが BPS アプローチである。ただし，現在の医療状況では，3つの次元を理解し，対応していくことを，1人のスタッフで行うことは容易ではない。そのため，医師，看護師，ケアマネジャー，ソーシャルワーカー，臨床心理士などの多職種による連携が基本となる。

● **メディカル-ファミリーセラピー**　BPS アプローチを技法としてセラピーの次元に高め，洗練したものがメディカル-ファミリーセラピーである。メディカル-ファミリーセラピーは，エンゲルが精神科主任教授を務めたニューヨーク州ロチェスター大学医学部を中心に，マクダニエル McDaniel, S. H. らによって発展しながら，いまにいたっている。看護においては，次に示す技法を応用することができる。

◆ 技法から学ぶ

● **身体面を認識する**　医療を必要とする家族には「患者」や「障害者」が最初から存在している。医療職者とのかかわりの強い家族成員の多くは，身体医学モデルでものごとをとらえようとする。そのため，家族成員自身に生じる病気や障害が，家族全体に及ぼした影響を理解してもらうようにはたらきかけることが，まず大切になる。家族成員に病気や障害が生じたことで，家族はどのように変化したかを家族と話し合うのである。

　また，家族として適応するために，なにが必要になるかを明確にしていく。つまり，ケアに関連する家族機能が高まり，ケアする側の心理的ストレスが減るように家族システムを変化させることを明らかにする。その際，病気や障害，身体的治療についての情報は，かかわるスタッフすべてに共有されねばならない。

● **病気の体験を聞く**　家族との関係づくりで「病気の体験」に焦点をあてることは重要である。最初は，家族の一般的特徴から聞いて，家族のなかに自分をおいていく。同居人は誰か，仕事はなにか，レジャーはなにをするか，そうしたことに関連して，現在，病気が家族にどのような影響を与えているかを明確にしていく（▶表3-3）。

　聞きとりでは，ジェノグラムを活用しながら，病気の体験を共有するのがよい。その際には，多世代における病気の既往や，家族におけるケアの歴史と体験を記入していくことが大切である。①誰が病気になったとき，どこで誰が看病したか，②そのときの家族成員は誰か，③かかりつけの家庭医や歯科医の存在，緊急対応してくれる病院の存在，なども記入する。

　それらは，患者をかかえた家族にとって重要な社会資源である。そのほか，病気について重要なカギを握る家族外の人（たとえば宗教家・隣人・親戚な

1）Engel, G. L. : The Need for a New Medical Model: A Challenge for Biomedicine. *Science*, 196(4286): 129-136, 1977.

○ **表3-3　病気が家族に与える影響の例**

- 病気についてどのような不満・不安をもっているか
- 将来についてどのようなイメージをいだいているか
- 家族全体に病気はどのような影響を与えているだろうか
- もしも，病状が悪化して，新しい治療や入院が必要になったときに家族はどのように対応しようと考えているか

ど）を記載しておく。

● **防衛を尊重し，非難を取り去り，感情を受容する**　患者が使う防衛機制の多くは**否認** denial である。たとえば，狭心症と診断されて入院をすすめられたのに，「痛みはないから」と仕事へ行こうとする人がいたり，「自分のからだは他人とは違うから」と言って糖尿病で食事制限を受けているのに暴食をする人もいたりする。

　否認は患者だけではなく家族にも生じる。たとえば，視野狭窄と診断された夫に車の運転を頼む妻や，入院が決まっている夫に，仕事に行くための用意をしてしまう妻などである。とくに認知症の初期症状については，家族が否認することが多く，そのために早期発見が遅れることも多い。これらの背景には，健康でいたときの生活スタイルを維持したいという願望があり，それが否認を助長する。一方で，否認は，激しい否定的感情から自我をまもる作用がある。そのため，否認をある程度受け入れたうえで治療への参加を促す方法をとる。患者のライフスタイルをすぐにかえるのではなく，それを尊重したうえで治療に協力していく方策をさがしていく姿勢が求められる。

　また，家族に病人が出現すると，家族成員は互いに相手を非難したり，医師や看護師を非難したりすることがある。これには，家族成員を病気にしてしまったという罪悪感が関係している。これらの非難は，病気に関する不十分な情報によって促進される。非難が家族を支配することを防ぐために，現実的な検討を促したり，適切な医療情報を共有したりすることも重要である。

　病気になったとき，その家族成員もほかの家族も，怒り・落胆・悲しみ・罪悪感などの否定的な感情に支配される。患者や家族は，自分が否定的な感情を表現すると，家族がわるい方向に変化したり，病人に負担をかけたりすると懸念する人も多い。医療職者は，こうした感情は，病気や障害をもった誰にでも生じる自然な感情であることを伝え，感情の喚起を促す。つまり，病気にともなう苦悩や悲しみを認め，他者に伝えることを促すのである。

● **コミュニケーションを維持する**　患者・家族と医療職者のコミュニケーションが減っているのが今日の医療現場であるが，少しだけ意識してコミュニケーションを促進するだけで，相互交流が動きはじめる。そのため，医療職者はネットワーク形成を意識的に行うべきである。これは，申し送り書などのやりとり❶から対面での情報交換まで，さまざまな次元で対応できる。

　医療職者と家族との病気の体験にはズレがある。医療職者は，病気を身体・医学モデルでとらえるし，家族は病気を患者の体験として理解する。このため，それぞれのニーズには葛藤が生じやすく，そのあたりをじょうずに

□NOTE
❶コミュニケーションという観点から，申し送り書は手紙と思ったほうがよい。そこに，少し感謝の言葉を添えるだけでも，受け取り側の情緒は刺激される。

統合していくためには，コミュニケーションや集団心理に対応するスキルがあるほうがよい。

コミュニケーションの問題は家族のなかにも生じる。患者や家族が病気についての否認を強めると，事実について話し合うこと，将来について話し合うことがタブーになっていく。その結果，秘密が支配するようになって，家族のコミュニケーションは減っていき，二次的な問題を生じることがある。まず否認を尊重し，患者と家族を支えながら，彼らのなかから事実に目を向ける力が出てくることを待つようにする。

● **家族の成長を考える**　家族のライフサイクルの途上で家族成員は病気や障害に出会う。児童・思春期の子どもがいる家族と，老夫婦だけの家族では，家族における病気の体験は異なる。病人の存在は家族としての機能に影響を与え，家族としての成長にも影響してくる。

患者が家族内にいても，家族は，家族としての休日を楽しんだり，家族としての伝統を尊重したりするべきであり，病気や障害によって阻害される家族としての発達を最低限に抑える必要があろう。そのために，家族成員の心のなかでは「病気を適切においていく putting the illness in it's place」という作業が大切になる。

病気に支配され，病気が中心化してしまうと，家族としての成長や適応的変化が阻害されてしまう。ふつうの家族としての機能や活動は尊重されるべきであるし，家族としての正常な成長については，それを促進するように助言する。

● **行為者性を高める**　前述のように，患者と家族は，病気によって自分たちの生活が支配されてしまうような感覚に陥りやすい。このような状況では，無力感や悲しみなどの感情が家族を支配し，家族としての力が十分に発揮されない。どんなにレジリエンス❶が高い家族でも，予期せぬ死はレジリエンスを低下させる。また，レジリエンスが低い家族であれば，早期がんでも「がん」という言葉に翻弄されて混乱したりする。

患者と家族が本来もっている，自分のことは自分で決めるという能力を**行為者性**という。行為者性を高めるには，患者と家族が治療について自己決定でき，情報入力を高めるために医療職者とのコミュニケーションを促進し，適切な結論を導き出せるように指導することが大切である。

● **ドアを開けておく**　家族のなかに新たな問題が生じたときには，医療職者の介入が必要になる。BPS アプローチで考えておくべき第一のポイントは，「変遷していく家族には患者や障害者がいつでも生じえて，そのために，看護師や医師は家族に今後もかかわりつづける」という姿勢を維持することである❷。

2　家族心理教育

家族心理教育とは，精神科医や臨床心理士，精神科ソーシャルワーカー，精神科看護師などの専門家が，精神疾患に関する情報を提供しつつ，家族との相互関係と総合交流を構築して治療的枠組みをつくるためのプログラムと

NOTE
❶レジリエンス
　災害や病気，ドメスティックバイオレンス（DV），虐待，各種のハラスメント，いじめなど，さまざまな困難な状況に対してうまく適応できる精神的回復力のこと。

NOTE
❷かつて，医療職者の多くは，ずっとその町やその地域にいて，いつでも関係がもてた。現代においても，「なにかあったら連絡してきてください」と言うことでもよいし，職場の連絡先くらいは渡しておいてもよいと筆者は思う。

いうことができる。

　家族心理教育は 1970 年代の統合失調症の再発と家族の感情表出（EE）との研究に端を発している。感情表出が高い家族と同居する統合失調症患者の再発率が高いことが実証され，家族の感情表出を下げるために，家族の力を回復するための家族介入が必要とされたのである。

● **家族看護への応用**　家族心理教育には，家族看護で応用可能なエッセンスがある。重篤な病気を背負った夫のいる家族，先天疾患をもつ子どもの家族，末期がんの妻をもった家族，認知症患者の介護家族といった家族に対して，家族の力を回復することを目的として応用することができる。

　具体的には，家族の力を理解するためのアセスメントスキルは家族看護に多く備わっているので，それらを活用して対象となる家族をアセスメントし，アセスメント結果に応じて，次に示す家族心理教育の実践モデルを活用して家族に提供するとよい。

◆ 技法から学ぶ

　たとえば，精神科領域での家族心理教育は，5〜10 回を目安にしているものが多い。これは，精神疾患患者の場合には適切であるが，身体疾患患者の家族には回数が多く，負担であろう。

　身体疾患患者の場合，実現可能性の観点からは，**家族教室**の形態がよい。家族どうしが定期的に集まり，そこに専門家（家族看護を実践する看護職者）が参加して行う形式である。また，この形態ならば，1 回限りでも効果的な支援となる可能性がある。

　家族教室では，①ジョイニング❶，②各参加者がかかえている当面の問題について会話する，③これまでの対処を聞く，④参加者みんなでアイデアを出してプランをたてる，というプロセスをふむ。

　筆者は，認知症の家族会において，ケアマネジャーや介護スタッフとチームを組み，家族教室の形式で家族心理教育を行っている。同じ病気と同じ悩みを言い合えるだけで，互いの情緒的サポートが生まれ，そこでの出会いを発展させて支援もできるようになる。

▭ NOTE
❶ジョイニング
　家族療法において，対象となる家族システムに家族療法家がとけ込むことをさす。

---

column　**専門職者に加えて教育者としての役割意識をもつ**

　冒頭で述べたように，医療現場で疾患と治療の情報を患者と家族と医療職者で共有することは，本来，あたり前のはずであった。かつての統合失調症のように，情報にバイアスをかけたりカバーしたりするような操作は，今日では少なくなっている。また，重篤な疾患や末期がんなどの場合には，本人には一定の情報が制限されることもあるが，家族と医療職者は情報が共有されている必要があろう。ところが，今日の医療現場では情報の相互理解の欠如に基づく医療訴訟や医療過誤が多発している。

　医療職者は，「専門職者」という役割意識と同時に，医療や看護の「教育者」という役割意識ももつべきであろう。

ⓑ その他の家族療法

1 多世代家族療法

　多世代家族療法とは，ジェノグラムを活用し，3世代にわたって家族を支配している感情と家族成員どうしの反応の種類，親子の心理的・情緒的な部分と理性的・現実的思考の分化度を理解して介入する技法である。たとえば，つねに感情で反応し合ってしまう親子パターンは分化度が低いといえる。

　家族看護領域では，とくに介護家族の理解に役だつ。介護場面では，介護者は「大人」としての対応が求められるが，分化度が低いと感情を支配され，さらにストレスがかかって増強されることで感情疲労や感情的衝突を繰り返すことになる。逆に要介護者との感情的葛藤に耐えられず，介護からも遠ざかってしまう家族成員もしばしば登場する。

● **医療・看護で活用できる3つの概念**　多世代家族療法について，家族療法家の中村伸一は6つの概念を紹介している。ここでは，それらの概念のうち，医療・看護で活用できる3つの概念を紹介する。

　①**三角関係化** triangulation　感情的に不安定な2者関係は不安定になりやすい。そのため，相手に支配や操作をされたり，相手との葛藤が浮上したりするのを避けるために，第3者を巻き込むパターンが三角関係化である。たとえば，夫婦葛藤がある妻は，子どもとの連合を強め，夫婦の問題を回避する。子どもは病弱になったり喘息発作を繰り返したりして，非意図的に三角関係は強化維持される。

　また，夫が定年退職して家にいるようになってから，夫婦葛藤が再燃したものの，介護が必要な夫の母を同居させ3人になったところ，家族が安定した場合も三角関係化の例である。そのほか，老夫婦でペットを飼うのも今日的な三角関係化の適応例である。

　②**自己分化** self-differentiation　自分が育った原家族（定位家族）から自己を個体化して，感情に理性や行動が巻き込まれないように「大人」として行動できるようになることである。自己分化度が低い状態だと，病気になった親との関係が「感情」に支配され，適切なケアができない。簡単にいえば，ほかの家族成員に対してどれだけ「大人」な対応できるかどうかである。

　③**感情的遮断** cut off　親との愛着関係が未解決で，原家族から自己分化できていない場合の生きるための方法である。いっさい実家とは連絡をとらない，故郷には帰らない，関係を絶つといった状態である。完全に切り離すことで，自分のなかにある親や故郷との葛藤からの刺激を避けるやり方が感情的遮断である。わが国ではかつて，故郷を離れた大学生や都会に就職した若者にみられたが，筆者の経験では，近年はあまり見受けられなくなった。

◆ 技法から学ぶ

　多世代家族療法では，3世代以上にわたるジェノグラムを作成していく。その作成過程で，誰と誰の関係が強いか，あるいは誰が誰の世話をしてきた

か，三角関係化はないか，感情的遮断はないかを家族と一緒に理解していく。

　そして，クライアントや患者を支配している原家族からもち込んでいる未分化な感情を明確にしていき，自己分化を促進していくことをたすける。「重いものを背負ってきたけれど，これからはあなたの生き方がある」という，いわば人生の落としどころに筆者はもって行くことが多い。

2　対象関係論的家族療法

● **対象関係論**　私たちの心の構造は，過去から現在までの他者との出会いによって影響されている。私たちの生活に最も影響を与えているのは，両親，祖父母，叔父や叔母などの生まれ育った原家族である。心のなかに存在する母や父，祖父母といった内的対象が，現在の対人関係や家族関係，仕事にどう影響しているかを理解する理論が対象関係論である。

　対象関係論の基本は，患者の心のなかにいる家族の特徴を知ることである。日常の看護や介護の場面では，「なぜ，あれだけ言われても献身的に姑を介護するのだろうか」「なぜ，この人の息子は1度も見舞いに来ないのだろうか」などの疑問に出会うことが多い。このような疑問に対しては，対象関係論に基づいて考えることが理解に役だつ。

● **対象関係論的家族療法**　対象関係論的家族療法は，夫婦などのカップルに行うことが多い。夫婦は，幼いころに得られなかった対象（親・兄弟・姉妹）との関係を配偶者に無意識的に求める。つまり，甘えられなかった人は，配偶者に甘えを求める。あるいは，甘えが出て葛藤的になるのを避けるために感情交流を遮断するカップルもある。このように，夫や妻が内的対象になにを求め，なにを提供できるかを理解する方法が，対象関係論的夫婦療法である。

◆ 技法から学ぶ

　看護場面での内的対象についての理解は簡単ではないが，ジェノグラムを記載しながら，「どんなお母さんでしたか」「お母さんとの思い出は」といった問いかけから，心のなかにある，母親対象をある程度浮かびあがらせることができるであろう。

　また，語るときの表情や感情のわきあがり方を観察することも有効である。とくに看護で重要になるのは「死別」と「看病や介護」の思い出である。ジェノグラムには亡くなった人も書き込むが，そのときに死因と亡くなるまでの看病や介護の状況を聞くとよい。たとえば，医療過誤で親が他界した娘のなかには，親をケアする娘という内的な父娘関係，当時の医療従事者へのマイナスイメージが生きつづけていることがある。

　ほかにも，精神医学の講義を熱心に受けるが，つねに講師（筆者）に疑念を向ける大学生の例がある。ゼミナールのときに，彼は，うつ病の父親を薬の過剰投与で亡くしたことを語った。その後，講師との会話を通じて対象関係論的理解が進むにつれて，わるい内的対象であった精神科医のイメージは修正され，同時に父親への感情も整理しはじめるようになった。

3 ナラティヴ-セラピー

ナラティヴ-セラピー narrative therapy❶は，ニュージーランドのソーシャルワーカーであったホワイト White, M. とエプストン Epston, D. により確立された[1]。ナラティヴ-セラピーはポストモダニズムや社会構成主義の影響を受け，既存の精神療法をこえるユニークな認識論を有している。

ナラティヴ-セラピーでは，「私たちは対話や関係性を通して紡がれた**語り**によって存在している」と考える。そして，家族も1つの物語であり，その物語によって私たちは存在しているとする。

ナラティヴ-セラピーでは，客観的現実 objective reality や絶対的真実 absolute truth といったものはこの世界には存在しない一方で，私たちは自身の手で己の真実 own truth をつくり出せるとする。したがって，私たちは自身についての**先行的な語り**（オルタナティブストーリー）を生きているだけであり，**異なる語り**（ドミナントストーリー）をつくり出せれば，自身をかえることが可能になると考える。

異なる語りをつくり出すための具体的技法としては，**外在化**が代表的である。これは問題と本人を切り離す方法であり，たとえば，妻の衝動的な怒りが夫婦関係を悪化させているカップルの場合には，「わるいのは妻ではなく2人の間にある怒りであり，怒りを協力して退治しよう！」といった介入を行う。そのほか，手紙や日記，問題の影響を記したマッピングを活用したり，異なる語りを再構成するためにユニークな質問を行ったりするなどがある❷。

ナラティヴ-セラピーは，臨床において家族療法にとどまらない中心的技法になっており，ナラティブ-メディスン，ナラティヴ-コンサルテーション，ナラティブ-アプローチといった，その理論や技法を活用する領域が次々に登場している。

◆ 技法から学ぶ

● **外在化** 家族看護においては，外在化が最も活用しやすい方法であろう。たとえば，認知症患者の介護をかかえた家族では，介護者となる家族成員が，

NOTE

❶ナラティヴ-プラクティス narrative practice とよばれることもある。

NOTE

❷これらの具体的技法にはさまざまなものがあるので，成書を参考にしてほしい。

---

column　「心の家族」としての看護師

もう30年前の筆者が研修医2年目のとき，東北から出てきて単身で働いていた60歳代の肉体労働者が脳出血で搬送されてきた。緊急透析が必要であったため，個室に透析機器を運んで担当看護師と一緒に対応した。筆者よりも4，5歳上の看護師であったと思う。彼女は，意識のない患者の武骨な手をさすりながら

「この手で1人で一生懸命に生きてきたのよね……」と語った。その姿は父親に言葉をかけているようであった。1週間後に患者は亡くなった。東北から2人の姉がやってきた。20年ぶりの再会だったという。そのとき，筆者は誰にも家族があり，看護師はときに「心の家族」にもなることを知った。

1）マイケル・ホワイト，デビット・エプストン著，小森康永訳：物語としての家族. 金剛出版，1992.

認知症になった現在の親と，自分がかかわってきた健康なころの親を混同しやすい。そのため，介護者はしつけをするように「どうして忘れちゃうの」「何度言ったらわかるの」と怒りをぶつけてしまい，その後，怒ってしまったことにも罪悪感をもつ。このような家族に対し，わるいのは親でも自分でもなく「認知症さん」❶であると考え，一緒に対応していく方法を選択するのである。

● **手紙の活用**　手紙の活用も有効である。いまの時代，LINE やインスタグラムといったソーシャルネットワーキングサービス（SNS）ですぐに連絡ができるが，じっくり考えて書く手紙には，異なる語りの再構築という面で効果がある。たとえば，ある老人ホームで暮らす 80 歳の高齢女性は認知症をかかえているが，ベッドサイドには孫娘の写真が飾ってある。孫娘は毎週，「元気ですか，部活で○○しました」といった簡単な内容の手紙を書いてくる。高齢女性は内容をやがて理解できなくなっていくかもしれないが，孫娘から手紙がきていたというあたたかい思い出は残るであろう。また，孫娘にとっても，祖母に対する思いやりを手紙にすることは，自身への癒しにもつながる。このように手紙のやりとりは，家族に新たな語りをもたらし，大きな財産を残していく。

□ NOTE
❶ナラティヴ - セラピーでは，外在化する対象に名前をつけることが多い。

2　家族と協働するための支援

家族内の誰かが，病気やなんらかの問題をかかえたとき，本人はもちろんではあるが，ほかの家族成員にも大きな衝撃を与える。家族成員は，家族のなかで患者とは異なる役割を担っており，それぞれの立場から，おきたできごとに対して責任や葛藤，負担，不安，悲しみなどを感じ，ときに患者以上に悩みや困難をかかえている場合がある。

一方，看護職者の視点にたつと，患者の看護をする際に，家族は重要なキーパーソンであり，「家族は患者をサポートするための存在であり，患者を支える資源」と考え，「家族は協力してもらえる存在」ととらえることが多くなる。そのため，看護職者は，しばしば，悩みや困難をかかえた家族であることを忘れ，多大な要求をしてしまいがちになる。そのため，看護職者は，家族を「患者をかかえた当事者」と「患者をともに支えていくための協力者」の両者の視点からとらえることが大切である。そして，適切かつ必要な資源を用いながら，家族も支えるために介入していくことが望ましい。

1　家族を支える資源

家族を支える介入において用いられる資源には，大きく分けて**フォーマルな資源**と**インフォーマルな資源**がある。看護職者は，対象者の状況に合わせて，これらの資源を使い分け，提供していくことが必要となる。

● **フォーマルな資源**　フォーマルな資源とは，医療保険制度や地域福祉サービスなどの公的な制度に基づいて行われるサービスをさす。サービスを提供する者は，専門機関・組織の職員であり，利用者の必要に応じた資源を

○表3-4　家族のフォーマルな資源

資源の種類	資源の内容
物理的資源	施設，設備，医療器具，レンタル用品など
人的資源	医療専門職，行政職員，地域・近隣の町内会などの役員など
情報的資源	医療情報，インターネット情報，専門誌など
経済的資源	療養給付，休業給付，障害給付，介護給付など

提供することを職業としている。フォーマルな資源には，物理的資源・人的資源・情報的資源・経済的資源がある（○表3-4）。

　通常，看護職者は，病院や介護施設などの組織に属し，公的な役割・制度にそって看護を提供する。そのため，家族にとって，看護職者はフォーマルな人的資源の1つといえる。

● **インフォーマルな資源**　インフォーマルな資源とは，法律や制度に基づかない非公式なサービスをさす。これらの非公式なサービスを提供する者は，NPO法人・ボランティアグループのほか，家族や近隣の人，友人など，利用者と私的な関係性にある者である。そのため，利用者と資源との関係は，情緒的かつ親密性の高いものであり，資源の利用方法についても調整がききやすいという特徴をもつ。

　インフォーマルな資源は，家族によってその内容やかたちはさまざまであるが，利用者が従来もつ資源（内的資源）から発展させたものであるため，家族の信頼性や生活力，適応性，柔軟性，解決能力に影響される性質をもつ。つまり，家族が現在の状況から変化しようと望むコンピテンス❶によって，インフォーマルな資源は変化することになる。

2　家族のセルフケア力の理解と支援

● **個人のセルフケア力**　人は本来，健康に対する要求をもち，その人自身が望む健康な生活を維持するために，みずから意思をもって健康や体調に留意する。そして，自己の責任のもとで生活習慣を管理し，自発的にコントロールを行うことができる。

　このような個人のセルフケア力は，小さな乳児から大人にいたるまでもっている基本的な能力である。たとえば，乳児は，空腹になれば養育者へ啼泣して訴え，生命維持のための栄養を母乳や人工乳から補給する。また，成長して大人になれば，体調をくずしたときでも，人に頼ることなく，その対策として身体を休め，受診行動につなげようと努力をする。

● **家族のセルフケア力**　セルフケア力は，個人だけでなく家族にも存在する。家族は家族内の問題や危機を，役割変化や家族自身がもつ既存の資源を活用することによってのりこえようとする。このように，家族内で問題が生じたとき，家族みずからがおさめて恒常性を維持しようとする力を**家族のセルフケア力**という（○12ページ）。そして，健康な家族には，もともとセルフケア力が存在する。

NOTE

❶コンピテンス
　個人が経験・学習を通して獲得した能力をさす。ある条件下で自分の有能さを発揮しようとする潜在能力と動機づけ，生活の質が関連している。

たとえば，50歳代の男性が脳梗塞で緊急入院した事例について考えてみよう。男性には専業主婦の50歳代の妻，大学生と高校生の2人の子どもがおり，一家の大黒柱が倒れることによって，経済的・心理的な困難が家族におそいかかる。しかし，健康な状態にある家族であれば，細かな違いはあっても，次のように対処しようとこころみるだろう。

- 妻がパート勤務を始め，男性の介護をしながらリハビリテーションの支援をする。
- 大学生の子どもが奨学金やアルバイトによって学費を自分でまかなう努力を行う。
- 高校生の子どもも，母親のかわりに家事を手伝い，友人や学校の先生たちの理解を得ながら学業を維持しようと務める。

このように，健康な家族は，セルフケア力で役割を変化させ，情報を獲得し，フォーマルおよびインフォーマルな資源を使いながら，家族の危機をのりこえようと努力する。また，このとき，家族成員どうしは声をかけ合い，役割変化を受け入れようとコミュニケーションをはかる。このコミュニケーションによって，情報は家族内だけでなく，友人や学校の先生といった家族外にも広がっていく。そして，外部に危機状況を伝えて，資源を利用し，みずから家族機能の維持に理解を求められるようになる。看護職者は，家族のセルフケア力を信じ，理解しつつ，パートナーとなって支援することが重要になる。

③ 当事者どうしのグループを活用した支援

看護職者は，個人がもつセルフケア力を信じると同時に，家族のセルフケア力をも信じて支援することが望まれる。しかし，ときに，これらのセルフケア力を維持することがむずかしい場合もある。

たとえば，個人のセルフケア力は，各家族成員がおのおのの能力に基づいてもっているが，それが十分に発揮できない場合は，ほかの家族成員や家族全体に影響を及ぼすことがある。また，家族のセルフケア力だけでは，家族の困難が長期にわたった場合，疲労の蓄積や不安の増強などによって，その維持がむずかしくなることがある。

● セルフヘルプ-グループ　個人あるいは家族のセルフケア力が十分に維持・発揮できないとき，同じようなつらさをかかえた当事者どうしが，みずからも同じ体験をした当事者として他者のケアにもかかわることが効果的な場合がある。そして，そのかかわりによって互いに支え合い，励まし合い，癒し合うことは，問題の解決や克服をはかることにつながる。

このような，自身の経験・知識からたすけ合う目的で集うグループを，**セルフヘルプ-グループ**（あるいは**当事者グループ**）という。わが国では，セルフヘルプ-グループのなかに**家族会**も位置づけられる。セルフヘルプ-グループは，公的な施設の職員や専門職による支援とは異なり，市民による自発的な運営が主体である。そのため，相談や支援に報酬は発生せず，利用者自身がもともともつ自助活動に依存している。このように，援助をする人が援助

される人からも援助を受けるという考えを，**ヘルパーセラピー原則**という。つまり，セルフヘルプ-グループは，活動する参加者や利用者の内的資源がその活動の原資となっているインフォーマルな資源なのである。

● **サポート-グループ**　セルフヘルプ-グループは，同じ境遇をもつ者どうしからなる集団であるが，これによく似た構造をもつ集団として**サポート-グループ**がある。ただし，サポート-グループは，自主性や自律性の視点でセルフヘルプ-グループと若干異なるところがある。

サポート-グループは，当事者以外の専門職者や行政職員，企業の職員などによって運営されるグループである。専門職者主導による治療や問題解決を目的としたグループとしては，たとえば，患者・家族を対象とした糖尿病の栄養教室があり，そのほかにも育児サークル，ドメスティックバイオレンス被害者の会などがあげられる。

サポート-グループは，同じ境遇をもち，共通の体験や問題をかかえた者どうしの集団という点では，セルフヘルプ-グループと共通する。しかし，サポート-グループは，専門職者など当事者以外の人々によって設置・運営され，目的に向かって活動していくものであることから，参加する当事者の自主性や自律性は，運営者側の人々の影響を受ける。

ただし，設立当初はサポート-グループとして専門職者がリーダーシップをとっていても，しだいに参加者の成長に合わせて，専門職者から分離・独立して運営されるようになる場合もある。このような自主性・自律性の獲得も，サポート-グループの目的となる。

● **ピア-サポート**　**ピア-サポート**とは，**ピア** peer すなわち，仲間どうしで行うインフォーマルな相談・支援活動を示す。同じような経験から得られる知恵をいかして，仲間どうしが傾聴と情報提供を行う支援である。共通の目的，課題でつながる仲間という意味では，セルフヘルプ-グループとは同義であるものの，最近ではピア-サポートを用いることが多くなっている。フォーマルな支援と異なり，活動の方法や場所に規律はなく，グループ，個人と集団の大きさにも自由性があることが特徴といえる。医療現場のみならず，学校や公共施設，民間団体などもピア-サポートの有効性を利用した支援が行われるようになっている。

4　患者・家族との関係性の構築と支援

医療職者と患者・家族の関係は，①医療知識や技術をもった専門家として医療サービスを提供する側と，②医療サービスを必要として受ける側からなりたつ。そのため，医療職者は，患者・家族が必要としているニーズを理解し，そのニーズに合った医療サービスを提供していかなくてはならない。

医療職者が，どのようにして患者・家族のニーズを理解すればよいのかということについては，従来の医療職者と患者・家族の関係性をみると答えを導くことができる。

● **従来の医療職者-患者・家族の関係**　従来の医療職者と患者・家族の関係のなかには，サービスを提供する側と受ける側には格差があって，専門職

者が一段上という考え方があった。

　たとえば，わが国の医療文化のなかでは「おまかせします」という言葉が多く使用されてきた。この関係性は，一見すると，患者・家族が医療職者を信頼しているようにみえるかもしれない。このとき，患者・家族は，医療職者を自分のニーズを理解・実現してくれる存在として想定し，身をゆだねてもだいじょうぶと考えている❶。

　ところが，医療職者は当事者ではないため，当事者のニーズをすべて知っているわけではない。医療職者がしていることは，医療に携わってきた経験知による，当事者におきた事象のアセスメントであり，その後の医療サービスの提供は，あくまでも予測に基づいたものなのである。

　このように，対等でない関係性においては，互いのニーズやはたらきをそれぞれの経験値から予測することしかできず，患者・家族のニーズを理解することはむずかしくなる。

● **当事者間の関係**　一方，セルフヘルプ-グループやピア-サポートなど，当事者どうしの関係では，サービスの提供者と受領者ではなく，参加者が与え，同時に受けることがつねに行き来して紡がれた関係性が成立している。このことから，当事者間の関係では，最も当事者のニーズを知っている参加者自身が，当事者が受けたいサービスを提供していることになる。したがって，看護職者は，当事者間の関係を理解し，そこで生まれる声を聞くことで，患者・家族の立場に近づくことができるのである。

● **当事者と対等の立場で話をする**　当事者どうしの関係性からわかるように，当事者の立場を知るためには，当事者と対等の立場で話をすることが重要である。

　たとえば，意思決定の場面における，インフォームドコンセントについて考えてみよう。一般的に，「インフォームドコンセント」という言葉は，ある医療行為について「相手が十分に理解して，納得したうえでの同意」を意味する。そして，医療を受ける側に，提供する側が説明をしていく際に用いられる。しかし通常，当事者は，医療情報を提供されても専門的な知識をもち合わせていないことが多い。このような場合，十分な理解までにはいたらず，理解するにはもっと時間がかかる。しかし，この時点で，医療職者が「患者・家族に対して十分に説明をした」として，患者の主体的な同意を得られたと解釈してしまうと，受け手側である患者・家族は不満をずっと消化できないまま医療を受けていくことになる。

　医療を受ける側と提供する側は，つねに対等な関係であるべきで，どちらが上でも下でもない。医療職者と患者・家族は互いをパートナーとして位置づけ，互いの立場を尊重した関係性であることが重要なのである。

5　家族とのコミュニケーション

　看護で用いるコミュニケーションは，ケアの提供者である医療職者と受け手である患者・家族が，情報や感情，思考を共有するための重要なスキルである。最近は，業務の効率化や時間短縮などを目的に医療の電子化が進み，

看護職者が患者を引き継ぐ際に，必要な医療情報や生活・環境情報がすでに電子カルテに記載されていることも多い。そのため，情報収集の時間がほとんどない状態で患者に出会うことが多くなっている。また，十分な関係性を構築するための機会がないまま，看護介入が終了してしまうこともある。

　まして，家族とのコミュニケーションでは，面会制限などがある場合もあり，必要最低限の情報共有のみといった，表面的なものにとどまりやすい。しかし，患者や家族がいだく真のニーズを知ることは，より効果的な看護を提供することにつながり，看護に厚みをもたらす。家族とのコミュニケーションは，その糸口を引き出す大切なスキルであり，看護職者はこのスキルを身につけ，実践することが大切である。

　看護職者は家族との円滑なコミュニケーションをとるためには，家族システムをアセスメントし，その特徴に合わせて会話を工夫するのがよい。しかし看護職者の声かけの仕方によっては，家族成員間の悪循環をさらに助長させてしまうこともあるので，注意が必要である。家族とのコミュニケーションを行うときは，以下の点に注意しかかわることが望ましい。

（1）家族と家族成員それぞれの意見を尊重する，一方の味方につかない。
（2）まずは家族それぞれの語りを奨励し，早い段階で助言や意見は行わない。
（3）家族の決断を賞賛する。
（4）家族が感情的な反応をしているときは，平常化を促す。

６　家族内のコミュケーションパターンの観察

　家族を理解するためには，まず家族システムをアセスメントすることが重要になる。

　通常，家族内になにか問題がおきれば，家族内外の人間関係や家族成員どうしが反応するなど，家族システムが動き出す。家族は本来のセルフケア力で，家族成員のだれかがリーダーとなり，家族成員どうしで解決方法を検討し，家族外システムと家族内システムが交流して変化を促し，その問題をのりこえようとする。このような解決に向けた変化の過程で，家族内ではダイナミックなコミュニケーションが行われている。看護職者は，このコミュニケーションのパターンを観察することで，家族システムをアセスメントすることができる。

● **面会の場におけるアセスメント技法**　看護職者にとって，家族との面会の場は，単なる患者や家族との言語的な情報交換の場ではなく，家族の様子を観察して家族システムを理解できる重要な機会といえる。とくに，初対面の場面は最も容易に家族を観察できる。

　たとえば，看護職者が家族に自己紹介すれば，家族もそれにこたえることになる。そのとき，家族成員の誰が最初に口火をきって話しだすのか，誰が家族成員を紹介するのか，などを観察することによって家族内のリーダーを知ることができる。また，医療職者の問いかけに対して，どのような並び方，立ち位置で聞いているか，最初に返答をするのが誰か，答えを出すとき家族どうしで意見交換をしているか，最終的に合意をとっているか，なども家族

内の役割関係や，家族の対応力といった家族機能をみることができる。さらに，家族成員どうしの互いの表情の見方や，声のかけ方から，情緒関係をみることができる。

3　ファミリー–センタード–ケア

　ファミリー–センタード–ケア family-centered care は，1987年，アメリカの小児ヘルスケア協会 association for the care of children's health がはじめて定義し，構成要素を示した。いわゆる子どものヘルスケアには，家族，看護職者，その他の保健医療専門職との協働が重要であることを強調したアプローチである。わが国では，1990年以降，**家族を中心としたケア**として，小児看護学や母性看護学の領域を中心に浸透した。

● **基本理念**　ファミリー–センタード–ケアでは，前提として家族を子どもの力と支えの本質的な源とし，家族は子どものケアのエキスパートかつ，ヘルスケアの重要な情報を有する存在であるととらえる。そのため，家族には，ヘルスケアのパートナーとして，ケアの計画，実施，評価のすべてに参画し，専門職者との協働によって最良の実践を行うことが期待される。一方，専門職者は，家族の多様性と価値観，強み，能力，行為を尊重してアセスメントを行いつつ，家族のニーズに応じた情報やサービスを提供する。

　これらを通じて，家族と看護職者の間には良好なパートナーシップが形成され，家族の能力の向上や，ケア力の促進，コントロール感，強み，自信が高まり，子どもに対する最高のケアと家族のエンパワメントが可能になるとしている。

● **主要概念**　ファミリー–センタード–ケアは，「尊厳と敬意」「情報の共有」「参加」「コラボレーション（協働）」という4つの主要概念により構成されている。これらは，ファミリー–センタード–ケアを実現するうえでの大前提となっており，医療職者は，家族に適切な情報を提供してそれを共有することで，選択した決断に敬意をあらわす必要がある。そうすることで，患者がケアを受けるために家族と協働してケアに取り組むことができる。

● **ペイシェント–アンド–ファミリー–センタード–ケアへ**　ファミリー–センタード–ケアは1980年代後半になると，すぐに北米をはじめ，日本や東南アジアなどの国々で，質の高いヘルスケアとして受け入れられるようになった。やがて，1990年代になると，疾病構造の複雑化や医療の高度化に伴って，あらゆる年齢層の人々，あらゆる医療レベル，あらゆる環境下でヘルスケアの重要性が認識されるようになった。その結果，①患者とその家族の優先事項・好み・価値観に確実に対応できるようにすること，②患者の役割の確認をより明確にすることが，不可欠の要素として加えられていった。

　その後，1992年にアメリカで，患者・家族中心ケア研究所 Institute for Patient- and Family-Centered Care が新たに設立され，ヘルスケアの質と安全性を高めるために，子どもに限局しない患者と家族のパートナーシップが提唱された。こうして，現在，ファミリー–センタード–ケアは，**ペイシェント–**

アンド-ファミリー-センタード-ケア patient and family-centered care（**患者・家族を中心としたケア**）として扱われるようになっている。

work 復習と課題

❶ 家族発達段階の枠組みを1つあげ，それぞれの発達段階と発達課題について述べなさい。

❷ 家族システム理論について，サブシステム，上位システムにあたる例を1つずつあげ，説明しなさい。

❸ 二重 ABCX モデルについて，前危機段階と後危機段階にあたる例を1つずつあげ，説明しなさい。

❹ 家族療法について，家族看護に活用できる技法を1つあげ，説明しなさい。

❺ 家族看護の実践で活用できるピア-サポートの例を1つあげ，説明しなさい。

参考文献

A. 家族を理解するための理論
1. フォン・ベルタランフィ著，長野敬・太田邦昌訳：一般システム理論——その基礎・発展・応用. みすず書房，1973.
2. 望月嵩：家族社会学入門——結婚と家族. 培風館，2002.
3. 遊佐安一郎：家族療法入門——システムズアプローチの理論と実際. 星和書店，1984.
4. 吉本尚：家族ライフサイクル概論（特集　実践家族アプローチ）. JIM 22(11)：822-823, 2012.

B. 家族の変化を把握するための理論（家族ストレス対処理論）
1. 鈴木和子ほか：家族看護学——理論と実践，第5版. 日本看護協会出版会，2019.
2. 渡辺裕子監修，上野まり・本田彰子編：家族看護を基盤とした在宅看護論—— I 総論編，第3版. 日本看護協会出版会，2014.
3. Hill, R.: *Families under Stress: Ajustment to the crises of War Separation and Return*. Harper & Brothers, 1946.

C. 家族に変化をもたらすための介入
1. 日本家族研究・家族療法学会編：家族療法テキストブック. 金剛出版，2013.
2. 日本家族療法学会：家族療法基礎講座.（https://www.jaft.org/basiccourse/）（参照 2023-10-10）.
3. マイケル-ホワイト・デビット-エプストン著，小森康永訳：物語としての家族. 金剛出版，1992.
4. マクダニエル，S. H. ほか著，渡辺俊之監訳：メディカルファミリーセラピー——患者・家族・医療チームをつなぐ統合的ケア. 金剛出版，2016.

第 4 章

家族看護展開の方法

A　家族看護過程とは

　臨床において，看護職者は，看護アセスメントの枠組みにそって情報を収集・分析し，看護問題を抽出したのち，看護目標および看護計画をたてて実施する。このような看護過程は，日々の看護実践を積み重ねるなかで，必ずしも具現化されているわけではないが，一定のプロセスにそって思考し，看護を展開していくことは，援助の意図や根拠を明確にし，患者の健康問題の解決をより容易にするうえで重要なものである。

　一般に，看護過程は患者個人を対象として展開される。しかし，単に患者の健康回復や自立，QOL の向上をはかっても，患者が生活する場として家族の安定が失われていれば，患者本来の健康を十分に取り戻せたとはいえない。そのため，家族看護では，家族そのものが安定して健康であることを重視する。そして，患者の健康を目ざすために患者と家族を一単位としてとらえたうえで，一定のプロセス（**家族看護過程**）にそって看護を提供する。

1　家族看護過程において重要な視点

1　家族を患者と同様に援助の対象として位置づける

　看護過程を展開するうえで，家族は患者の健康問題を判断するために欠かせない情報源である。また，看護介入をする際にも，家族は有力なサポート源として期待される。しかし，家族看護では，家族を患者の回復や自立，QOL 向上のための資源としてではなく，患者と同様に援助の対象として位置づける。つまり，家族は患者とその他の家族成員から構成されるシステムであるため，①患者を看護することが家族に安定を促し，②家族全体を看護の対象としてかかわることが患者の健康回復につながることになる。

　看護の対象を1人の患者だけではなく家族全体とした場合，対象としての家族にはさまざまな特徴がある。たとえば，患者は健康を害し医療職者による介入を求めるが，患者以外の家族成員は健康を害していると限らない。また，家族は医療行為を提供する病棟や，外来などの臨床の場に常時いるわけではない。これは，病院で治療をする場合のみならず，在宅の患者や介護施設にいる患者の場合も同様といえる。

2　家族のセルフケア力をあと押しする

　家族とは複数の家族成員から構成されるシステムであるとともに，家族成員1人ひとりのライフサイクルによって織りあげられた存在である。そして，家族成員個人のライフサイクルに発達課題があるように，家族にもライフサイクルがあり，発達課題がある（◐ 103 ページ）。

　家族のライフサイクルは，カップルもしくは2人以上のペアの誕生による，独立した集団を形成したときから始まる。ときに，親になり，子どもを育て

ることを通じて家族として発展し，葛藤も得ながら子の独立・分離を経験する。親として過ごした2人の関係を新たな段階として再形成し，2人の充実したときを過ごし，死別を経験する。子をもたない夫婦の場合も，さまざまなライフイベントがあり，ときに困難な状況を迎えながらも家族として発達していく。家族はそのつど，課題に向き合ってのりこえ，次の世代への継承へと成長していく。

　家族が成長していく過程では，子どもの誕生や就学，就職，親の介護などのライフイベントがおこるほか，家族成員の罹患や，経済的困窮，社会的困難，親との死別といったさまざまな困難に巻き込まれる。このとき家族システムが揺らいで不安定な状態になるが，家族は内部で困難に向き合い，家族成員1人ひとりが，みずからのもてる力を最大限に発揮して対処しようとするほか，互いに協力して家族全体で問題を解決しようとする。また，家族が他人の力や情報を利用して問題の解決をはかることもある。

　このように，家族はそのセルフケア力によって困難から脱出し，家族システムの均衡を維持しようとするが，それだけで問題の対処・解決が困難なときには家族全体が混乱し，危機に陥る危険性がある。家族看護が必要となるのはこのようなときであり，家族のセルフケア力を十分に尊重したうえで家族を支援する（◯ 157ページ）。つまり，家族看護の実践とは，家族の問題を解決するために家族のセルフケア力をあと押しすることといえる。

2 家族看護過程の枠組み

1 家族看護過程を構成するプロセス

　家族看護の実践は，看護職者が対象となる家族のセルフケア力を査定し，家族看護の必要性を判断することから始まる。そして，家族になんらかの支援が必要と判断した場合，家族に関連した問題を解決に導く。家族看護を実践するためには，患者個人の援助と同様に，看護職者が，家族の状態を判断し，適切な介入を計画・実践していくための系統的なプロセスが必要となる。これが**家族看護過程**であり，情報収集，家族アセスメント，家族の看護問題の明確化，家族看護計画の立案・実施・評価からなる（◯図4-1）。

　①**情報収集**　枠組みにそった一定の視点で患者情報ならびに家族情報を収集する。

　②**家族アセスメント**　収集した情報を，整理・統合して分析し，患者を含む家族成員個人，夫婦・親子・きょうだいなどのサブシステム，家族の全体システムの状況をそれぞれ分析・判断する。

　③**家族の看護問題の明確化**　家族アセスメントの結果に基づいて，家族システムのなかにある，疾病に伴う問題や家族の問題を抽出する。

　④**家族看護計画の立案**　抽出された看護問題を解決するための具体的な目標をたて，それに向かって，患者を含む家族成員個人，サブシステム，全体システムに対する援助や介入の方法を考案する。

　⑤**家族看護の実施**　立案した家族看護計画を確認し，家族に援助あるいは介入を行う。

　⑥**家族看護の評価**　家族看護の実施に伴う，患者や家族成員，サブシステム，家族全体のそれぞれの変化や効果を評価する。さらに，家族看護過程の各段階についてふり返って評価する。

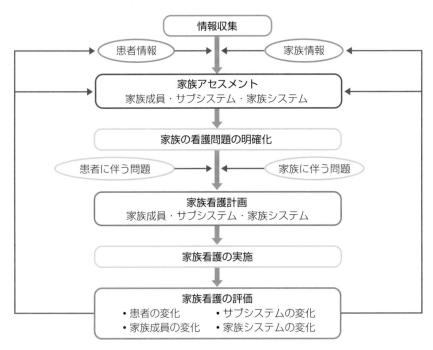

◉**図 4-1　家族看護過程のイメージ**

---

plus	**家族アセスメントの基盤となる理論**

　一般に，看護ではヘンダーソンやオレム，ゴードン，ロイなどの看護理論に基づく看護アセスメントが用いられる。これらの看護理論の枠組みは，患者個人の基本的ニーズやセルフケア要件，適応様式の分析を目的として構成されている。また，患者の問題をより明確にするために，患者の病状や治療，心理的特徴，生活ニーズなどを重点的に収集するように意識することが多い。さらに，看護問題だけではなく医学的問題を含めた共同問題を導くこともある。このような特徴から，患者個人を対象としたアセスメントの枠組みでは，家族という集団の全体像がとらえにくく，そのまま家族看護に適応することはむずかしい。

　家族看護では，患者の情報に加え，家族をとらえるための枠組みとして患者以外の家族成員の情報，家族成員どうしの情報，家族全体の情報をアセスメントし，

理解することが重要になる。そのため，家族看護は，①患者と家族が密接に影響し合っていることを示す家族システム理論，②家族の成長・発達段階が家族のセルフケア能力に影響することを示す家族発達理論，③家族がもともともっている重要な家族機能を示すセルフケア理論，④患者の健康問題から生じた家族の危機とその対処機能を説明するための家族ストレス対処理論が理論的な基盤となっている（◉ 112 ページ）。

　家族看護過程では，これらの理論に基づいたアセスメントの枠組みにそって，家族の発達課題および全体像をとらえ，家族の危機に対処するセルフケア力を査定する。そして家族に伴う問題に応じ，看護計画をたてて実施し，患者と家族双方にあらわれた変化を評価する。

2　家族看護過程の進め方

　家族看護過程は，次に示すハンソンとフリードマンの考え方のように，けっして特別なものではなく，患者個人に対する看護過程と一体となって進めていくものである。

◉**ハンソンの家族看護過程**　ハンソンは，安全で有効な看護を行うために，最も中核となるのが家族看護過程であると述べている。また，正確なアセスメントを行って家族の健康問題を見分け，適切なケアプランをたてられるかどうかは，看護職者の能力によると指摘している。

　ハンソンは，家族看護の対象が，家族全体か個人であるかは関係なく，看護職者が適切な情報を収集していれば，両者の関連から正確な問題を見いだすことができるとした。つまり，家族看護過程は，看護職者と家族がそれぞれ情報と問題をたぐり寄せ，紡ぎ合わせ，全体をとらえていくことであると表現している（◉図4-2）。

◉**フリードマンの家族看護過程**　フリードマンも，看護過程のプロセスは，個人と集団でそれ自体はかわらないと述べている。ただし，家族を焦点とした看護実践を行う場合には，看護職者が家族成員と集団としての家族（家族集団）の双方にはたらきかけることをすすめている。具体的には，個人と家族，それぞれのアセスメントを行い，統合して健康問題を査定する。さらに，看護計画や看護実践も同様に，個人と家族の2つのレベルで取り組み，評価していくことが望ましいとしている（◉図4-3）。

◈　家族看護過程を進める際の注意点

　通常の看護過程は，健康障害のある患者もしくは，療養者という個人を対象に展開される。疾病や障害に伴う患者自身の身体的・心理的・社会的背景をアセスメントして看護問題を抽出し，具体的な看護計画を立案・実施して

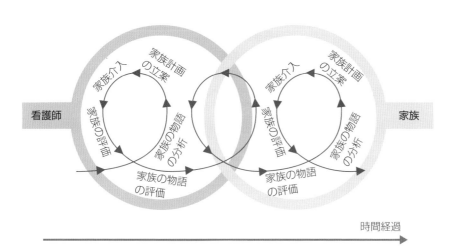

◉**図4-2　ハンソンによる家族看護過程**
（Kaakinen, J. R., et al. : *Family Health Care Nursing, 5th ed.* p.107, F. A. DAVIS, 2015 による）

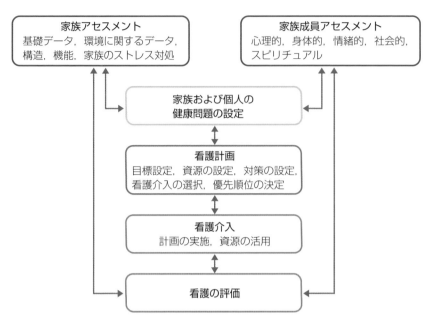

●図 4-3　フリードマンによる家族看護過程

（Friedman, M. M., et al. : *Family Nursing, 5th ed.* p.174, Pearson, 2003 による）

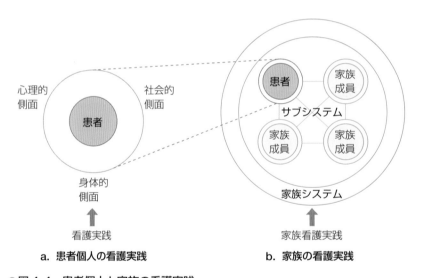

a. 患者個人の看護実践　　　　b. 家族の看護実践

●図 4-4　患者個人と家族の看護実践

　問題を解決していく。これは家族看護過程も同様であり，必要な情報を収集し，家族アセスメントによって家族を理解するなかで看護問題を抽出し，看護計画を立案・実施することによって，家族の変化を期待する（●図 4-4）。

　ただし，家族看護過程では，あくまで家族のもてる力を重視し，家族のセルフケア力に焦点をあてる点が患者個人を対象とした看護過程と異なる。つまり，患者を含めた家族の全体システムへ介入し，システム内でおきるダイナミクスを期待したかかわりをすることが，家族看護過程の特性である。

　そのため，支援にあたっては家族自身が変化できるように援助を行う。ま

た，なんらかの問題をかかえている家族がいたとしても，日常のかかわりを介して，すでに家族自身が問題に気づいて解決している，あるいは，解決に向かって動いている場合，看護職者は積極的な介入を避けるほうがよい。家族が看護介入を必要としている，もしくは，看護介入をしなくては家族の健康状態が維持できないということを判断してから，はじめて計画立案に取りかかることが大切である。

B 家族看護の実践

1 情報収集

　家族看護過程では，まず，通常の看護で得るような患者の基礎情報とともに家族の基礎情報も収集する。そして，両者の情報を合わせてアセスメントし，効果的な看護計画につなぐことによって，患者および家族の問題が解決していくことを目ざす。

● **患者情報の収集**　通常の医療において，医師は主訴や現病歴，既往歴，家族歴，検査・診察所見などの情報を収集し，病態を見きわめながら診断や治療計画をたてる。また，看護職者は，上記の医療情報に加えて，患者の生活に関係する社会的・文化的・心理的な情報を収集する。

● **家族情報の収集**　患者情報に合わせて，家族情報を収集する。家族看護においても，家族アセスメントを行うための枠組みがあるため，家族アセスメントを効果的に行えるように意識しながら情報収集をすることで，一定の質を保った患者情報と家族情報を得ることができる（◎表 4-1）。

◎表 4-1　家族アセスメント項目

患者情報		病名，病状，治療方針，年齢，性別，職業，役割，ADL
家族情報	家族成員の情報	年齢，性別，役割，健康状態，価値観
	家族成員間の情報	関係性，相互交流
	家族全体の情報	構成，居住地，発達，対処経験，経済状況，習慣，会話

plus	**家族や周辺に対するアンテナの重要性**

　家族看護に対するニードは，家族のなかに疾患やなんらかの健康障害をもつ家族成員が発生したところから発生する。看護職者の目の前に家族看護の対象となりうる家族がいるとき，適切に家族アセスメントを行えば，家族看護の必要性を見きわめて支援を行うことができる。しかし，そもそも看護職者の目に家族の姿がとまらなければ，家族アセスメントを行えず，家族を支援することもできない。そのため，看護職者はつねに，患者を取り巻く家族やその他の人々，さらには周辺の環境にもアンテナをはることが重要である。

ⓐ 収集する情報

1 患者情報

　家族看護過程における患者情報とは，単にヘルスアセスメントのために収集するものではなく，患者の発病が家族へ及ぼす影響などを分析するためのものである。そのため，患者の発病に伴う家族内外での役割変化，家族成員間の関係性の変化は，情報収取にあたって重要な視点となる。

●**病名・病状・治療**　患者情報のなかで，病名，病状および治療方針は，看護の方向性を示す重要な要素である。身体的側面からみた患者の健康問題が，日常の看護で解決されると予測されれば，家族の変化は一時的なものになる可能性が高く，家族のセルフケア力で対処できる場合が多い。しかし，患者の発病が突然であったり重篤であったりするときは，長期的・短期的に家族に与える影響は大きいことが予測できる。また，治療方針の決定に家族の判断が迫られることもある。このような場合，患者の年齢や性別に加えて，発達段階，家族内での役割の情報を得ることが必要になる。

●**職業・ADL**　職業などから社会的立場や役割を明らかにし，家族内外への影響を考えることも重要である。さらに，疾患の進行や回復状況から身体的な変化を示す ADL を査定し，家族成員や家族システムへの影響を総体的に描いていく。

2 家族情報

　家族情報は，①家族成員個々の情報，②家族成員間の情報，③家族全体の情報の３つのレベルで収集する。また，情報を患者だけでなく，ほかの家族成員など，さまざまな方向からみることで，それぞれの家族成員と家族全体の関係性を統合し，集団およびシステムとしてアセスメントができる。

●**家族成員個々の情報**　家族成員１人ひとりを理解することは，家族全体を理解する糸口になるため，家族成員個々の情報から収集する。たとえば，家族のなかから患者が発生した場合，家族成員におこる変化は，患者の立場や能力によって異なる。また，ストレスの受け方や対処方法も発達段階や価値観によって異なる。

●**家族成員間の情報**　家族という集団のなかで，家族成員はそれぞれ独立しているわけではなく，互いに交流して関係性をもつことによってシステムを構築している。また，家族成員どうしが互いを家族であると思い情緒的なきずなを保っていることは，家族システムに大きな影響を及ぼし，それは，家族成員どうしが物理的に離れている場合でも同様である。したがって，家族成員間の関係性や相互交流の度合いについて情報を得ることは，家族のセルフケア力をはかり，援助の方向性を見いだすうえで重要になる。

●**家族全体の情報**　特定の家族成員間やサブシステムではなく家族全体で，なにかを共有したり，共通の行動をとったりすることがある。たとえば，正月に家族成員が一堂に集まるなどの習慣や食生活，文化，風習などは，しば

しばみられる家族全体の情報である。また，患者や家族成員それぞれが，家族全体に対して思っていること，実行していることなども家族全体の情報といえる。

● **その他**　通常の看護過程と同様に，患者の経過に伴う家族の様子や変化も重要な情報である。

3 家族看護過程展開の実際①──家族情報の収集

　ここまで，家族看護過程の家族情報の収集までを述べてきた。次に，実際どのように家族情報を収集するのか，事例を通して確認してみよう。

1 患者プロフィール（患者情報）

● **患者**：T さん（78 歳，女性）
● **疾患**：急性心筋梗塞，既往歴なし。
● **職業**：60 歳まで中学の国語教師として勤め，定年退職して現在は無職，年金暮らしである。
● **役割**：2 人の子どもは結婚して別居。夫は 5 年前に大腸がんで死別し，現在はひとり暮らし。外交的な性格で，自分の時間を有意義に使いたいと週に 2 回は趣味の俳句クラブへ通っている。
● **ADL**：身体機能，認知機能に問題はなく，日常生活も自立している。毎朝，30 分のウォーキングをしている。

2 家族プロフィール（家族情報）

　T さんおよびその家族を描いたジェノグラムを ▷図 4-5 に示す。

①家族成員の情報

● **息子（49 歳）**：会社員で隣県まで片道 1 時間半をかけて電車通勤している。妻（48 歳）は近所のスーパーで週に 3 回パートをしている。夫婦の健康状態は良好。長女（16 歳）は高校 1 年生で吹奏楽部に所属。次女（15 歳）は高校受験を控えている。住まいは T さん宅から車で 20 分ほどの隣町である。
● **娘（46 歳）**：高校の英語教師で隣市まで片道 40 分をかけて車通勤している。

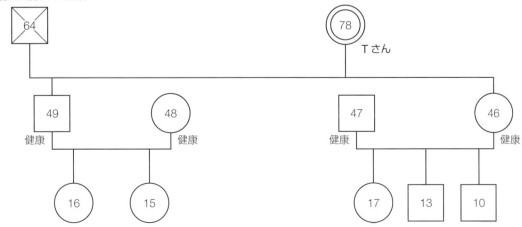

▷図 4-5　T さんの家族のジェノグラム

夫(47歳)は会社員で片道1時間をかけて電車通勤している。夫婦の健康
状態は良好。長女(17歳)は高校2年生でバレー部に所属。長男(13歳)は
中学1年生でサッカー部に所属。次男(10歳)は小学校4年生で徒歩20分
の学校に通っている。住まいはTさん宅から車で15分程度の場所である。

②家族成員間の情報

● 息子はひとり暮らしの母親を気にかけているが，仕事が忙しい。交流は
2週間に1回，週末にTさん宅へ訪れている。息子の妻はTさん宅には，
ほとんど行かない。

● 娘はTさんの健康を気にかけており，週に2～3回程度，仕事の帰りにT
さん宅へ寄っている。娘の夫はTさんの家にはほとんど行かないが，娘
がTさん宅へ寄る際は，家事を行っている。

③家族全体の情報

● Tさんは5年間闘病していた夫を自宅で看取り，これからは自分の時間を
ゆっくり過ごそうと考えていた。そのため，子どもたち家族には迷惑をか
けたくないと，自分なりに食生活や運動に気を配り，健康管理を行ってい
た。

● お盆とお正月は，息子家族と娘家族がTさんの家に集まり過ごしている。

3 経過

①入院時

7月3日，Tさんは，昼食中に前胸部の締めつけられるような痛みを感じ
たが，自宅で安静にすると消失した。しかし，翌日，散歩中に再び前胸部に
激痛が出現し，冷汗・呼吸困難もあって道端でうずくまっているところを近
所の人が見かけ，救急車で救急外来に搬送された。その後，血圧や心電図の
所見から，急性心筋梗塞の疑いで冠動脈疾患集中治療室(CCU)に緊急入院
となった。

入院時，激しい胸痛と呼吸苦の訴えがあり，モルヒネ塩酸塩(5 mg)を投
与したあと，心臓カテーテル検査を施行した。その結果，冠動脈の狭窄がみ
とめられたため，経皮的冠動脈インターベンション(PCI)が施行され，狭窄
が改善した。

②入院1週間後

CCUより一般病棟に転棟になった。バイタルサインは体温36.9℃，心拍
数78回/分，血圧102/68 mmHgと安定し，胸痛発作はみられない。運動負
荷試験を実施するが胸部症状の出現はなく，心拍および心電図上に異常が出
現しないことから心臓リハビリテーションが開始となった。

③入院2週間後

心臓リハビリテーションは順調に進み，ゆっくりではあるが歩行可能とな
る。胸痛や呼吸苦の出現はなく，バイタルサインも安定している。退院後の
生活環境が整備できたところで退院を予定している。

b 情報収集の技術

1 家族情報収集のタイミングと姿勢

多くの場合，看護職者は，患者情報を得るときに，はじめて家族と接点を
もつ。この段階において，家族は，看護職者があくまでも患者のために必要

な情報を収集していると理解している。なにげない情報のとり方だけでは，家族は自分たちを看護の対象と認識していないため，必要な家族情報を得ることはむずかしい。したがって，家族情報を収集するためには，家族との関係を構築する過程のなかで，家族を看護の対象としてとらえて意識的にかかわり，情報を意図的に収集していく必要がある。

　しかし，十分な関係性を家族との間に築いていなければ，プライバシーにかかわる内容などの立ち入った情報を得ようとすると，家族に遮断されてしまうこともある。そのため，家族情報の収集では，患者本人や家族を尊重する姿勢がなによりも大切であり，そうすることで，患者・家族と看護職者の関係性を保持できる。

2 ケアされている感情をいだけるような関係をつくる

　患者に罹患や入院などの健康問題が生じたとき，家族にとっては通常，患者の健康回復が最も重要である。そのほかにも，家族は自身の将来に不安をいだいたり，病院や施設などの慣れない環境下で緊張したりしている。

　しかし，通常，家族は医療行為を直接受ける対象でないため，医療職者とかかわる時間が少なく，不安や緊張を吐き出しにくい状況にある。したがって，家族はこれらの問題を，自己解決しようとしていることが多い。

　このような家族の状況を理解し，ニーズをとらえ，看護過程を展開していくためには，家族が看護職者をパートナーとして受け入れ，協働の姿勢で情報交換できるような関係性を築くことが大切である。

　具体的には，まず，看護職者は本来の役割である患者の健康回復に全力をつくす。そうすることで家族の最も重要なニーズを満たすことができる。次に自分から家族も手助けする存在であることを伝え，認知してもらう。家族から情報収集する際は，家族の悩み，不安を感じとるようなスタンスで慎重に向き合うことが望ましい。また，看護職者は家族に，患者の代弁者として，医療職者へ伝えたいことや希望があるかを聞き，看護職者に話すことによって家族自身もケアされている感情をいだけるような関係をつくることが重要である。

3 家族と目標を共有し，関係のなかから情報を引き出す

　看護職者は患者を看護するなかで，必要性の有無にかかわらず，つねに家族への関心をいだき，家族と直接的・間接的にかかわることが必要である。

　近年，平均在院日数が縮小したことを受けて，急性期病床では一次治療が終了した時点で次の療養施設への転院となる。そのため，医療職者と家族が十分に話をする時間は少なく，家族の意向や意思を確認できないまま介入が終了することも多い。このとき，家族は自分の気持ちを伝えて消化するタイミングを失い，ジレンマをいだいた状態で次の医療職者のもとに移ることになる。

　看護職者は，一方的な興味・関心ではなく，誠実な態度で患者のケアにかかわり，看護の目的を家族に伝え，患者の将来を家族とともに考え，目標を

共有していく。家族と看護職者の信頼関係は家族看護の基礎であり，それを築いていくことで家族自身のニーズを引き出せるようになる。ただし，家族から得られた信頼を失望にかえないように，看護職者は，会話から得られた情報は深く心にとどめることが必要になる。

4 自己の価値観をおき，家族の多様性を尊重する

十人十色といわれるように，外見や性格などがまったく同じ人はいない。このことは家族でも同様であり，構造・発達段階・環境が同じであっても，家族の価値観や文化は千差万別である。

しかし，看護職者はしばしば，患者家族に対して「娘なのに」「親なのに」「ふつうならもっと面会に来る」など，医療職者として自分たちの価値観や，みずからが育ってきた風習や慣例に合わせた評価をすることがある。もちろん，それらの評価を家族に直接伝えることはないかもしれないが，家族は看護職者の立ち居ふるまいや様子から，真意を敏感に感じとり，心理的な距離感が生まれることがある。

家族の情報を得る際には，家族の個別性を認め，表面的にとらえず，決めつけなしに柔軟な姿勢をもって情報を受け入れる。そのために，看護職者は家族がもともともっている価値観や信念を理解し，自分の関心や価値観と隔たりがあっても尊重し，受け入れるメッセージを伝えることが必要になる。

5 外部システムとのつながりから情報収集する

家族は，地域のなかに存在する集団であり，患者のいる病院以外にも，職場・学校・施設などの外部システムとつながっている。

外部システムとのつながりは，家族の個別性を知るための重要な手がかりとなる。そのため，看護職者は病院システムから外部システムまで多岐にわたる情報を収集し，そこにいる専門職や支援者らと情報共有することが大切である。さらに，今後の患者と家族を中心にすえたヘルスプロモーションを視野に入れ，ネットワーク構築を目ざした外部システムとの交流をはかることも望まれる。

このように，看護職者は，家族と外部システムの間をこまやかに動きながら，つながりをつくる役割をもつ。外部との対話にあたっては，事前の準備を十分に行い，関係をもつ相手の特徴を理解してからのぞまなければならない。

2 家族アセスメント

前述したように，健康な家族はセルフケア力をもち，変化や問題へ立ち向かうことができる。しかし，家族のセルフケア力だけでは問題を解決できない場合，看護職者は看護実践をするなかで，家族のなかに，①なにがおきているのか，②どうしておきたのか，③家族はその問題を解決・対処できるのかなどを判断することが必要になる。

○表 4-2　家族アセスメント項目の内容

構造的視点	居住地	住宅環境：間取り・広さ・交通の便など 地域環境：近隣との関係，地域医療福祉サービスの状況など
	家族構成	夫婦，核家族，3 世代家族，直系家族，多世代家族など，同居・別居の別
	家族発達	家族形成期，発展期，葛藤期，充実期，継承期
	健康状態	家族成員の疾患の有無，家族成員の体力，家族成員の治療状況，家族成員の ADL，セルフケア機能など
形態的視点	社会性	情報収集力，友人，隣人，親族，職場
	習慣・文化	ルール，しきたり
	価値観	信条，信仰，ジェンダー観
機能的視点	関係性	愛情，関心，反発，勢力関係，キーパーソン
	相互交流	コミュニケーション，余暇活動など
	役割	役割分担，立場，調整力，柔軟性，協調性
	対処経験	病気経験，介護経験，死別経験など

　実際に家族をアセスメントするときは，家族成員個々に関することや成員どうしの関係性，家族の全体性まで視野に入れ，柔軟に対応・分析する。看護職者は，多彩な家族の形態と機能を自身の家族観にとらわれず，客観的にアセスメントすることが重要になる。

　家族は複雑な関係性をもったシステムである。そのため，一度の家族アセスメントによってすべてを把握しようとせず，状況に応じて情報収集やアセスメントを繰り返し，看護問題や看護実践をとらえなおすことも大切である。

ａ 情報の整理

● 家族情報を整理する 3 つの視点　家族情報は，**構造的視点・形態的視点・機能的視点**の 3 つの視点から整理することができる（○表 4-2）。

　①**構造的視点**　家族集団を成立させている外観的な枠組みをみる。構造を示すとき，家族構成や家族発達はジェノグラム（○ 42 ページ）を用いて表現するとわかりやすい。また，居住地は，家族の生活環境や社会資源を合めて査定するための重要な項目である。

　②**形態的視点**　家族集団を維持するための相互関係をみる。関係性の強弱や家族を維持していくための経済状況，家族の生活習慣や家族文化，価値観などのほか，家族以外の外界との交流や社会性も示す。形態を示すとき，エコマップ（○ 48 ページ）を用いて社会とのつながりを表現すると，わかりやすい。

　③**機能的視点**　家族内部のはたらき（いわゆる**家族力**）をみる。家族成員間のコミュニケーションによる相互交流や，関係性のなかでつちかわれるきずな，親密性，互いを思いやる愛情，危機をのりこえるための経験や凝集性である。エコマップで描く際は線の形状で示すことになる。また，家族システムのなかでの役割や位置づけ，家族として活動してきた歴史などもここに含まれる。

●**注意点**　実際には，必ずしもすべての項目についてアセスメントを行う必要はない。患者の問題が家族へどのように影響を及ぼしているのかという視点から，関係する内容をていねいに整理し，必要に応じて情報を得ることが大切である。

1 構造的視点

　構造的視点の家族情報は，患者情報を得るときに含まれていることが多い。

●**居住地**　家族が存在する環境や場所は，患者の生活支援を継続的に行うために必要になる情報である。とくに在宅療養の場合，住宅環境のアセスメントは必須である。

　住宅環境については，居住空間の間取りや広さ，日あたり，バリアフリーの有無などの情報を得て，整理する。地域環境については，医療サービスを取り入れる際に必要な，交通の便，病院，商店街，生活の利便性などの情報を収集・整理する。また，社会資源として活用できるサービスや行政システムの情報も必要になる。

●**家族構成**　家族構成は，家族看護の実践において最も重要な情報である。わが国では，法律婚によって結ばれた夫婦を基盤に家族をとらえることが多いが，現代では，法律婚や性別にこだわらないカップルも増えている（●column）。

　家族看護では，互いが家族と認めれば家族（夫婦）であることから，内縁関係のカップル，同性結婚なども家族の構成要素として含む。また一般に，夫婦と子どもで構成される家族を核家族というが（●75ページ），養子縁組によって結ばれた親子関係など，血縁にこだわらない核家族も存在する。さらに，意識的に子どもをもたず夫婦のみの関係を維持しているディンクス（DINKS，●88ページ）や，ペットが家族の一員として深い情愛で結ばれ，人間と同様の生活慣習を送っている場合もある。

　したがって，家族構成をアセスメントする際は，看護職者自身の価値観はおき，形式にこだわりすぎずに幅広く家族情報として収集・整理することが望ましい。

---

column　わが国の家族観と家族構成・居住環境の変遷

　わが国では，伝統的に家業の継承や墓守を目的として，親子・きょうだいなどの親族関係を重視する慣習がある。そのため，家族構造の面においても，直系家族や多世代家族といった家系存続を重視した構造が存在してきた。

　しかし近年は，家系存続よりも個人の生き方・考え方を重視する価値観をもつ人が増えている。たとえば，家業について，必ずしも親族にまかせるのではなく，家族外の他人へ移譲する場合も少なくない。また，少子化に伴って血族による家系が途切れることについて，可能な範囲で故人を尊ぶことができればよいという考えも浸透してきている。

　価値観の変化に伴って，現代の家族は，核家族あるいは独居など，複雑な血縁，法律にとらわれず単純な構造をとるようになってきている。また，世代の異なる独立した家族が並列する場合であっても，二世帯同居など，複数の単純構造が並存できるように，住宅環境を工夫している場合がある。

● **家族発達**　家族発達は，家族のセルフケア力を査定する際に必要になる。家族として過ごした歴史が家族の対処行動に発展し，きずなのもとにもなる。また，家族が利用できる社会資源は家族の発達段階によって異なるため，家族ごとに発達段階を知ることで介入の内容が異なる。ただし，家族発達は，個人の発達には必ずしも比例しないことに注意が必要である。たとえば，10代の若年夫婦であっても中高年層で結婚した夫婦であっても，結婚後間もない時期であれば，家族の発達段階は家族形成期ととらえることができる。また，離婚と再婚を繰り返すことでステップファミリー（◉ 84 ページ）としての家族が多重な層をつくり上げる場合もある。

　したがって，家族発達のアセスメントでは，年齢にかかわらず 2 人以上の家族成員がカップルになったときを家族の誕生としてとらえ，情報を整理するよう注意が必要である。

● **健康状態**　家族成員 1 人ひとりの健康状態は，家族全体の健康にも影響を与える。たとえば，①患者のほかに疾患をもっている者はいないか，②育児・介護に追われていないか，③現在健康でも既往歴や日常生活動作（ADL）に障害はないかなどの情報は，家族が患者の療養支援にどの程度協力できるかをはかるために必要である。また，家族のセルフケア力をはかるためには，身体的な問題に限らず，心の健康にも視野を広げる必要もある。

2　形態的視点

● **社会性**　家族は地域・社会に属している最小限の集団であり，開放システム❶として社会とつながっている。そのため，社会性の観点から情報を整理することは，家族のセルフケア力をはかり，家族看護計画を立案するときの基盤となる。とくに，友人や隣人，家族以外の親族といった人間関係の濃淡や付き合い方は，社会の一集団としての家族の強み・弱みをアセスメントするために重要である。

　さらに，地域のなかで家族が健康に存続するためには，社会と交流することも必要となる。そのため，地域から情報を得る力や，支援を得る力，支援を要請する力の有無も，家族のセルフケア力をみる手がかりとなる。

● **文化・習慣**　家族文化は，家族のアイデンティティを確立するうえで基礎となり，家族内にルールや規範をつくりだすシステムでもある。家族文化は，家訓や儀式，伝統，習慣などのかたちで家族内に存在することがあり，家族全体の特徴や気質を知るうえで貴重な情報となる。また家族成員は，たとえ個人としての活動であっても，上述した家族内のルールや規範にそって活動することが多い。

　家族看護の実践では，家族がもともともっている文化や習慣を尊重することが大切である。そして，家族成員の信念・信条にそった計画を立案し，介入していくことが，家族や家族成員の個別性に応じた看護として有効になる。

● **価値観**　近年，家族の価値観は，家族の構造の多様化に伴い大きく変化している。この背景には，個人の生き方が多様化し，その価値観がそれぞれの家族観にも影響を及ぼしていることがある。とくに，男性らしさや女性ら

◻ **NOTE**
❶開放システム
　家族内だけに閉鎖・限定されたシステムではなく，環境や状況の変化に応じて外部の要素を（家族）体系のなかに随時取り込むことが可能なシステムをさす。

しさなどのジェンダー役割意識は，わが国の伝統的家族の形態において父親役割や母親役割をつくることに大きな影響を与えてきた。しかし近年は，男女平等の価値観が推奨され，普及してきたことによって，父親役割や母親役割にも変化があらわれている。たとえば，2010年以降，「イクメン❶」とよばれる男性が増え，国も政策として男性の育児休業を奨励しているなど，夫婦の育児観に変化があらわれている（◐ 88ページ）。

　家族の価値観は，育児のほかにも，経済や消費，教育，余暇，人間関係など，さまざまな生活上のできごとにあらわれる。また，信仰や宗教なども家族の価値観を構成する重要な要素である。家族看護を実践する際にも，看護職者はみずからの価値観をわきにおき，家族の価値観を重視することが必要になる。

NOTE
❶育児を積極的にする男性（メンズ）を意味し，子育てを楽しみたい男性の意味も含む。2010年以降，男性の育児参加が徐々に拡大してきていることから生まれた造語である。

3　機能的視点

● **関係性**　家族の関係性とは，いわゆる家族の勢力構造である。この視点から情報を整理することは，家族看護計画における介入の方向性を示す指標となる。情報の整理にあたっては，まず，患者とその他の家族成員の間に深刻な葛藤や障壁がないかを確認する。次に，葛藤や摩擦といった家族のつながりを阻害する因子の有無を確認する。また反対に，家族として互いに関心をもって情緒的きずなで結ばれているかや，親密な状態なのか，融和がはかれているのかを確認することも，家族を維持する力や関係のバランスをみるために大切な視点である。

　情報を整理したあとは，勢力構造の安定性を評価し，家族内でリーダーとなりうる人物など，**キーパーソン**となる家族成員の存在を分析する。そうすることで，後述する家族介入（◐ 161ページ）を，誰に対して行うことが家族全体の変化を促すことにつながるのかを判断することができる。

● **相互交流**　家族が健康に過ごすためには，家族が内部および外部と情報を交換し，交流することが大切である。そのために，家族には建設的かつ円滑なコミュニケーションをするための能力が必要になる。家族内部で家族成員どうしのコミュニケーションが十分にできていると，互いの意思疎通が強固となる。また，外部とのコミュニケーションが十分であれば，資源活用の社会発信や緊急時など，家族内だけでは解決できない問題への対応時に，危機に陥ることは少なくなる。

　家族のコミュニケーション能力を活性化し，情緒的きずなを深めるための方法として，余暇活動への参加がある。家族が集団として余暇活動に参加することは，協調性や互いの理解を深め，家族内のコミュニケーションを円滑にする。また，余暇活動を通じて家族の対話能力を査定することは，家族のセルフケア力をはかるうえでも参考になる。

● **役割**　通常，家族は集団を維持するために，家族成員間でさまざまな日常活動を分担している。日常活動には，家事や子どもの養育・教育などの生活活動，職業などの経済活動，親族や近隣など家族以外の集団と交流する渉外活動があり，家族成員それぞれの分担内容は，家族内における役割といい

かえられる。

　役割の構成には，家族内のジェンダー観や信条が影響を与えるほか，家族成員個人のもつ特性や能力も影響する。したがって，各家族成員は，①得意であり自主的に担っている役割，②義務化されている役割，③葛藤や緊張のなかで継続されている役割を合わせもっている。

　家族看護の実施にあたっては，各家族成員のもつ役割と，誰がどのようにその役割に配置され，活動しているのかを分析することが必要になる。また，それぞれの役割について，①誰によって調整されているか，②家族成員どうしが協力・協調しているかなどを，家族成員間の関係性から評価することも必要である。

● **対処経験**　家族はカップルとして成立する前に，すでにそれぞれ原家族（定位家族）があり，そのなかで，家族成員それぞれに役割をもちながら家族発達を経験している。原家族での経験は，その家族のなかで体験したことと，独立して新たな家族を構成したときに体験したこと，双方に大きな影響を及ぼすと同時にたすけにもなる。たとえば，原家族のなかで困難や危機をのりこえた経験は，次の危機を迎えるときの判断・対応能力のもととなり，新たな家族の成長を促すことにつながる。

　したがって，家族のセルフケア力をはかるとき，家族の過去の経験を知ることは有効な手段の1つである。過去に家族としてどのような危機に出会い，対処してきたのかを知ることが，家族の対処能力を分析する手がかりになる。また，家族が課題や危機をのりこえてきた歴史は，対処能力の分析だけではなく，それを共有することが家族のきずなを深め，将来を彩ることにも役だつ。

4 家族看護過程展開の実際②──家族アセスメント（情報の整理）

　実際の家族アセスメントでは，患者の状態と家族の状態の両方向から情報の整理を行う。患者の状態は，現在かかえている身体的問題に加えて，生活に関連した情報を分析する。

■1 患者の状態

　Tさんは，急性心筋梗塞で緊急搬送された。初期の心筋梗塞であり経皮的冠動脈インターベンション（PCI）にて状態は落ち着いているが，今後再発する可能性がある。予防には，定期的な経過観察と内服療法が必要である。

　Tさんは現在までは自立して生活していたが，後期高齢者であるため，今後は状況をみながら食事や運動などにも気をつける必要がある。また，急性増悪の可能性もあるので，生活支援が必要となる。

■2 家族の状態

①構造的視点

● **居住地**：Tさんの自宅は住宅地にあり，5LDKの一戸建てと，ひとり暮らしにはかなり広い。駅から徒歩15分で，かかりつけの内科クリニックと小規模多機能ホームが徒歩5分圏内にあり利便性はよい。一方で，夜間は

住宅地のために静かであり，緊急時に誰にも気づかれない可能性がある。また，子どもたちの家は車で15～20分の場所にあり，緊急時に対応するには遠方である。

- **家族発達**：夫は5年前に大腸がんで他界し，2人の子どももそれぞれ結婚しており，Tさんは家族の継承期を迎えている。子どもたちの家族はそれぞれ教育や子育てを通じた葛藤期にあり，その時期の発達課題をかかえている。
- **健康状態**：子どもたち家族の健康状態は良好である。どちらの家族もTさんの介護をすることについて健康面では問題ない状況である。

②**形態的視点**
- **社会性**：Tさんは社交的だが気性が激しく頑固な一面をもつ。周囲に気をつかうこともあるが友人は少ない。Tさんは5人姉妹の長女であるが，現在，親戚付き合いは希薄で，子どもたち家族以外とはほとんど交流していない。

　息子は物静かな性格で，長男であるが，意思や権利を主張しない。職場では役職につき，責任感は強い。帰宅時間は毎晩23時ごろと遅く，家庭内のことは妻に一任している。息子の妻はまじめな性格で夫婦仲はよく，妻が家庭内のことをすべて決定している。息子の子どもたちは，それぞれ学校が忙しく，祖母であるTさん宅にはほとんど行かない。

　娘はきちょうめんな性格であり，Tさんのひとり暮らしを心配して，隠れて近所の人にあいさつにまわっている。しかし，職場で役職についていることからTさんのために時間をとることがむずかしい。娘の夫はまじめな性格で，Tさんを心配している娘にかわって家事を手伝っている。娘の子どもたちは高校生の孫（長女）が，娘が行けない日にTさん宅へ寄っている。

　息子と娘は多忙ではあるが，それぞれの立場からTさんへの支援を行っている。また，心筋梗塞についてインターネットなどを使用して情報収集しており，今後Tさんがひとり暮らしを続けることに不安をいだいている。なお，ひとり暮らしできるための資源はさがし出せていない。

- **習慣・文化**：Tさんは長男の夫に嫁ぎ，夫の親の介護を最期までしてきた。しかし，子どもたちには同じような苦労はさせたくないと，ひとり暮らしを続けていた。今後，家と墓は息子が引き継ぎ，最後は息子夫婦と同居しめんどうをみてもらいたいと思っている。息子は長男役割を担うことは当然だと考えているが，現実は仕事が多忙なことから，Tさん宅の管理も墓守もTさんにまかせたままであった。
- **価値観**：Tさんは共働きで子どもたちを育てたため，女性が職業につくことには協力的で，息子の妻や娘には迷惑をかけたくないと考えている。ひとりで生活できる間は自立するつもりでいたが，今回は不安をもっている。息子は，長男なので，Tさんを引き取ることが必要だと感じてはいるが，介護は妻がやることだと感じている。息子の妻は，「長男の嫁」の立場ではあるが，Tさんとは結婚当時から折り合いがわるく，同居したくないと考えていた。娘は自分も長男の嫁であることと，仕事との両立から母親であるTさんの介護は兄（息子）がするべきだと考えている。娘の夫も義兄夫婦が責任をもって親の介護をするべきだと考えている。

③**機能的視点**
- **関係性**：入院当日は，来院した息子と娘が手続きを行い，医師からの説明

を聞いていた。Tさんは突然の状況に対して気丈にも「だいじょうぶだから」と言って，子どもたちを病院から早く帰そうとしていた。娘はTさんを心配して1泊だけ付き添うことを提案したが，Tさんは拒否した。息子は「明日は出張なので早めに帰る」と言って病院に1時間ほどいたあと，帰宅した。

入院2日目以降になると娘は毎日仕事の帰りに病院へ寄り，着がえをもってきて1時間ほどすると帰宅した。Tさんは娘が来るとうれしそうにしていた。

入院3日目，息子夫婦と娘家族が来院した。息子の妻は，誰とも話をせず黙ったままで息子のうしろに立っていた。娘の子どもたちは，Tさんのベッドに座って携帯ゲームをしている。その様子をTさんは笑顔で見つめていた。

入院10日目，息子夫婦と娘夫婦は，Tさんの部屋を出たあと，ロビーで話をしていた。そして4人は帰り際にナースステーションに寄り「退院後，ひとり暮らしはむずかしいでしょうか」とたずねてきた。看護師は「退院前には今後の治療や対応について主治医から話があるので，あらためて時間をとってください」と答えた。

● **相互交流**：息子と娘は退院後のTさんの生活について頻回にメールで状況を報告し合っていた。そして，入院12日目にふたりは面会に来て，Tさんと一緒に退院後の住まいについて話し合っていた。

Tさんがひとり暮らしの不安を子どもたちに訴えたため，娘は息子夫婦のところに引き取ることをすすめた。しかし息子は「妻がむずかしい……」と言って言葉をにごした。娘は自分が共働きであり，夫は長男で夫の母親もひとり暮らしであることから同居はむずかしいと答えていた。

Tさんは子どもたちが病院から帰ったあと，受け持ちの看護師に「働きながら一生懸命育ててきたのに，親がたすけてもらいたいときに子どもたちは冷たい」と感情的に訴えた。

● **役割**：入院14日後，看護師は「医師から退院後の説明をしたいので家族に来てほしい」と息子に電話で伝えた。約束の日に来たのは娘のみで，息子は来なかった。娘は医師に「自分が兄に伝えます」と言って説明を受けた。

医師はTさんと娘に，定期健診に来ることや内服薬の取り扱い，日常生活の過ごし方などを説明した。最後に，退院後は緊急対応が必要なときもあるので，ひとり暮らしではなく，近くに誰かがいることが望ましいと娘に話した。しかし，娘は「考えておきます」と言ったまま，具体的な退院後の生活について話はしなかった。

それを見てTさんは「私は1人でだいじょうぶ。これからなにかあってもお父さんのところに行けるのだから，あなたたちには迷惑をかけません！」と大声でどなった。

● **対処経験**：Tさんは10年間大腸がんで闘病していた夫を，5年前に自宅で看取った経験をもつ。夫の闘病中，息子は仕事で多忙なことから，自分の妻に介護の手伝いを頼んでいた。息子の妻は最初のころは週に2〜3回，Tさん宅へ通い，義父の介護を手伝ったが，しだいに回数が減っていった。

Tさんは車の運転ができないため，当時病院への送迎は娘が担当していた。また，訪問看護ステーションの手配や介護保険の申請などは，娘が

中心に行っていた。

　Tさんは，夫のことは自分が最期までめんどうをみたいと願い，子ど
もたちには迷惑をかけたくないと思っていたが，娘には何度も相談してい
た。夫を亡くしたあと，食事が進まなかったTさんを心配して，娘がT
さん宅へ食事を届けることもあった。

b 情報の統合・分析

　家族情報を一定の枠組みに基づいて整理したあとは，情報を統合し，さま
ざまな角度から分析する。このとき，これまでに収集・整理した家族情報に
基づいて，最初に描いたジェノグラムを更新したり，家族成員どうしや，外
部の社会資源との関係性を挿入したエコマップ（◐48ページ）を作成したりす
ると有効である。

1 家族成員・サブシステム・家族全体の分析

　整理した家族情報を再び統合し，家族成員1人ひとりと，夫婦・親子・
きょうだいなどのサブシステム，そして家族の全体システムの順序でそれぞ
れ分析する。また，患者も家族成員の1人ととらえたうえで，家族成員の
個々に生じた問題の有無と，それがサブシステム，全体システムへ影響を及
ぼしていないかを分析する。

　具体的には，身体的，心理・社会的な問題をかかえている家族成員はいな
いか，サブシステムの関係性は良好か，全体システムが安定しているかなど，
家族の形態や機能について，患者情報と家族情報を統合し進めるとよい。

2 家族のセルフケア力の分析

　個々の家族成員，サブシステム，全体システムの状況を分析したうえで，
①家族成員1人ひとりが健康であるか，②家族が問題を解決するために十分
なセルフケア力を備えているかを含め，家族看護の必要性をとらえる。

　健康問題を解決するために，家族成員・サブシステム・全体システムのど
こに看護介入が必要であり，家族が看護援助を必要としているかを分析・評
価する。場合によっては，家族は自分たちへの看護介入の必要性さえも気づ
かずにいることもある。

　したがって，家族がいまの状態をどのようにとらえ，対処しているか，危
機状況の有無をアセスメントすることも重要になる。

3 家族看護過程展開の実際③ ──家族アセスメント（情報の統合・分析）

　Tさんおよび家族について，これまでに整理した家族情報に基づき，役
割・関係性などを含めたより詳細なジェノグラムを示す（◐図4-6）。これに
よって，家族成員どうしの関係性や関心，はたらきかけの流れが可視化され，
問題の抽出につなげやすくなる。

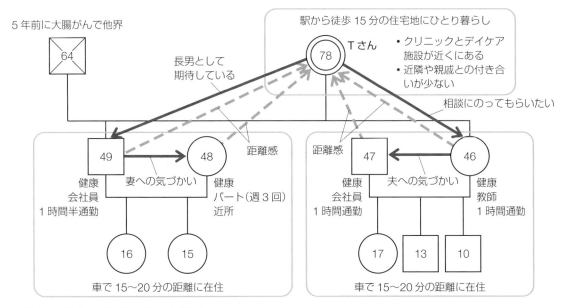

5年前に大腸がんで他界

64

駅から徒歩15分の住宅地にひとり暮らし

78　Tさん

・クリニックとデイケア
　施設が近くにある
・近隣や親戚との付き合
　いが少ない

長男として
期待している

相談にのってもらいたい

距離感

距離感

49
健康
会社員
1時間半通勤

妻への気づかい

48
健康
パート（週3回）
近所

47
健康
会社員
1時間通勤

夫への気づかい

46
健康
教師
1時間通勤

16　15

17　13　10

車で15〜20分の距離に在住

車で15〜20分の距離に在住

◎図4-6　Tさんの家族のジェノグラム

■1 Tさんの状況

　Tさんは，夫を亡くして子どもたちも独立し，家族・個人の人生において継承期を迎えようとしている。この発達段階では，今後どのように最後を生きていくかを決めていくことが課題となる。しかし，Tさんはそれを決められていないまま今回の発病にいたったことから，自分と子どもたちの状況や立場，役割を整理できておらず，受け入れられていないと考えられる。

　Tさんは，今後，疾患を再発するおそれがあるため，緊急時に対応できるように生活環境を整える必要がある。Tさんの価値観は，みずからの身と姑の介護経験，夫を自宅で看取った経験から，自分もいずれは自宅で最期を迎えるものだと考えていた。

　またTさんは，息子は長男として親のめんどうをみるのが当然だと考える一方で，できるだけ子どもたちに迷惑をかけないように生活をしてきたという自負ももっている。しかし今回の入院で，自分もいよいよ子どもたち家族に介護してもらうことになり，息子家族が戻ってきて，Tさん宅に同居できると信じていた。しかし，退院が近くなっても息子がなにも住まいについて提案しないことや，いままで相談にのってくれた娘が，今回は具体的に行動をおこしてくれないことに怒りと不安を感じており，葛藤が生じている。

■2 息子・娘の状況

　息子はTさんのことが心配ではあるが，自分は仕事が忙しいため，妻に一任せざるをえない。息子の妻はTさんと疎遠である。妻は以前にTさんの「女も職をもつことがよい」という言葉を聞き，自分のパート勤務を否定されているように感じ，しだいに妻はTさんと距離をとるようになっていた。したがって，息子は妻への遠慮から，Tさんとの同居を決断できなかったと考えられる。

　娘は，Tさんと息子との調整をしてあげたいと考えている。しかし，自身も将来，姑を介護する可能性があることや，共働きであること，家事を夫

も手伝っていることから，Tさんの介護について，夫への遠慮があると考えられる。また，相談者としていままでTさんの要求にこたえてきたが，Tさんの長男を優先する価値観に嫉妬を感じている可能性もある。

❸ 家族全体の状況

　Tさんは，家族の協力を得ながら夫の死を看取った経験をもつ。この経験は，Tさん自身の強みであり，家族の凝集性を高めた経験でもある。Tさん家族は情緒的なつながりがあるにもかかわらず，今回は互いの状況や思いが伝わっていないため，3者の関係性に悪循環が生じている。

　Tさんの子どもたちへの要求や子ども役割についての価値観は息子夫婦・娘夫婦ともども受け入れきれず，関係性に距離が生まれている。このままでは，Tさんは，その後の生活を整えられずに退院となり，緊急時の安全が確保できない状況となる。したがって，健康状態に悪影響を及ぼすおそれがあるため，看護師は家族関係の調整をしていくことが必要である。

3　家族の看護問題の明確化

　家族の看護問題は，家族アセスメントを進めながら抽出していく。その際，患者の健康問題に伴う看護問題と，家族に関連する看護問題の両方をみる必要がある。家族は自身を援助対象であると思っていないことが多いため，みずからのかかえる問題や課題について意思表示することは少ない。したがって，家族の看護問題を明確化するにあたって，看護職者は家族に対する関心を意識的にはらうことが大切である。

1　患者の健康状態に伴う問題の分析

　家族の看護問題を明確化するときには，まず患者の健康状態に伴う問題の分析から始める。なぜなら，患者も家族成員の1人であり，患者の健康問題はその家族において最も優先順位が高いものになるからである。

● **家族看護計画の立案へ移行する必要性の査定**　看護問題の分析にあたっては，①患者の健康問題が将来，家族に影響を与えていく可能性があるかどうか，②患者の健康問題が患者もしくは家族自身で解決することが可能かどうかを整理し，援助の必要性を査定する。

　患者の健康状態に伴う看護問題を，患者および家族のセルフケア力あるいは，患者個人に向けた看護介入で解決し，家族の健康を維持できる場合は，家族看護計画の立案に進まなくてもよい。しかし，次に示すような個人に対する看護介入では解決が困難な場合には，家族に対する看護計画を立案し，援助することが必要になる。

- 患者の健康問題が家族に関係する場合
- 回復への障害が家族に関係する場合
- 患者以外の家族成員が健康をそこなっている場合

2 家族に対する援助の必要性の判断

　患者の健康状態に伴う問題を分析したあとは，家族の潜在的な健康問題を分析し，ニーズを集めていく。家族の看護問題は，家族とのかかわりから収集した情報を系統的に整理し，まとめていくなかでみえてくる。しかし，家族のセルフケア力は家族自身が必要時に発揮する潜在的な力であることから，患者の健康問題あるいは，それに伴う家族の問題があったとしても，それを理由として家族が自分たちへの援助・支援を看護職者へ求めているとは限らない。

　まずは，家族の看護問題を明確化する際に，対象となる家族の強みと弱みを見きわめることで援助の必要性を判断する。その際，看護職者が家族とともに状況を思いめぐらし，現状や課題を共有することが大切である。つまり，看護職者が一方的にアセスメントするのではなく，家族自身が困難を感じ，問題意識をいだいているかを確認することが重要である。

◆ 家族の強み

● **コミュニケーション能力**　家族システムを構成する個々の家族成員は性別や年齢が異なるほか，それぞれ立場・役割・感情をもっている。家族成員どうしはコミュニケーションをとることによって，それらの情報を共有し，関係性を維持している。そのため，家族成員間で議論の場をもち，互いの意見を聞く能力があれば，家族システムは活性化される。

● **凝集性・共有性**　家族のなかで目的や目標が共有されているか，それらが個々の成員に共通して認識されているかということは，家族の凝集性を高めるために重要な要素となる。また，家族としての見方や考え方，希望が共有されていれば，互いに理解し，協力することができるため，問題が生じても混乱をまねくことは少ない。たとえば，問題の解決のために，家族全体がある家族成員の思惑とは異なった方向に動いたとしても，目標が共有されていれば，変更された解決策に対して理解を柔軟に示すことができる。

● **セルフケア力**　家族にセルフケア力があれば，家族成員個人の力が足りないときでも互いに支援することができる。また，家族がみずから責任をもってその問題に向き合う力があれば，看護職者と協働して問題を解決しやすくなる。ただし，セルフケア力は家族成員それぞれが維持していなくては

---

column	家族の看護問題を明確化するときの注意点

　家族の看護問題を明確化する際に注意すべきことは，そのプロセスに看護職者自身のもつ家族イメージが大きく影響を及ぼすことである。そのため，直感的に看護問題に気がついたとしても，それは自身の家族観や価値観によるものかもしれないという点には注意が必要である。そもそも，看護問題はアセスメントを経ずには明らかにできないはずであり，必ず根拠に基づいたアセスメントの結果から看護問題を明確化しなければならない。

成立しないというわけではなく，システムとして個の力が相互に関係し合い，影響し合うことで，その総和が解決する力を十分にもつこともある。

● 問題解決力・適応力　家族内に問題が発生した場合に，家族自身がその問題をアセスメントして理解し，状況を判断できることは，解決に向けての重要な要素になる。そして家族が問題解決に向けて交渉できれば，援助の方向性も大きくかわる。これらの要素は，家族の過去の経験が関係することが多い。また，経験を資源として次へいかせるかどうかという適応力も影響する。

3　家族看護過程展開の実際④──看護問題の明確化

　前述のとおり家族アセスメント（● 146 ページ）を進めながら，T さんの健康問題に伴う問題と家族に関連する問題を分析した。その結果，T さんおよびその家族について以下のような看護問題が抽出できた。

#1　T さんと息子夫婦，娘夫婦の将来設計に関するコミュニケーション不足

#2　T さんの要求に対する子どもたちの負担感

#3　長男が親のめんどうをみるという T さんの価値観と息子夫婦の現状とのギャップ

#4　娘の貢献は認知されず長男が優先されるという，T さんの態度に対する娘の不快感

#5　T さんの職業観に対してわき上がる，息子の妻がもつ嫌悪感

#6　長男の嫁という立場から，娘が夫に対していだく遠慮とそれに由来する T さんへの消極的態度

4　家族看護計画の立案

● 家族看護計画の作成ステップ　家族の看護問題の解決を道案内にたとえると，家族看護計画の作成とは，地図上に目的地を決め，そこにたどり着くためのルートを設定することといえる。地図上で目的地やルートを同伴者と相談しながら決めるように，家族看護計画の作成にあたっては，家族と看護問題を確認し合いながら家族の目標を見つけ出し，具体的な看護計画をたてていくことが大切である（●図 4-7）。

　①家族看護目標の設定　家族看護計画を作成するときは，まず，明確な目標を設定する。その際，家族アセスメントと同様に，①患者を含めた家族成員個々，②夫婦・親子・きょうだいなどのサブシステム，③家族の全体システム，のどこに関する目標であるのかを見きわめる必要がある。また，目標は，現実的で，そこにいたる援助や介入方法がわかりやすく，家族の特徴や関係性に十分に配慮したものでなければならない。

　②具体的な家族看護計画の立案　家族看護計画の具体策は，家族にとってわかりやすいものであることが大切になる。そのため，計画の立案時には，いまの家族にとって，①どのような援助が必要か，②家族の誰が主体となって取り組むのか，③家族の誰にどうはたらきかけるのか，を考える必要がある。

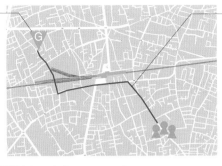

看護目標の設定
（目的地の設定）
①家族成員
②サブシステム
③全体システム
　のどこに関す
　る目標か

家族看護計画の立案
（ルートの設定）
①どのような援助が
　必要か
②家族の誰が主体に
　なるか
③家族の誰に，どの
　ようにはたらきか
　けるか

◉**図 4-7　家族看護計画の立案のイメージ**
家族看護では，家族とともに目標を見いだし，看護計画をたてることが大切である。

a 家族看護目標

　患者 1 人ひとりに個性があるように，家族にもそれぞれ特徴がある。同じ家族構成や発達段階であっても，家族それぞれの個別性を十分にアセスメントし，目標を設定することが重要である。

1 家族看護目標の設定のポイント

　家族が自身で目標を設定・選択した場合，家族はみずから行動し，目標を達成する可能性が高くなる。したがって，目標の設定にあたっては，家族自身が必要と思って受け入れやすい内容であることが望ましい。

● **家族のセルフケア力を信じる**　看護職者は，家族はセルフケア力をもち，問題や困難に対処し，のりこえるための力を発揮する集団であるという前提にたつことが大切になる。そのうえで，家族自身が達成可能と考えて掲げた目標について，セルフケア力を信じ，主体性を尊重していく。看護職者が家族に対して助言する場合，家族が一度で理解して対応できるときもあれば，何度もやりとりを繰り返しながら，看護職者と家族が互いに体験を通じて学びとっていくこともある。

● **家族の価値観を大切にする**　看護目標の設定でも，家族自身が変化を望み，解決に向けて動くことを尊重しなければならない。そのためには，家族を中心にすえ，家族の価値観にそった目標が設定されるように留意する。看護職者は，家族の価値観を尊重・理解したうえで，家族と目標を共有して具体的な看護計画を立案する。

● **1 つの変化が全体の変化を促す**　家族はシステムであるため，ある家族成員におこった変化は家族全体にさまざまな影響を及ぼす。たとえば，家族成員の誰かが 病（やまい）に倒れれば，家族システムのバランスがくずれ，維持できなくなるおそれがある。一方で，ある家族成員の変化や家族成員どうしの関係性の変化が，家族システム全体の望ましい変化につながることもある。

　したがって，家族看護目標を設定するときは，①家族成員個人の変化，②サブシステムの変化や関係性の改善，③全体システムの変化のいずれかが必要であり，それが家族全体にどのような変化をもたらすかを検討する。また，

家族のなかの一部への介入が，家族全体に変化をもたらすこともあることから，看護目標を設定するときは，社会システムや，友人や親戚など家族の外にある資源との関係の変化も検討の対象になる。

2 家族看護目標の共有と家族の自立促進

● **家族看護目標の共有**　家族看護目標は家族と共同で作成する。目標は，看護職者と家族が家族像を共有し，問題点を認識して，目ざす方向を分かち合うことで，おのずと設定されていく。家族との対話のなかで，相手がなにを望み，自分たちの考えとどこが異なるのかを十分に検討することで，失敗しにくい目標が設定される。

また，看護職者は，目標設定やそれに続く計画立案がうまくいかなくても，根気強く家族の価値観や能力に合わせて目標の検討を繰り返していくことが望ましい。なぜなら，検討を繰り返すことで家族との援助関係や信頼関係が構築され，その後の介入・援助がスムーズにいくようになるからである。

● **家族の自立促進の視点**　一度たてた目標が，家族のセルフケア力だけでは達成できないと判断する場合もある。このような場合，家族と看護職者が協働することで解決できるように目標を修正する。家族はみずから目標を達成することで，家族としての新たな対処経験が生まれ，次の問題や課題に対するセルフケア力，資源活用の力につながる。ただし，最終的なゴールは，家族が看護職者に依存しないよう，家族の自立を促進するような目標を設定することが望ましい。

3 家族看護目標のレベル設定

家族看護目標が明確でなければ，家族，さらには看護職者が迷い，問題がより複雑化してしまう。そのため，目標は具体的な行動レベルで表現し，時間軸や優先順位にそって整理しておくことが大切である。また，そうすることでのちの評価へとつなぎやすくなる。

● **長期目標・中期目標・短期目標**　一般に看護職者は，看護目標の設定において，みずからの期待する結果を設定しがちである。しかし，家族の看護問題や課題は，長年の月日をかけて積み上がったものであり，一時的な健康障害とは異なって，簡単に変化・改善するものではない。

このような特徴をもつ家族の看護問題に対し，看護目標を理想的な高い位置に設定すると，長い期間や多くの段階が必要となってしまう。そのため，最終的に望ましい状態は長期目標として設定し，同時に，そこに向かって1段ずつ段階を経て前進するための中期目標や短期目標を設定する。

- 短期目標：数日中に評価が可能な目標
- 中期目標：短期目標を評価しつつ，さらに新たな段階へ向かうための目標
- 長期目標：最終ゴールであり，最も望ましいと思える段階の目標

状況によっては，目標を短期・中期・長期に分けることがむずかしい場合もある。しかし，家族が少しずつ目標をのりこえていくことは，次の段階に進む意識づけ・動機づけとなるので，家族の実現可能性に合わせて，目標の

○表4-3　家族の問題と看護目標設定の優先順位

1. 家族の問題が患者の生命に影響している場合
2. 家族の問題が患者の生活の質や安全をおびやかしている場合
3. 患者の健康問題が家族成員の健康に影響している場合
4. 患者の健康問題が家族の生活や安全をおびやかしている場合
5. 患者の健康問題が家族全体の健康に影響している場合

長短をなるべく分けていくことが効果的である。

● **優先順位**　効果的で安全な家族看護を提供するためには，家族看護目標の優先順位を決めたうえで，看護計画を調整する。優先順位は，患者の看護問題と家族の看護問題を合わせて検討し，重要性と緊急性を検討したうえで決定する。

　家族看護目標の優先順位も家族と共同で決定することが望ましい。通常，家族は患者の回復や安全を最も望んでいる。そのため，患者の健康問題が家族の健康に及ぼした影響のうち，看護介入が必要と判断された問題および，それに関連する看護目標が最も重要である。

　ただし，患者の健康問題が家族の健康をおびやかしていることに気づいていないことも多い。実際に家族看護目標をたてるときは，○表4-3に示す場合分けをもとに，看護職者と家族で目標の優先順位をあげていくとよい。

b 家族看護計画

1 家族支援と家族介入

　家族看護計画には，家族が主体的に取り組む看護計画のほかに，看護職者が主体的にかかわるものとして，**家族支援**と**家族介入**がある。

　家族支援とは，家族がセルフケア力をある程度もっており，最終的に家族がみずから健康やバランスを取り戻すことができる，とアセスメントしたときに看護職者が家族と協働して問題解決に臨む，側面的なかかわりをさす。

　家族介入とは，家族だけの力ではこじれた関係やバランスを取り戻すことができず，家族の健康が明らかにそこなわれているとアセスメントしたときに，看護職者が主導して家族の変化を意図的に引きおこす前方的なかかわりをいう。

　家族看護の実践の場において，家族が主体的に取り組む看護計画だけで抽出した看護問題をのりこえられれば，家族にとって最大の経験・成長につながる。そのため，このような支援は理想的といえるが，現実的にはむずかしいことも多く，そのような場合には，家族支援と家族介入を使い分けながら家族自身の力を引き出すようにかかわることが望ましい。たとえば，当初は看護師主導の家族介入が中心であっても，しだいに家族支援中心にシフトし，最終的には家族が自分で判断してかかわったと意識できるように計画を立案することがよい。

2 具体的な家族看護計画立案のポイント

　家族看護計画は，優先順位が高い目標から順に，具体的な計画を作成していく。家族看護は，特別な能力と技をもった看護職者が患者の変化を導くのではなく，一般の看護師が実施するものである。そのため，家族看護計画の作成では，日ごろ行う看護計画の手順をもとにしながら考えていくとよい。

　ここでは考え方の整理のため，通常の看護過程と同様に，看護計画を，観察計画（OP），ケア計画（TP），教育計画（EP）に分けて説明する。

● **観察計画（OP）**　観察計画は，患者や家族成員1人ひとり，家族成員間のサブシステム，家族の全体性について新たな問題の発見や変化をとらえるために，健康上の変化や反応を記載する。

　観察計画を決定するときの視点として，以下があげられる。

（1）患者の症状に関する家族成員やサブシステム，家族全体の反応や変化

（2）現在の状況に関して，いつ，誰が，なにを，どのようにしたのか，その徴候と現象

（3）問題によっておきた患者と家族成員，サブシステム，家族全体への影響

（4）問題として取り上げた事象に対する，患者と家族の反応・対応・行動

● **ケア計画（TP）**　ケア計画は，家族と看護職者が利用できる方法や資源を用いて立案する。とくに，看護職者と家族がともに適切だと思えるアプローチを取り上げることが成功につながる。

　ケア計画を決定するときの視点として，以下があげられる。

（1）実行する家族または看護職者のレベルに合ったものか

（2）家族のセルフケア力を生かす支援であるか

（3）最小限の看護介入で，問題解決に結びつけられるものか

（4）介入によって患者・家族に対し侵襲がないか

（5）介入には根拠があり，家族と共有されたものであるか

（6）家族の特性，個別性に合った具体的な行為であるか

（7）計画性をもって家族の対処経験や次の看護につながるかかわりか

● **教育計画（EP）**　患者および家族の健康が回復し，今後の健康の維持・増進につながるために必要な教育的な介入計画を立案する。家族のセルフケア力を十分に発揮できるように家族の成長を促す後方的な支援が重要となる。そして，家族がみずからの資源に気づき，問題解決に向かい，より一層の力を活用できるように意識づけをすることで，潜在的な力を引き出す。

　教育的な介入計画を決定するときの視点として，以下があげられる。

（1）患者・家族の学習意欲や能力，知識をアセスメントして立案された，個別性に合った計画であるか

（2）患者・家族と十分なコミュニケーションをとり学習意欲を高める内容か

（3）家族の成長と結束を促す内容であるか

（4）問題解決に必要な知識や技術が，体得できる内容であるか

（5）いつ，誰に，どのように行うことが最も効果的であるかをアセスメントし，計画を立案しているか

3　家族看護計画の記録・共有

●**記録の重要性**　家族看護はチームアプローチで行う。チームが家族を同じ視点で見つめ，継続して支援していくためには，立案した家族看護計画と，それをいつ，どこで，誰が，どのように実施したのかを記録することが重要になる。

　通常，患者の看護計画は，施設ごとの決まった枠組みに基づいて記録・保管されている。しかし，家族に関する情報の詳細は，通常は意図的に記載せず，診療に影響を及ぼす場合や情報源として必要な場合にのみ記載することも多い。家族看護では，家族成員や家族全体がどのような状況に陥っているのかという情報を意識的に記録する。

　これまで述べてきたように，患者と家族は1つのシステムであり，患者の健康問題は家族に影響を及ぼし，家族の健康問題は患者に影響を及ぼす。そのため，記録することによって，新たな患者像や，看護問題の解決のヒントがみえてくることがある。

●**記録する事項**　家族看護計画の記録には，家族の簡単なプロフィールに加え，家族の看護問題抽出にいたるアセスメントと家族看護計画，具体的な援助計画を記入する。

　家族情報は，受け持ち看護師がいつも得られるとは限らず，チームのなかで突然収穫できることもある。そのため，いつ，誰が，どのようにその情報を得て家族への看護を実施したのか，その後の反応などを正確に残すことを意識づけていく。それによって，しだいに看護記録はゆたかなものになっていく。

●**医療チームでの家族看護計画の共有**　家族看護を実践するとき，対象となる家族はつねに同じ状況で看護職者の前にいるわけではなく，誰もが同じ家族とかかわり，同じ場面を共有することはできない。また，家族は人をかえ，組み合わせをかえて看護職者と接することが多いため，事前に家族の基礎情報をチーム全体で理解しておくことが必要である。

　チーム全体で家族に対する見方を共有しておくことにより，普遍的な計画立案につながり，家族看護を定着させることができる。さらに，通常の看護過程と同様に，患者・家族の看護問題および，家族看護計画を看護チームで共有し，目標に向けて統一した介入を行うことが有効な看護実践につながる。そのため，家族看護計画は，誰にでも実践しやすいように，簡潔かつ具体的な表現をすることが望ましい。

4　家族看護過程展開の実際⑤
──看護目標設定と看護計画立案

　本項では家族看護過程の展開における，家族看護目標の設定，家族看護計画立案のポイントを述べてきた。ここでは前項で示した事例（● 158 ページ）を使って，家族看護目標の設定と家族計画の立案について述べる。

長期目標	Tさんと家族が話し合いを行い互いの立場が理解できる。		
短期目標	①Tさん，息子夫婦，娘夫婦の，それぞれが自己表現できる。	②息子夫婦，娘夫婦のサブシステム間で話し合いが行われる。	③Tさん，息子夫婦，娘夫婦の話し合いの場がもてる。
観察計画	・Tさんの発言の内容，口調 ・息子の発言の内容，行動，表情，面会時間，回数，Tさんとの会話の様子 ・息子の妻の面会の有無，言動 ・娘の発言の内容，行動，表情，面会時間，回数，Tさんとの会話の様子 ・娘の夫の面会の有無，言動	・息子夫婦の会話，発言内容，互いの表情，関係性 ・娘夫婦の会話，発言内容，互いの表情，関係性	・参加者の発言回数，表情，内容，感情
ケア計画	・1人ひとりと話をする機会をもつ。 ・相手に伝わりにくいときは，家族の語りを代弁する。 ・発言を肯定し，ときに発想の変換をはかる。 ・無理じいせず，なんでも話してよいことを伝える。 ・感情を受けとめ，相手に伝わるように側面から促す。	・息子夫婦が家庭内で話し合うことの大切さを伝える。 ・息子夫婦の話し合いの決定を尊重する。 ・娘夫婦が家庭内で話し合うことの大切さを伝える。 ・娘夫婦の話し合いの決定を尊重する。	・家族がみずから話し合いの場をもつことの大切さを認識するよう促す。 ・話し合いの場を提供する。 ・家族成員がそれぞれ意見を言えるように促す。 ・話し合いが円滑に行えるような情報提供をする。 ・家族どうしの話し合いの確認をする。
教育計画	・家族それぞれが自己表現することの必要性を説明する。 ・家族のなかで問題や困難な状況が発生した場合，相談するよう伝える。	・夫婦間で話し合うことの必要性を説明する。 ・夫婦間で問題や困難な状況が発生した場合，相談するよう伝える。	・家族全員で話し合いの場をもつことの必要性を説明する。 ・各家族成員が役割を調整することの必要性を説明する。 ・家族間で問題が是正できなくても，1つひとつ解決することの重要性を説明する。 ・家族それぞれの立場を尊重し，生活と役割を再編成することの必要性を説明する。 ・家族間で微調整しながら問題を解決できるようさぐっていくことを説明する。

図4-8 ＃1「Tさんと息子夫婦，娘夫婦の将来設計に関するコミュニケーション不足」への看護計画

■1 急性心筋梗塞で入院したTさんとその家族

　Tさんは急性心筋梗塞で入院をしたが，治療によって一命を取りとめることができた。ひとり暮らしをしてきたTさんには，車で30分以内に住む息子家族と娘家族がいる。Tさんは退院に向けて今後の生活について考えており，息子家族との同居を望んでいるが，子どもたちとは十分なコミュニケーションがとれておらず，退院後の生活について不安をもっている。

■2 家族看護目標・看護計画

　前項④であげられた家族看護問題のうち，ここでは例として＃1の「Tさんと息子夫婦，娘夫婦の将来設計に関するコミュニケーション不足」と，＃3の「長男が親のめんどうをみるというTさんの価値観と息子夫婦の現状とのギャップ」についての看護目標と看護計画を示す（◉図4-8, 9）。

	①Tさんの価値観を息子が理解できる。	②息子の現状をTさんが理解できる。	③Tさんの退院後の生活の不安が解消される。
長期目標	Tさんと息子の価値観の葛藤が緩和され，Tさんの生活への不安が解消される。		
短期目標	①Tさんの価値観を息子が理解できる。	②息子の現状をTさんが理解できる。	③Tさんの退院後の生活の不安が解消される。
観察計画	・Tさんの発言の内容，表情，根拠 ・息子の発言の内容，行動，表情，Tさんとの会話の様子，妻との関係性	・息子の発言内容，表情 ・Tさんの発言内容，表情，息子との会話の様子	・Tさんの発言内容，表情，行動 ・息子との関係性 ・娘との関係性 ・医療者との関係性
ケア計画	・Tさんの現在の気持ちを息子に話せるような機会をつくる。 ・Tさんのいままでの生活，これからの生活について息子に話せるような機会をつくる。 ・息子に伝わりにくいときTさんの語りを代弁する。 ・Tさんおよび息子の発言を否定せず，ときに発想の変換をはかる。 ・Tさんが気持ちを吐露できるよう，なんでも話してよいことを伝える。 ・Tさんの感情を受けとめ，息子に伝わるよう側面から促す。 ・息子の気持ちを確認する。	・息子の現在の気持ちをTさんと話し合えるような機会をつくる。 ・息子の現状，妻との関係が話せるような機会をつくる。 ・Tさんに伝わりにくいときは，息子の気持ちを代弁する。 ・息子の決定を否定せず，ときに発想の転換を行う。 ・Tさんの気持ちを確認する。	・退院後の生活について具体的な計画をたてる。 ・各種サービスの利用などの社会資源の情報提供を行う。 ・家族成員がそれぞれ限られた資源のなかで調整できるように合同カンファレンスを計画・実施する。 ・カンファレンスが円滑に行えるようファシリテートをする。 ・家族がカンファレンスでいまの不安や問題を言えるような環境をつくる。
教育計画	・Tさんの本心を息子に伝えることの必要性を説明する。 ・息子がTさんの価値観を否定しないよう伝える。	・息子の現状をTさんに率直に伝えることを説明する。 ・Tさんが息子の現状を理解し，自分の価値観を主張しないよう伝える。	・退院後の生活についてTさんに計画的に指導する。 ・Tさんの退院後の生活について，息子夫婦や娘夫婦にも説明する。 ・Tさんと息子夫婦，娘夫婦に家族にかわる社会資源，サービスの利用方法を説明する。 ・可能な限り家族間で微調整しながら，問題を解決できるよう資源活用を説明する。 ・家族で主体的に問題に取り組めるよう，促していく。

図4-9 #3「長男が親のめんどうをみるというTさんの価値観と息子夫婦の現状とのギャップ」への看護計画

5 家族看護の実施

a 家族看護の実施における看護職者の役割

　個人の看護過程では，看護職者が主体となって援助・介入を実施していくことが多い。一方，家族看護過程では，必ずしも看護職者が看護計画の実施の主体になるとは限らないため，患者や家族，医療チームのその他のメンバーなど，さまざまな人々の協力が必要になる。

1 家族とのかかわり

　多くの場合，患者や家族の状況は日々変化していく。看護職者は，立案した家族看護計画を実施している間も，家族の新しい情報や反応に目を向けて家族アセスメントを同時に行い，ときには看護計画を流動的に変更させることも必要になる。

　家族によっては，長い歴史のなかで，家族観や家族文化を強固に継承してきた場合もある。このような場合，一時のかかわりだけで看護職者が容易に家族と理解し合い，双方が期待する方向へ導けるものではない。また，混乱し，混沌とした状況のなかで，家族が医療職者に距離をおき，動きや本心を見せない場合もある。家族自身がいまの状況を認識し，変化を期待するまでは，家族に歩調を合わせる忍耐力が必要である。

　看護職者は，あらゆる状況に対応できるように，弾力性と柔軟性をもつ必要がある。たとえ患者や家族の反応が自分たちの意図に反していたり，衝撃的であったりしても，すみやかにその状況をアセスメントし，家族とともにたてた看護目標や看護計画を優先させるべきである。つねに家族を尊重し，家族の主体性を優先してかかわることを忘れてはならない。

2 チーム医療における役割

　現在の医療では，看護師はさまざまな専門職からなる医療チームの一員として，診療の補助や患者のヘルスケアの責任を担っている（● 179ページ）。そして治療過程にそって患者の生活を整え，QOLの向上を目ざす。QOL向上のためには，患者を取り巻く生活環境をとらえることが必須である。家族は社会を構成する最小の集団なだけでなく，生活環境の1つでもある。そのため，看護職者は家族を含めた生活環境を調整することも重要な役割である。

　家族看護を実施する際には，それぞれの役割において患者や家族のパートナーとなり，患者・家族を医療システムの中心にすえて，家族成員1人ひとりをケアの対象とするミクロな視点と，家族システム全体をケアの対象とするマクロな視点を適切に切りかえながら援助を行うことが大切である（●図4-10）。

3 看護職者の基本姿勢

　家族看護の実践において，立案した家族看護計画を実施する際に，不安や疑問がつきまとうことがある。
- 家族の「誰に」「いつ」「どこで」「どのように」かかわればいいか
- 家族からの強い要望や拒否があったときはどうしたらいいか
- 家族が強く依存的あるいは疎遠であるときはどうしたらいいか

　これらの不安に対し，看護職者はどのように家族と向き合い，接するとよいのであろうか。このとき，看護職者に求められる基本的な姿勢として，①中立性，②価値観の尊重，③家族の意思の尊重の3つがあげられる。さらに，④パートナーになれる関係づくりも重要な姿勢ということができる。

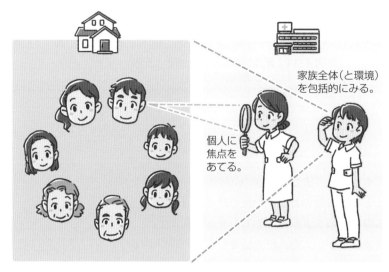

家族全体(と環境)
を包括的にみる。

個人に
焦点を
あてる。

◉図4-10　家族の援助を行うときの視点
看護職者はミクロ・マクロ両方の視点を使い分けながら援助を行うことが大切である。

● **中立性**　中立性とは，特定の家族成員の考えや意思にかたよらずにものごとを判断し，かかわっていくことである。通常，看護職者は，日々の看護実践で目の前にいる患者と向き合っているため，患者を尊重し，健康回復のための援助を行っている。しかし，それにより患者の意見や意思に気持ちがかたより，判断を誤ることもある。また，ほかの家族成員でも，①看護職者と接する機会が多く情報交換が豊富になる者，②一般的にはキーパーソンと想定される者，③意見を強く述べる者などには，看護職者の気持ちがかたより，影響を受けることがある。

　看護職者は，多少を問わずに情報を整理したうえで，中立性をもって状況を冷静に判断し，実践への方針を見つけることが重要となる。前述したように，ときには家族全体をマクロな視点でみることも，家族問題を客観視するために有効である。

● **価値観の尊重**　価値観の尊重とは，家族文化を尊重することである。通常，看護職者は専門職の役割として，まず患者のニードを最優先にして問題を解決することを考える。このとき，長年の看護職者としての経験が，ものごとの優劣の判断や方針に影響し，加えて看護職者自身の人間観が影響することもある。

　しかし，これはあくまでも医療提供側の方針や判断であり，家族には，家族のなかで形成されたものごとの判断基準や順序，役割がある。たとえ，それが看護職者あるいは1人の人間として相いれない場合であっても，家族が形成した価値観をまず尊重しなければならない。なぜなら，そのようにすることが，家族の個別性を理解することにつながり，関係性の構築を大きく前進させるからである。

● **家族の意思の尊重**　家族の意思とは，家族の思いや決定である。これらを看護職者が尊重せず，受け入れないことは，家族を支配することや，家族

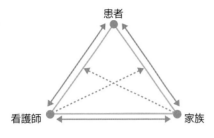

○**図4-11　家族看護における患者・家族・看護師の関係性**

患者・家族・看護師の間の相互作用(実線矢印)だけでなく,それぞれの関係性への調整(破線矢印)によってバランスが保たれる。

のニーズを無視したかかわりにつながる。また,家族の気持ちを疎外して看護職者が意思決定してしまうことは,家族の対応や今後の対処能力にわるい影響を及ぼし,家族が判断する際に融通をきかなくするおそれがある。

　看護職者は,家族が自身で資源をさがし,選んだ方法をできるだけ尊重する。時間がかかったり,まわり道をしたりしても,最終的にうまく解決に導けるよう,支援もしくは介入していくことが大切である。

●**パートナーとなれる関係づくり**　一般に,人間関係は三角形を描くような3者関係がよいバランスを維持できるといわれる。なぜなら,2者関係であれば,それぞれの力関係や志向によってバランスを保つことがむずかしいが,3者関係であれば,力の強弱がある程度かたよっていても安易には全体のバランスがくずれず,安定性が高いからである。

　マクダニエル(○120ページ)は医師・患者・家族を共同体とする関係の形成に基づいて治療計画を立案し,介入することを提唱している。ここでは,マクダニエルが提唱したモデルの一部を,家族看護にそった位置づけに改変したものを示す(○図4-11)。

　このモデルでは,看護師・患者・家族は,ヘルスケアのパートナーとして三角形の関係をつくり,それぞれがほかの2者に対して同じエネルギーをかけたかかわりをもつ。看護師も家族も,必要時にそれぞれの関係性を調整してバランスをとることが,全体の関係性の安定・継続につながる。

ⓑ 家族看護の実施の具体的な方略

●**家族看護実施の準備**　家族看護を実施する際,実際に家族にかかわる前に確認・調整が必要である。まずは家族看護を実践する前に,立案した計画を再度確認する。具体的には,家族を再度アセスメントし,看護問題の変化の有無および,家族看護計画の実施日や内容,対象者,場所の妥当性を確認する。確認をしたうえで,優先順位にそって援助を実践する。もし,再アセスメントによりなんらかの状況変化が明らかになった場合は,すみやかに計画の変更・追加を行う。

　家族看護を実施する前に,対象者と環境を調整することも重要である。家族看護の対象は,患者を含む家族成員すべてであるため,かかわりをもつ対象者によって面会予定や介入時期の調整が不可欠になる。具体的な援助も,個人・集団のどちらに行うか,同席者がいる場合にはそれが誰かなど,状況によって方法が異なるので,対象者を明確にする必要がある。また,家族は

病院などの治療の場に常時いるわけではなく，地域のなかで生活している。したがって，看護職者は家族看護を実践する場所をどこにするのか，最も効果的な場所を選択し，その環境を調整しなければならない。

1 家族成員個人へのはたらきかけ

　家族看護の実施は，家族成員個人に対するはたらきかけから始める。これは，患者を含む個々の家族成員に対し，個別の支援もしくは介入を行うことである。

　前述したように，家族はシステムであり，個人の健康の保持は家族全体にも反映される。また逆に，家族が健康であるためには，そこに属する個人の健康も保持される必要がある。したがって，看護職者が個人にはたらきかけることは，結果的に家族全体に影響を及ぼし，家族のセルフケア力や健康の支援につながり，家族に変化をおこす。

◆ 個人のセルフケア力の向上

　家族成員個人が家族におきている現状を認識し，みずから適切な対処行動を実践していれば，家族問題は大きくならない。つまり，家族成員個人のセルフケア力を高めることで，全体性への影響を予防することができる。

　予防的なかかわりでは，家族成員の1人ひとりが的確な判断力をもち，自身のもてる力を最大限に活用できるように意識づけていく。看護職者は，家族が具体的な行動へ出やすくするための助言やかかわりをするとよい。また，家族成員の認識をかえ，意欲を向上させるようなかかわりも効果的である。

　1人ひとりが，問題に「対処する」「対処できる」という意欲をもてれば，家族全体のセルフケア力はいまよりもさらに高まる。また，そのときに得た学びを，別の問題の解決へ応用することもできる。さらに，自分たちで解決できたという達成感が家族の自立へとつながる。

◆ 家族個々の居場所づくり

　家族はふだん，地域社会のなかで生活をしている。たとえ家族のなかに患者が発生しても，家族全体が病院や療養の施設へ移動したり転居したりするわけではない。つまり，患者にとって病院は仮の生活の場であり，一定の療養期間をへて，本来家族が存在する地域・社会に帰ることになる。

　しかし，病状によっては，病院という療養の場が生活の場に近い存在になるときもある。そのようなときは，患者と家族が「自分たちの居場所」と思える生活の拠点をつくることが大切になる。生活の拠点をつくるためには，患者を含む家族成員個人がその生活に納得し，居場所として認識できることが望ましい。たとえば，患者が療養生活のなかでも，楽しみや生きがいを得られる場をつくることは効果的である。

　また，患者以外の家族成員も個人の時間が確保できて，その人らしさが維持できることも大切である。たとえば，介護や看病によって，各家族成員の時間や労力・気力が奪われることは，家族全体の QOL の低下につながる。

そのため，介護や看病の負担を減らせるような工夫も重要になる。

◆ 家族個々の価値観の尊重

　家族は同じ文化，環境を共有して生活を営んでいる。そのため，長年の生活の中でつちかわれた価値観は，家族成員どうしで共通することが多い。たとえば，衣食住の好みや考え方は，家族の価値観が基準となりやすい。

　看護職者の価値観でものごとをとらえようとしても，家族の価値観は簡単にかえられるものではない。看護職者は，家族が大切にしている価値観を尊重し，受けとめていくことも大切である。

　しかし近年は，家族の多様化に伴い，同じ家族成員であっても世代間で価値観が違ったり，結婚・独立によって価値観が変容したりして，もともとの原家族とは異なることもある。そのため，看護職者は家族全体の価値観だけでなく，家族成員個々の価値観も受けとめ，成員間の違いに着目したかかわりも必要になっている。

◆ 技術や能力の向上

　家族は成長・発達する存在であり，成長に合わせて家族の役割は変化する。家族の生活とは日常のできごとの積み重ねを意味し，それをできるだけ平穏に維持していくことが家族の望みといえる。

　しかし，日常のなかで困難や問題に遭遇した場合，家族自身がもつ技術や知識が試される。たとえば，新婚の夫婦に突然，親の介護がふりかかってきても，妻が原家族のなかで介護技術を習得していたり，社会資源の活用方法を知っていたりすれば，現家族(生殖家族)のなかで大きな混乱に陥る可能性は低くなる。また，姑の愚痴を，日々妻から聞かされている夫がいた場合，自分のストレス解消方法としての趣味をもっていれば，夫婦関係を悪化させずにすむ可能性がある。

　このように，状況が変化しても，家族成員個々が対処能力や対応するための技術を習得していたり，技術や能力がなくても，習得の意思や向上心，意欲をもったりしていれば，その場に適応できる。したがって，看護職者は家族成員に対し，対処方法についての知識や技術を提供する役割を担っている。

◆ 家族の役割モデルの提示

　家族成員がそれぞれ役割を分担できているどうかは，機能的視点からみた家族内部のはたらき(家族力，●147ページ)と密接な関係がある。

　家族看護では，家族のセルフケア力を高める側面的な支援や後方的な支援が中心となる。しかし，ときに家族力が低下して，これらだけでは問題を解決できず，さらなる複雑化や悪化が予測できるときがある。そのときは，看護職者が前方から家族にかわって役割モデルを務めることも重要になる。とくに，家族が発達途上で，十分な技術や知識をもち合わせていないときは，看護職者がモデルとなって，家族役割について誘導・助言していくことで，家族成員がみずから学び，考え，変化をおこすことができる。

2 家族のサブシステムへのはたらきかけ

　家族内部になんらかの問題が生じる原因には，家族成員個人に由来するもののほかに，家族のサブシステム（● 107 ページ）から発生した関係性や役割などが影響していることもある。そのため，家族看護を実践する際には，家族成員個人の援助を行いつつ，個人に影響を及ぼすほかの家族成員やサブシステムにも注目する。そして，以下に示す関係性をアセスメントすることで援助の方向性や，具体的な援助の方略が明らかになる。

- サブシステム内での家族成員どうしの関係性
- サブシステムどうしの関係性
- サブシステムと全体システムとの関係性（サブシステムが全体に与える影響，全体システムからみたサブシステムの位置づけ・役割）

◈ コミュニケーションの促進

　家族の家族力を引き出し，家族問題を解決していくためには，そこでおきている問題や課題を家族成員どうしで共有することが重要になる。

　家族成員は，全体あるいはサブシステムにおけるそれぞれの立場で現状を認識しているが，必ずしも家族成員間で同じとは限らない。家族が同じ方向に変化の方針を決めるときは，まず十分なコミュニケーションをとって，それぞれの立場・役割から互いを理解してから解決策を決定しなくてはならない。そのため看護職者は，家族成員それぞれが自分の意見を言えるような環境づくりを行い，立場が否定されないように家族成員間の力関係やコミュニケーションパターンを理解したうえで場面設定をすることが望ましい。

　また，家族であっても本心を互いに理解しているとは限らない。家族どうしで十分な話し合いができていないと判断した場合は，代弁者の役割をとりながら円滑なコミュニケーションがとれる場をつくることも重要になる。

◆ 情緒的きずなを深めるはたらきかけ

　家族は互いを家族だと認識し，基本的には情緒的なきずなで結ばれている存在である（● 81 ページ）。しかし，家族のなかには，夫婦のような 2 者関係もあれば，親子やきょうだいのように子どもの数によっては 3 者や 4 者関係になるサブシステムがある。そのため，すべての家族成員どうしが情緒的な関係性で結ばれているとは限らない。また，情緒的といっても互いの立場を理解し，尊重し合えるような良好な関係性であるとは限らない。たとえば，長女と母親は良好な関係であっても，父親と長女は犬猿の仲であるときもある。また，長男と次男は価値観が共有できていても，長女と長男が共有できるとは限らない。

　このような複雑な関係性が複数あるとき，看護職者は個々の立場で介入したあと，互いの思いを代弁しながら親密性を高められるようにかかわることが望ましい。とくに，家族面接❶を行うときは，誰を選びどのように誘導していくかをシミュレーションしていくと，複数の面接が円滑に進みやすい。

━ NOTE
❶家族アセスメントを深めるためや，家族の看護問題を解決するために，看護職者が意図的に家族成員の個人もしくは集団に直接会い，話をする場をもつこと。

◆ 家族内の役割確認

　家族は2人以上の家族成員からなりたつ集団であるが，集団が大きくなればなるほどサブシステムが増え，夫役割・妻役割・父親役割・母親役割・子ども役割など，家族内で1人の担う役割も多重になる。

　家族機能は，家族成員個々がそれぞれの立場で役割を担うことで維持されている（● 57ページ）。しかし，家族のなかに「看病」という新たな役割が加わったり，それに伴って従来存在する役割が喪失したりすれば，特定の家族成員に過度な負担をしいるなど，役割分担のバランスをくずす可能性がある。さらに，家族内での役割分担のバランスがくずれることは，家族機能の低下をまねき，別の家族成員の健康をそこなうことにつながる。

　したがって，看護職者は，家族内部での役割の均等化や協力へのはたらきかけを促すことが必要になる。また，内部の家族力だけでは解決できない場合は，外部資源の活用を提案できることが望ましい。

◆ 家族の意思決定の尊重

　家族は患者の代弁者として，重要な意思決定をまかされることが多い。治療方針や最期の看取り，医療費に伴う経済性や社会資源の選択など，さまざまな場面に，医療職者は家族に意思決定を要求する。

　看護職者は，あくまで家族が決定したことを尊重・保障していくことが大切になる。しかし，家族の発達段階やセルフケア力の成熟度によっては，意思決定そのものが家族の負担にもなりかねない。このような場合，看護職者が意思決定に必要な情報を家族に提供し，家族のニーズや生活環境，価値観にそった選択肢を伝えることも必要になる。このときに重要なことは，押しつけや誘導ではなく，あくまでも家族の意思決定を支援するための側面的な援助に徹することであり，最後は家族自身で決定をしてもらうことである。そうすることが，その後の家族の対処能力の獲得へとつながっていく。

3 家族の全体システムへのはたらきかけ

◆ システムの階層性をふまえたはたらきかけ

　家族の全体システムでは，家族成員どうしが関係性をもちながら集合体を形成している。さらに，家族の全体システムは，社会のなかのさまざまな集団と関係性をもっており，相互作用しながら家族機能を維持している。このように，家族とその内部および外部の集団は複数の階層をもつシステムとしてとらえることができる（● 109ページ，図3-3）。

　家族看護において，家族の全体システムをより理解するためには，家族を中心としたシステムの階層性を念頭において，①患者や個人を理解するために家族を理解する，②家族を理解するために家族が暮らす地域や社会，その他相互に関係性のある集団を理解する，という両方の視点をもつことが大切である。そして，家族の全体システムにはたらきかける際には，下位システ

ム(家族成員個人や夫婦，きょうだいなど)からと，上位システム(地域やそこに存在する親戚，会社組織，医療組織など)からの2通りのアプローチを考えるとよい。

◆ 家族を取り巻く外部システムへのはたらきかけ

　家族を取り巻く外部システムへはたらきかける際には，外部システムと家族の内部システムとの関係性を構築していくことが重要になる。

● **治療・療養システムへのはたらきかけ**　まず，治療や療養をスムーズに進めるために，地域の医療組織といった家族にとって身近な治療・療養システムとの関係づくりから始める。

　新たな支援体制を構築するには，家族の外部システムのなかでも，治療・療養システムに所属する医師やソーシャルワーカー，臨床心理士，理学療法士など，看護職以外の多職種との連携が重要になる。看護職者は，これらの職種と家族をつなげることが必要になる。

● **その他の資源のシステムへのはたらきかけ**　家族看護では，家族のセルフケア力を信じ，まずは側面的支援・後方的支援からかかわることが重要である。しかし，家族の力だけでは，変化や対応をしきれない場合も多い。また，家族が，みずから利用できる資源を取り入れ，知識を活用できればよいが，その手だてに気づかなかったり，方法がわからない場合もある。

　家族アセスメントによって，患者だけでなく家族システム全体へはたらきかける必要性を判断した場合は，社会資源の活用を促進できることが大切になる。その際，看護職者は，既存の社会資源や新たな資源と家族をつなぐ役割を担う。

　家族によっては，外部との交流に抵抗を示したり，遠慮や罪悪感をもったりするときもあるが，そのときは，家族の価値観に寄り添いながら，外部との関係への否定的な感情をとくことから始めるとよい。

● **地域社会のシステムへのはたらきかけ**　ふだんの家族の生活の場は地域や社会である。家族の全体システムは，次に示すようなさまざまな環境をもつ地域社会のシステムと関係し，機能している。

- 住環境：家屋などの家族が生活する場
- 人的環境：家族が交流する近隣住民や親戚，友人など
- 社会環境：家族を支える行政の制度やサービス，職場，コミュニティなど

　したがって，家族が地域社会と調和や融和をはかれるよう，環境にはたらきかけていくことも大切である。

4 家族看護過程展開の実際⑥──家族支援・家族介入

　本項では家族看護過程における実践への準備，実践に先だつ看護職者の立ち位置，実践の方向性のポイントを述べてきた。

　ここでは，前項で紹介した看護計画のうち，＃3「長男が親のめんどうをみるというTさんの価値観と息子夫婦の現状とのギャップ」への看護援助および介入の実践を示す。

　アセスメントの時点では，Tさんの価値観に対して，息子と娘はそれぞれ距離をおこうとしており，息子と娘の関係性もうまくいっていなかった（◉図4-12）。Tさん家族は，互いを思いやる情緒的きずなをもっていながらも，それぞれの関係性は悪循環に陥っていた。

　看護師は，立案した家族看護計画に基づき，入院5日目のTさんの発言の聞きとり，および，入院5日目から入院14日目にかけて，病室やカンファレンスなどの場で，Tさんや，息子夫婦，娘夫婦に対して，援助や介入を行った（◉表4-4）。

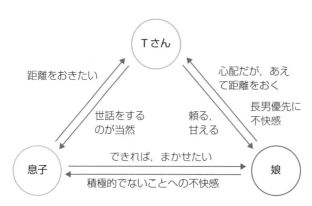

◉**図4-12　Tさんの家族の関係性**

◉**表4-4　＃3「長男が親のめんどうをみるというTさんの価値観と息子夫婦の現状とのギャップ」への援助・介入**

長期目標
Tさんと息子の価値観の葛藤が緩和され，Tさんの生活への不安が解消される。

短期目標
①Tさんの価値観を息子が理解できる。 ②息子の現状をTさんが理解できる。 ③Tさんの退院後の生活の不安が解消される。

家族看護実践		
月日	アセスメントと実践内容	実践の方向性
入院5日目	更衣を手伝っているとTさんは看護師に「私はね，昔の女性としてはめずらしい職業婦人だったのよ。でもね。こんな病気に突然なっちゃって，そろそろ息子にめんどうみてもらう年なのかしらね」と語った。 　看護師は「息子さんもそうおっしゃっているのですか」とたずねると，Tさんは「息子は長男だし，嫁は働いていないから大丈夫よ」と言った。 　Tさんは，息子が親の老後の世話をするものだと考えている。看護師はTさんが考える老後の生活の仕方，息子夫婦との生活についてたずね，Tさんの価値観を確認した。	家族成員個人へのはたらきかけ •家族の居場所づくり •価値観の尊重

◗表 4-4　（続き）

家族看護実践（続き）		
月日	アセスメントと実践内容	実践の方向性
入院 10 日目	息子夫婦と娘夫婦は，Tさんの部屋を出たあと，4人でロビーで話をしていた。その後ナースステーションに4人で立ち寄り，「退院後，ひとり暮らしはむずかしいでしょうか」とたずねてきた。 　看護師は「病状とその後の生活についてはあらためて医師から説明します。暮らし方についてTさんは，息子さんと同居されることを希望されていますよ」とTさんの意思を伝えた。 　また，「息子さんは，Tさんの退院後の生活についてどのように考えられていますか」と息子の思いを聞いた。すると息子は「母は長男が親をめんどうみるのがあたり前と考えていますが，いまどきは長男だけでなく，施設などのサービスも利用していいと考えています」と答えた。 　娘夫婦はその様子を黙って聞いており，長男は同居がむずかしいことを懸命に伝えていた。 　看護師は「次回の話し合いのときに，Tさんのお気持ちも聞いたうえで，お子さんたちの状況をお伝えしたほうがよいですね」と伝えた。	家族のサブシステムへのはたらきかけ • 家族内の役割確認 • 意思決定の尊重
入院 12 日目	Tさんは，訪室してきた看護師に「1人でいるときに発作をおこしてしまったらと思うと，こわくて。息子に老後はめんどうをみてもらえると信じていたのに，裏切られたわ」と言い，悲しみと怒りが込みあげている様子であった。また「いつも力になってくれる娘までが，ひとり暮らしをすすめてきて。私をたすけてくれない」と，さびしさを訴えた。 　看護師が「Tさんもご主人のお母様をお勤めしながら介護されていたのですよね。そのころは，子どもが親のめんどうをみるのがあたり前の時代でしたからね」と話すと，Tさんは「そうなのよ。私は長男の嫁として，最期までお姑さんのめんどうをみたのよ」と言った。 　看護師が「Tさんの息子さんには，いまの人なりの考えがあるかもしれませんね」と伝えると，「いまは違うのかしら……」とTさんは考えはじめた。	家族のサブシステムへのはたらきかけ • コミュニケーションの促進 • 情緒的きずなを深める
入院 14 日目	カンファレンスが終わり，帰室したTさんはじっと窓の外を見つめふさぎ込んでいる様子であった。そのわきで，息子と娘が困った表情で立っていた。 　看護師は「Tさんは働きながらお姑さんの介護をして，息子さんと娘さんを育ててこられたのですね。いつも家族のために働いていらしてたのですね。息子さんや娘さんも，きっとそんなTさんの姿を見て，ご自身の家族を大切にされているのですね」と話し出した。 　するとTさんは「そうよね。あなたたちも家族をもって大変よね」と振り返りながら息子と娘に言葉をかけた。息子は「けっしてお母さんのことを大切にしていないわけではないよ。妻もとても心配している。でも，お母さんが希望するような暮らしを，僕の家に来ても提供できないと申しわけないから」とTさんに伝えた。 　看護師は「Tさんがいまのご自宅で暮らしながら，もしものときに対応できるサービスを利用できるように，一緒に考えましょう」と言った。すると娘が「私がお母さんが利用しやすいサービスを調べてくるので，だいじょうぶよ」とTさんに話した。 　Tさんは「私もこれから引っ越すのはたいへんだと思っていたの。いまの家で暮らしながら，いいサービスがあればたすかるわ」と笑顔を見せた。	家族成員個人へのはたらきかけ • 個人のセルフケア力 • 技術や能力の向上 家族のサブシステムへのはたらきかけ • コミュニケーションの促進 • 情緒的きずなを深める家族全体システムへのはたらきかけ • 治療・療養システムとの関係性 • 社会資源との関係性

6 家族看護実践の評価

　通常の看護過程では，苦痛の緩和，身体機能の改善，不安の軽減などの患者の望ましい変化が評価の視点となる。そして，次の実践にいかすために，患者に改善や変化がみられれば看護計画の実施を継続し，十分でない場合は，さらに別の方略を検討して計画を修正する。

　家族看護過程でも同様に，家族看護計画にそって家族援助や介入を実施したあと，家族に望ましい変化がみられれば看護計画を継続し，望ましい変化がおこらず，家族の健康やセルフケア力に改善がみられなかった場合は，看護計画を修正する必要がある。ただし，家族看護の実践は，患者・家族だけでなく，家族を取り巻くさまざまな外部のシステムにも影響を及ぼす。そのため，各システムにおこった変化を適切に評価するためには，看護職者個人ではなく，チーム全体で多面的に評価することが望ましい。

1 家族看護過程のプロセスの評価

● **評価のポイント**　プロセスの評価では，患者や家族の変化を通じて，①情報収集と家族アセスメント，②家族の看護問題の明確化，③家族看護目標および家族看護計画の設定・立案，④家族看護の実施からなる，一連の家族看護過程について評価する。

　その際，以下のポイントを検討する。

- どこまで目標に到達したか，あるいは未達成で終結したか。
- 目標達成度について，その原因はなにか。
- 立案した家族看護計画が実現可能なものであったか。
- 援助や介入の内容が家族に適切であったか。

2 家族の変化の評価

　家族の変化の評価では，自分たちの支援や援助が，患者や家族成員，家族のサブシステム，家族の全体システムにどのような変化をもたらしたかということを評価する。家族看護過程では，家族の変化を評価することはとくに重要であり，自分たちの視点や介入が適切であったかどうかを，家族に生じた変化を通じて明らかにしていく。

● **評価のポイント**　家族の変化の評価ポイントとしては，具体的にいくつかの項目があげられるが，家族看護の実践の分類と同様に，①患者を含む家族成員個人の変化，②サブシステムの変化，③家族の全体システムの変化の3点に分類することができる（◯表4-5）。

● **評価の反映**　家族看護実践の評価を行ったあとは，見直すべき点を修正する。また実践の途中であっても新たに判明した情報や家族の思わぬ変化によって，アセスメントの結果や看護目標の修正が必要になることがある。そのような場合，看護職者はすみやか，かつ柔軟に修正を行い，患者・家族にとって最も有効な看護実践が提供できるようにのぞむことが大切である。家

○表4-5　家族の変化の評価のポイントの例

患者を含む家族成員個人の変化

- それぞれの家族成員の個人のセルフケア力が向上したか。
- それぞれの家族成員が自分の居場所と思える場をもてたか。
- それぞれの家族成員の価値観が尊重されているか。
- それぞれの家族成員の対処能力が高まったか。

サブシステムの変化

- 家族成員どうしのコミュニケーションが促進されたか。
- サブシステムでの家族成員どうしの情緒的きずなが深まったか。
- 家族内での役割を確認し，負荷がかたよらないように分担できたか。
- 家族成員どうしで相談し，家族みずから意思決定ができるようになったか。

家族の全体システムの変化

- 治療・療養システムとの関係性が円滑になったか。
- 外部の社会資源を利用できるようになったか。
- 地域社会のシステムと調和した生活を送れているか。

族看護過程においても，何度も必要な情報を収集し，アセスメントを繰り返しながら実践・評価を行い，家族の望ましい変化を確認するまで，看護過程のプロセスを歩むことが大切である。

3　家族看護過程展開の実際⑦──家族看護の評価・修正

　本項では，家族看護過程の展開における評価のポイントについて述べてきた。ここでは，前項(○173ページ)で紹介した事例を用いて，家族看護過程における評価および看護計画の修正を示す(○表4-6)。

　それぞれの日程において実施した家族看護の実践に対し，さまざまな角度から評価を行う。そして，看護計画に修正が必要な場合には，具体的な修正点をあげ，今後の家族看護の実践につなげていく。

7　家族看護と地域連携

1　地域連携とは

　医療における地域連携は，患者・家族が住み慣れた場所で安心して継続した在宅療養を続けられることを目的としている。地域の医療機関や施設などでは，さまざまな専門職者がそれぞれの役割を分担しているほか，ボランティアや地域コミュニティの人々も加わって円滑な連携をはかりながら活動している(○表4-7)。

● **連携の3段階**　連携とは，1つの目的に向かって複数の人が連絡をとり合い，協力することである。異なる分野の専門職者による連携は，3段階で発展するとされている。

　①**連絡の段階**　異なる専門職者の間で報告・連絡・相談が行われる。

　②**連携の段階**　異なる専門職者の間で定期的な会議やカンファレンスが行

▶表 4-6　#3「長男が親のめんどうをみるという T さんの価値観と息子夫婦の現状とのギャップ」に対する看護実践の評価

長期目標		
T さんと息子の価値観の葛藤が緩和され，T さんの生活への不安が解消される。		

短期目標		
① T さんの価値観を息子が理解できる。 ②息子の現状を T さんが理解できる。 ③ T さんの退院後の生活の不安が解消される。		

家族看護実践		
月日	評価	修正
入院 5 日目	看護師が T さんが考える老後の生活の仕方，息子夫婦との生活について，T さんの価値観を確認したことは評価できる。この情報をもとに，息子と価値観の共有ができるようにはたらきかける必要がある。	
入院 10 日目	T さんを除く家族成員間の情報交換の場が設定され，相互理解と意思決定ができたことは評価できる。サブシステム間の情緒的関係性は強化され，役割分担も確立されたと考えられる。 　しかし，息子と娘は T さんとの生活について看護師に不安を伝えたかったと考えられるが，看護師は家族の話を十分に聞くことができず，T さんの気持ちを伝えることに専念してしまった。また，社会システムへのはたらきかけへのきっかけを，強化することができなかった。	あらためて，息子と娘に T さんが退院後の生活に関する思いや不安などはないか時間を設定して相談を受ける。
入院 12 日目	T さんのいままでの生活，同居への価値観を承認したことは評価できる。 　現在，息子夫婦がかかえている問題についての情報が少なく，代弁することができなかった。しかし，T さんが相互理解のために息子夫婦の気持ちになって考えようと変化することができた。	息子夫婦や娘との家族面接を予定し，意向を確認する。
入院 14 日目	息子と娘，T さんのそれぞれの立場を代弁し，互いの判断や行動を承認したことで，家族の全体システムの考え方に変化を与えることができた。 　家族成員間のコミュニケーションは円滑となり，さらに家族が自身のセルフケア力で問題を解決しようと変化したことは評価できる。 　また社会資源の活用にも家族が目を向けられた。今後は，家族の生活の質を保てるような側面的な情報提供の支援をすることが必要になる。	

われる。

　③統合の段階　すべての社会資源が一体化され，恒常的につながり，ネットワークが形成される。

● わが国の動向　わが国の社会保障費は増大しつづけており，それに歯どめをかけるため，国は「病院から地域へ」という施策を推進している。また，**エイジング-イン-プレイス** aging in place という，老いても障害があっても，住み慣れた場所・環境や住まいで，自分らしく暮らすことを目ざす概念も広まってきている。2006（平成 18）年から 2016（平成 28）年にかけての診療報酬改定では，地域連携および退院支援に診療報酬が加算されるようになった。これは，病院から地域・在宅へ移行する際の「連携」そのものが注目された結果といえる。また，近年は，地域包括ケアシステムが広まっており，医療・介護・福祉，予防（保健），住まいの 5 つの領域から構成されるシステムを推進することが重要視されている。

▶表 4-7　地域連携にかかわるさまざまな専門職者

対象	相談窓口	内容・手続き・その他	支援する人
医療	病院等の患者支援センター, 医療相談室	患者の相談・支援窓口	医療ソーシャルワーカー, 看護師など
	がん相談支援センター	がんに関する治療や生活全般の相談	医療ソーシャルワーカー, 看護師など
生活保護	市区町村・福祉事務所	生活保護の申請	ケースワーカー
生活困窮	生活困窮者自立相談支援機	生活保護にいたる前の段階での自立相談支援	相談支援員など
地域	社会福祉協議会	福祉のまちづくりへの推進活動 災害時の支援, ボランティア活動支援, 福祉サービス利用援助事業, 生活福祉資金貸付など	社会福祉士, 福祉活動専門員など
	ひきこもり地域支援センター	ひきこもりに関する相談窓口	ひきこもり支援コーディネーターなど
高齢者	地域包括支援センター	介護・生活の相談など高齢者の地域生活に関する総合相談窓口	保健師(看護師), 社会福祉士, 主任ケアマネジャー
	居宅介護支援事業所	介護サービス計画(案)の作成など	ケアマネジャー
	市区町村・福祉事務所	介護保険要介護認定申請窓口, 福祉・保健等の相談, 手続きなど	行政職員
障害者	市区町村・福祉事務所	各障害者手帳およびサービスの利用申請, 相談窓口など	行政職員
	保健所	精神障害者, 難病患者の相談窓口	保健師など
	基幹相談支援センター	身体・知的・精神障害者(児)・難病の包括的な相談支援窓口	社会福祉士, 精神保健福祉士, 保健師など
	相談支援事業所	サービス等利用計画(案)の作成, 地域移行支援・地域定着支援など	相談支援専門員
	精神保健福祉センター	精神障害者の総合的相談の窓口, 退院請求・処遇改善請求など	医師, 保健師, 精神保健福祉士など
	難病相談・支援センター	難病患者や家族に対する各種相談, 支援窓口	難病相談支援員など
	発達障害者支援センター	発達障害者の専門的な相談窓口	社会福祉士など
	高次脳機能障害支援センター	高次脳機能障害者への相談窓口	社会福祉士など
家庭・子ども	市区町村・福祉事務所	福祉全般についての相談窓口	家庭相談員, 母子・父子自立支援員など
	児童相談所	子どもに関する総合相談・支援の拠点, 児童福祉施設入所の判定など	児童福祉司, 心理士など
	子育て世代包括支援センター	妊娠から子育て期の相談支援窓口	保健師, 子育て支援員など
	婦人相談所	女性がかかえるさまざまな問題に関する相談業務	婦人相談員など
	配偶者暴力相談支援センター	配偶者等からの暴力に悩んでいる人の相談窓口	婦人相談員など

（NPO 法人日本医療ソーシャルワーク研究会編：医療福祉総合ガイドブック 2023 年度版. p.9, 医学書院, 2023 による）

2 地域連携が求められる背景

　看護職者は，家族の力が最大限に発揮され，家族自身が主体性を発揮して家族の生活課題（ニード）を達成できるように，地域のさまざまな専門職者と連携し，家族の内外にある関係性を構築・維持する力を支援する。

　とくに近年は，家族と地域にある外部システムの関係性を構築することが重要になっている。その背景には地域社会と家族生活の変化や，家族の多様化があり，医療や社会の変遷に伴って，看護職者の支援する家族の生活や課題も変化している。

● **地域社会と家族の変化**　近年，地域社会と家族の関係は大きく変化している。たとえば，郊外型の大型スーパーや交通の発達，インターネットの普及に伴って，商店街で住民どうしが顔を合わせることも少なくなり，冠婚葬祭時の協力や近隣活動の参加も都市部では減っている。誰がどこに住んでいるかわからず，自分の家族のことは，家族の枠内で解決せざるをえなくなっている。

　家族のかたちの多様化・小規模化に伴った問題もある。たとえば，サンドイッチ世代（ ○ 70ページ）の介護問題や孤独死がニュースとなっている。また，子育てに関連する問題では，若年女性の望まない妊娠や子どもの貧困などの問題がある。それに伴い，親が育児不安をかかえたり，子どもの不適応行動に悩みをかかえたりすることも多い。さらには，どこにも援助を求められず，あげくに虐待に陥る事例もある。

　入院患者の退院後に家族に生じる問題もある。たとえば，在宅療養では，罹患している家族成員に対して家族も医療的ケアや介護の役割を担う必要がある。しかし，家族には，教育や就職，結婚，出産といった発達段階に応じた課題も存在するため，地域社会に頼れる資源がない場合には，多重課題に対して対処が困難な場合がある。

● **家族の生活課題の変化**　家族看護の対象となる家族は，成人の患者や高齢者，介護保険対象者のいる家族以外にも，若年患者の家族，身体障害者・知的障害者・精神障害者の家族，さらにはHIV感染症や難病などのまれな疾患の患者家族，要養護児童家族や被虐待児童家族などさまざまである。同様に，ケアマネジメント❶が必要と考えられる家族も家族看護の対象であり，その生活課題はさまざまである（ ○ 表4-8）。

　家族の生活課題は，医療・介護・雇用など複数の問題がからみ合っていることが多い。これらの課題について家族あるいは看護職者だけで対応することはむずかしいため，地域の多職種との連携の必要性が増している。たとえば，近年の臨床現場では，成人（おもに20〜30歳代）に成長した先天性心疾患患者の家族の問題がある。患者が手術を受けた20〜30年前は，複合心奇形をいかにたすけるかという時代であり，手術による救命がなによりも重要視された。しかし，救命後に遺残病変があるまま成人となった現在では，患者を支える家族も，①患者の社会的自立をどのように達成していくか，②世帯の小規模化，高齢化した家族などの課題，③小児医療制度の対象期間が終

▭ NOTE
❶この場合，利用者やその家族がもつ生活課題と社会資源を結びつけることで在宅生活を支援することを意味している。

▶表 4-8　ケアマネジメントが必要と考えられる生活課題をかかえた人(家族)

- 複数の，または複雑な身体的・精神的不全をかかえている人(家族)
- 複数のサービスを必要としている人，あるいは受けている人(家族)
- 施設入所が検討されている人(家族)
- サービスが十分に提供されていない人(家族)
- 受けているサービスが不適切である人
- 世話をすべき家族成員がいない，あるいは十分に世話がなされていない人(家族)
- 家族成員のみでケアしている人
- 行政サービス以外のインフォーマルな支援を必要としている人(家族)
- 行動や態度が他人の耐えうる範囲をこえている人(家族)
- 何度も入退院を繰り返している，あるいは自分(家族)自身で健康管理ができない人(家族)
- 自分(家族)の問題点やニーズについての判断力があいまいな人(家族)
- 金銭管理ができない，あるいは行政サービスを申請するのに手だすけがいる人(家族)
- 個人的な代弁者が必要な人(家族)

(白澤政和：ケアマネジメントハンドブック．pp.17-18，医学書院，1998 による，一部改変)

わり，かつ介護制度対象者前という「制度のはざま」の問題，といった課題に直面しており，各種の専門職者によるサポートが必要となっている。

3 地域連携におけるサポートシステムの構築

家族や地域の多職種がつながってできたネットワークは，患者をサポートするためのシステムと考えることができる。従来は，家族の献身的な努力が地域とのつながりを保ち，生活を支えてきた。しかし，地域のつながりが希薄化した現代社会では，「以前はそこにあった」サポートシステムを新たにつくる必要に迫られている。

◆ サポートシステムの構築

家族看護の実践の場は，病院であれば病棟・外来・連携室など，地域であれば診療所や地域包括支援センター，訪問看護ステーション，介護施設，行政施設など，さまざまである(▶図 4-13)。看護職者は，それぞれの場所で出会った家族の生活課題に気づき，多職種をつないで解決に向かわせる重要な役割をもつ。

ただし，サポートシステムの特性は病院と地域・在宅でまったく異なり，構築のノウハウも異なってくる。また，連携の主体は患者を含む家族である。したがって，看護職者は，家族が主体的にみずからの生活課題に気づき，地域の多職種と連携して解決できるようになるためのシステム構築を考える必要がある。

● **病院**　病院は，「治療」という目標を前提とした構造と機能をもつサポートシステムである。そこでは，看護師や医師，助産師，保健師，薬剤師，検査技師，理学療法士，臨床心理士，公認心理師，医療ソーシャルワーカー，栄養士，ボイラー技士，医事課事務職員，警備員などが，患者および家族に対して，自分の役割・業務を遂行し，連携している。看護職者は，これらの

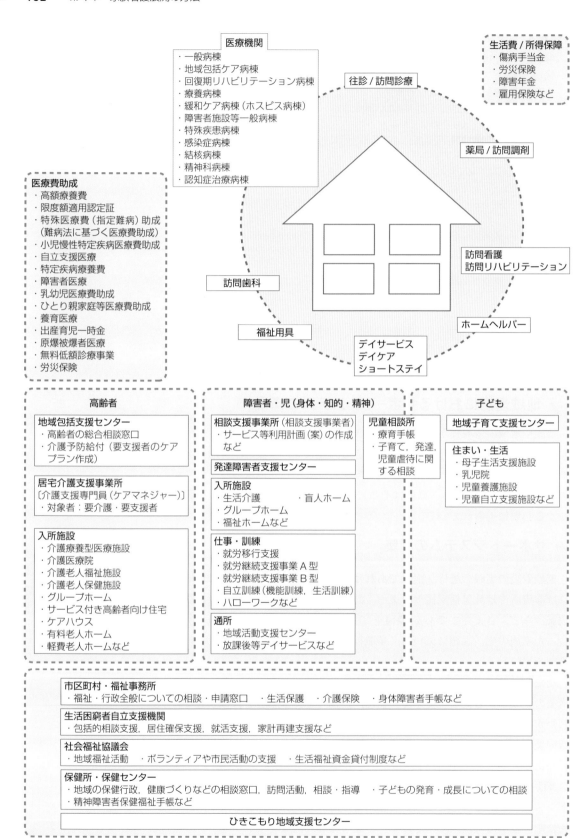

医療機関
・一般病棟
・地域包括ケア病棟
・回復期リハビリテーション病棟
・療養病棟
・緩和ケア病棟（ホスピス病棟）
・障害者施設等一般病棟
・特殊疾患病棟
・感染症病棟
・結核病棟
・精神科病棟
・認知症治療病棟

往診 / 訪問診療

生活費 / 所得保障
・傷病手当金
・労災保険
・障害年金
・雇用保険など

薬局 / 訪問調剤

医療費助成
・高額療養費
・限度額適用認定証
・特殊医療費（指定難病）助成
（難病法に基づく医療費助成）
・小児慢性特定疾病医療費助成
・自立支援医療
・特定疾病療養費
・障害者医療
・乳幼児医療費助成
・ひとり親家庭等医療費助成
・養育医療
・出産育児一時金
・原爆被爆者医療
・無料低額診療事業
・労災保険

訪問看護
訪問リハビリテーション

訪問歯科

福祉用具

デイサービス
デイケア
ショートステイ

ホームヘルパー

高齢者

地域包括支援センター
・高齢者の総合相談窓口
・介護予防給付（要支援者のケアプラン作成）

居宅介護支援事業所
〔介護支援専門員（ケアマネジャー）〕
・対象者：要介護・要支援者

入所施設
・介護療養型医療施設
・介護医療院
・介護老人福祉施設
・介護老人保健施設
・グループホーム
・サービス付き高齢者向け住宅
・ケアハウス
・有料老人ホーム
・軽費老人ホームなど

障害者・児（身体・知的・精神）

相談支援事業所（相談支援事業者）
・サービス等利用計画（案）の作成など

発達障害者支援センター

入所施設
・生活介護　　　　　・盲人ホーム
・グループホーム
・福祉ホームなど

仕事・訓練
・就労移行支援
・就労継続支援事業 A 型
・就労継続支援事業 B 型
・自立訓練（機能訓練，生活訓練）
・ハローワークなど

通所
・地域活動支援センター
・放課後等デイサービスなど

児童相談所
・療育手帳
・子育て，発達，児童虐待に関する相談

子ども

地域子育て支援センター

住まい・生活
・母子生活支援施設
・乳児院
・児童養護施設
・児童自立支援施設など

市区町村・福祉事務所
・福祉・行政全般についての相談・申請窓口　・生活保護　・介護保険　・身体障害者手帳など

生活困窮者自立支援機関
・包括的相談支援，居住確保支援，就活支援，家計再建支援など

社会福祉協議会
・地域福祉活動　・ボランティアや市民活動の支援　・生活福祉資金貸付制度など

保健所・保健センター
・地域の保健行政，健康づくりなどの相談窓口，訪問活動，相談・指導　・子どもの発育・成長についての相談
・精神障害者保健福祉手帳など

ひきこもり地域支援センター

◉図 4-13　生活支援マップ
（日本医療ソーシャルワーク研究会編：医療福祉総合ガイドブック 2023 年版．p.31, 医学書院，2023 による，一部改変）

専門職者を仲介し，医療チームを有効に機能させることが必要である。

● **地域・在宅**　地域では，家族がもつ生活課題に対して，家族自身が対処できるように，継続的なサポートシステムをつくらなければならない。また，看護職者は，家族に最も適した社会資源をサポートシステムとして考えて紹介するケアコーディネーターの役割を担うことが必要である。

◈ サポートシステムの構成要素

　生活の過程は多様な構成要素でなりたっており，家族と外部をつなぐサポートシステムを構築するためには，社会資源について理解しておくことが大切である。

　看護職者は，フォーマルな資源とインフォーマルな資源の特徴をふまえてつなぐ必要がある。

● **フォーマルな資源**　看護職者がすべての社会保障制度を熟知することは困難である。そのため，生活課題をもつ家族に出会ったとき，活用できる制度の相談窓口支援を行う人（● 179ページ，表4-7）やリソースマップの情報を提供し，さまざまな職種につなぐ役割を担うことが重要である。たとえば，介護と医療の連携であれば，介護保険制度を活用する（●図4-14）。また，労働と医療の連携や療育と医療の連携であれば，「障害者総合支援法」や「難病の患者に対する医療等に関する法律（難病法）」「児童福祉法」「生活保護法」などに基づいた制度を活用する。

　これらの制度は，社会的ニーズに応じて年々改正されるため，つねに新しい情報を入手し，活用できるようにしておく必要がある。

● **インフォーマルな資源**　インフォーマルな資源のうち，家族看護でとくに忘れてはならない存在はセルフヘルプ−グループである（● 123ページ）。

　セルフヘルプ−グループとは，なんらかの問題・課題をかかえている本人や家族自身のグループであり，「当事者であること」が最大の特徴である。がん患者会，精神障害者家族会，知的障害をもつ本人の会，透析患者会，アルコール依存の患者会などがあり，仲間どうしが支えあうグループとして，家族にとっては，大きなサポートシステムの構成要素の1つである。

4 地域連携における家族看護の役割

　地域連携における家族看護の役割とは，単に家族と社会資源をつなぐだけではなく，個人および家族にとっての目標と，その達成に必要なシステムをつくることである。そして，そこにかかわる人々のコミュニケーションをはかることや目標達成に向けた動機づけを行い，個人・家族の主体的な力を育成することが重要である。

◈ 家族の課題の発見

　看護職者は病気をかかえた家族に出会った際に，集団としての家族の発達段階をふまえながら，潜在的な家族の課題を予測あるいは，発見する役割をもつ。そのためには，家族システムの揺らぎやその程度を鋭敏にとらえられ

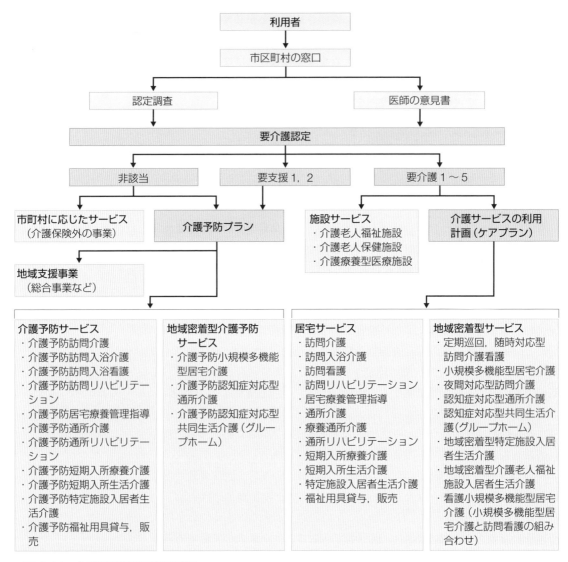

> **図4-14　介護保険制度の利用手順**

る感受性が必要である。

　たとえば，生活習慣病をかかえて外来で何度指導しても，病状の悪化が再燃してしまう家族は，医療職者からみれば「困った家族」に映る。しかし，家族は1つの開放システム（● 149ページ）として，社会的・文化的・歴史的な環境と相互作用しながら安定をはかっている。そのため，一見「困った家族」として，支援が必要にみえても，外来での指導やときに再入院をしながら病院という外部環境との相互作用のなかで，「家族なり」にシステムの安定をはかっていると考えることもできる。

　一方，家族成員の1人が大きな障害をもったり，重度の要介護者になったり，緊急入院を余儀なくされたりする場合，家族システムは大きく揺れて不安定な状況になる。さらに，これらの健康問題が家族のライフサイクルにおける発達課題（● 103ページ）と重なれば，家族は激しい混乱をきたし，危機

をもたらしかねない。このように,「家族なり」の安定をはかれない状態の家族が真の要支援家族であり,早期に発見・対応する必要がある。

　昨今の退院支援に診療報酬が加算されている要件の1つには,「入院早期より退院困難な要因を有する患者を抽出し,入退院支援を実施する」ことが掲げられている[1]。緊急入院という状況によって家族の安定がはかれなくなっていることをキャッチし,または予測し,入院早期から家族をアセスメントし,支援を開始する必要がある。

◆ 地域につなぐための支援

　治療や検査が終わり,在宅移行に向けた入退院支援の際,外部のサポートが必要な家族に対してスムーズに地域連携がはかれないことがある。高齢者家族や,家族だけで長年介護を担ってきた家族は,「他人様のお世話にはなりたくない」「まだだいじょうぶ」と,たとえ生活課題をかかえていても,地域との連携をかたくなにこばむ場合も少なくない。このような場合,家族が支援者とつながるためには,看護職者をはじめとする支援者が「家族システムに参加する」ことから始める。外部のサポートシステムの導入に向けて説得や説明を繰り返すような「支援者が家族をかえる支援」ではなく,対等な立場で「支援者と家族の関係性をかえる」という意識をもつことが必要である。家族システムに参加し,ともに揺らぎを感じ,家族とともに考える関係を構築する。

　家族には,家族それぞれの歴史があり,さらに家族メンバーそれぞれの役割,立場がある。家族がかかえる真の生活課題は,その家族の価値観や歴史,周囲との関係性によって著しく異なる。看護職者は「家族の問題」をさがすのではなく,「家族のいいところ」をさがし,家族の存在そのものを認める姿勢を家族に示すことが重要である。

　看護職者自身が家族の見方を変化させることで,家族との関係性は変化する。両者の信頼関係が築けたとき,家族は自分たちがかかえている真の生活課題を看護職者に垣間見せてくれる。家族を地域連携につなぐためには,家族主体の動機づけが重要である。家族が自分たちの生活課題に気づき,外部環境に対してみずから境界をひらけるように,看護職者は家族にはたらきかける必要がある。

5　地域連携における情報共有,役割の理解

　前述したように,連携とは,1つの目的に向かって複数の人が連絡をとり合い,協力することである。しかし実際には,家族の生活課題に関する目的を言語的に表現して設定することは非常にむずかしい。なぜなら,各家族成員,各専門職者のそれぞれが「生活」に対して描く価値観が異なるからである。

　地域連携において,いつのまにか患者や家族,専門職者のそれぞれが違っ

1）厚生労働省保険局：令和4年3月4日　保医発0304第1号. 2022.

た方向あるいは相反する方向に到達点をもちはじめ，ズレを生じることが往々にしてある。生じたズレは，家族・多職種のメンバー間でもめごとや葛藤につながり，ときに連携そのものを中断・終了させてしまうことさえある。

連携を円滑・継続的・有効に行うためには，①情報共有，②情報共有の体制の構築，③情報共有の方法と場，④役割の理解，⑤システムの構築が重要である。ここでいう「情報共有」「役割の理解」とは，個々の家族成員および，サポートシステムにかかわる多職種のそれぞれが，自分たちの描く「生活に対する物語」をていねいに聞き合う場をもち，互いの物語を理解しようとする姿勢をもつことである。このような取り組みや姿勢が，家族と地域の多職種が連携し，強固なサポートシステムを構築することにつながる。

家族は長い歴史のなかで，家族なりの対処方法をもち，家族の安定をはかってきた。支援する側が「もっとこうしたらいいのに」と，強引に介入を進めてもうまくいかない。看護職者を含む支援者はあくまでも，家族のペースでシステムが安定するのを待つ伴走者である。必要な支援の選択肢を示し，そのうえで家族が主体的に決定できるように支えていくことが大切である。家族自身が自分たちの生活課題を認知し，外とのつながりを構築し，生活課題に対応する。こうした過程を家族がふむことで，家族は変化してまとまりをもち，主体的に家族のセルフケア力を高める。それは，家族自身が内的資源になることを意味する。

C さまざまな家族アセスメントモデル

家族アセスメントや介入についてはさまざまなモデルが開発されており，ここではおもなものについて紹介する。

1 フリードマンとハンソンのアセスメントモデル

1 フリードマン家族アセスメントモデル

フリードマン家族アセスメントモデル Friedman family assessment model（**FFAM**）は，フリードマン（●9ページ）よって開発されたアセスメントモデルである。当初は看護職者が家族に面接をする用途であったが，あらゆる局面を統合的に扱える理論的枠組みであり，代表的な家族看護のアセスメントモデルの1つとして扱われている。

フリードマン家族アセスメントモデルは，①構造–機能理論，②システム理論，③発達理論，④多文化理論の4つが理論的な土台となる。また，ある程度広い範囲を対象とする中範囲理論としてみた場合，家族のストレスコーピング理論・コミュニケーション理論として考えることができる。

● **モデルの特徴**　フリードマン家族アセスメントモデルは，6つの領域から構成されている（●表4-9）。

○表 4-9　フリードマン家族アセスメントモデルの領域（簡便型）

A. 基礎資料	①家族(患者)名，②住所と電話番号，③家族構成，④ジェノグラム，⑤文化(民族)的背景，⑥宗教，⑦社会的地位，⑧家族の趣味や余暇活動
B. 家族の発達段階と家族歴	①現在での家族の発達段階，②家族の発達課題，③核家族史，④両親それぞれの家族の歴史
C. 環境	①住居の種類や間取り，②住居・地域の環境，③居住年数など，④地域のコミュニティサービス，⑤ファミリーサポート
D. 家族構造	①コミュニケーションパターン，②力関係，③役割構造，④その家族のもつ価値観
E. 家族機能	①情緒的機能，②社会的機能，③健康管理(ヘルスケア)機能
F. 家族のストレスとその対処	①ストレスとその強さ(短期・長期)，②ストレス因子への対処能力の程度，③現在および過去の対処方法，④効果のない対処方法と適応できる対処方法

　このモデルは，フリードマン自身の，①地域看護(おもに母子健康)，②家庭看護(とくに高齢者のいる家族)，③地域での健康教育，における経験に基づいて，本来は地域の場において，家族を包括的に評価することを目的に開発された。そのため，このモデルでは家族内の構造や機能よりも，家族と社会との関係性が重視されており，家族を地域社会システムの下位システムとして位置づけ，家族と社会システムの関係性に焦点をあてて家族を理解する。

　上述の特徴から，このモデルは，保健師や訪問看護師，外来看護師によって，健康問題をもつ療養者と家族へのアセスメントに用いられることが多い。ただし，聴取する内容が膨大であるという弱点があるため，あらゆる家族に最適であるとは限らず，得られた情報をアセスメントにいかすことのむずかしさや，援助とのつながりが明確でないことが指摘されている。

2 ハンソンの家族アセスメント・介入モデル

　家族アセスメント・介入モデルは，バーキー Berkey, K. M. とハンソン(◐8ページ)によって開発されたモデルである。このモデルは，ニューマン Newman, B. のヘルスケアシステムモデルを基礎にしている。具体的には，ニューマンの理論的構造を拡大して，個人ではなく家族に焦点をあてていることが特徴であり，以下の3つの領域を取り入れている。

- 領域1：ウエルネス-ヘルスプロモーション活動(防御と抵抗ラインでの問題の確認および家族因子)
- 領域2：防御と抵抗ラインでの家族の反応と不安定性
- 領域3：予防／介入レベルでの家族の安定性と家族機能の回復

● **家族システム-ストレス因子と強みの調査票**　このモデルの基盤とするアセスメントツールは，**家族システム-ストレス因子と強みの調査票** family systems stressor strength inventory(**FS3I**)とよばれ，以下に示す3領域に分けられる。

（1）家族システムのストレス因子（一般的）

（2）家族のストレス因子（個別的）

（3）家族システムの強み

　FS3I は，家族の健康，とくに家族のストレス因子と強みについての量的・質的情報を導き出すものであり，①実施や説明が容易である，②量的・質的データが得られる，③個人と家族に同時に焦点があてられる，④ストレス因子のみならず家族の強みも取り入れられている，ということが特徴である。FS3I は，1 人あるいは複数の家族成員と看護職者の両者が記入し，これらの結果を家族と共有してケアを立案する。そのため，家族自身が現在あるストレスや家族のもつ強みを検討することができる。また，看護職者も家族が直面しているストレスを理解でき，家族の強みを理解できる。

　とくに，FS3I によって得られた量的・質的データは，予防あるいは介入の段階において，以下のいずれのレベルが必要であるのかを判断するのに役だつ。

　①**一次介入**　家族成員個人や家族に対し，家族に強みについての情報を提供することや，コーピングや機能している能力を援助することによって，健康への活動を奨励する介入である。健康の改善された状態や健康の推進活動へ方向づけることに焦点をあてている。

　②**二次介入**　家族がみずから問題に対処できるようにすること，適切な治療を選択できるようにすること，危機に介入することなどによって家族システムの安定をはかることである。

　③**三次介入**　システムの安定性を維持するための介入である。治療が終了したあとに開始され，病院やリハビリテーションセンターから退院したあとのケアの調整などを含む。

2 　鈴木のアセスメントモデル

1 　基本的な考え方

　鈴木のアセスメントモデルは，わが国における家族看護学の黎明期である 1990 年代に鈴木・渡辺らによって開発され，その後，時代の変化とともに改訂が行われている。情報収集→分析→解釈→計画立案→実施・評価という看護過程の基本的な流れをふまえつつ，個人から家族集団へと対象を発展させたアセスメントモデルである。

　本モデルでは，①家族を資源とする考え方ではなく，家族全体を援助の対象とする考え方を用いること，②家族アセスメントは家族のセルフケア機能を高めるために用いること，③家族アセスメントの過程そのものを援助の一部ととらえること，ということがコンセプトとなっている。

　また，看護職者が家族の多様性を受け入れることを前提として，看護職者が支援的な姿勢で個々の家族成員から情報収集を行い，生き生きとした家族の全体像を描いていく。この過程で，①健康問題は家族にどのような影響を与えたのか，②家族がどのような危機を経験しているのか，③家族にはどの

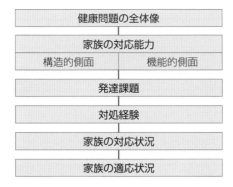

●図 4-15　家族アセスメントの基本構造

（鈴木和子ほか：家族看護学——理論と実践，第 5 版．p.63，日本看護協会出版会，2019 による）

ような対処能力があるのかの事項を見いだし，間接的あるいは直接的にセルフケア機能を強化できるような援助を可能にしていく。

　このように，このモデルは，看護職者と家族との協働的な取り組みを家族アセスメントととらえているため，家族アセスメントに特化したものではなく，家族看護アセスメント，家族看護の実践・評価という一連の家族看護過程のモデルとして考えることができる。

2 モデルの構造

　本モデルでは，家族アセスメントの基本構造として，①健康問題の全体像，②家族の対応能力，③発達課題，④対処経験，⑤家族の対応状況，⑥家族の適応状況をみる（●図 4-15）。また，基本構造にそって，●表 4-10 のような多くのアセスメント項目が提示されている。

　ただし，家族アセスメントは，上述の枠組みにそって情報を埋めればいいというものではない。家族アセスメントは援助の始まりと位置づけられているため，情報収集そのものがケアになることを意識し，相手から相談してもらえるような関係づくりを目ざす。そして，家族のニーズから援助の必要性を判断し，家族の対処や関係性をふまえて，家族の全体像を明らかにする。このとき，問題ではなく，むしろ家族のもつ強みに注目する。

　家族がかかえる問題の解決を検討する際は，誰が問題の中心となるのかや，誰がどのように変化することが有効なのかといった変化の見通しを多角的に検討する。そのうえで，看護職者が，家族とともに，長期的・短期的な目標を設定することで，家族の目標達成への動機づけを高め，セルフケア能力を引き出すようにする。

● **援助を実施する際のポイント**　家族へはたらきかける際は，看護職者が家族を変化させるのではなく，家族が主体的に変化していくよう条件を整えることが看護職者の役割とされている。援助者としての看護職者のはたらきかけは●表 4-11 のように分類される。また，援助を評価する際には，家族にどのような変化が生じたのか，その援助は家族のセルフケア機能を高めるために有効であったのかという視点で評価を行う。

◐表4-10　家族アセスメントでの情報収集の内容

[1]健康問題の全体像
　　①健康障害の種類(診断名など)
　　②現在の患者の日常生活力(生命維持力，ADL，セルフケア能力，社会生活能力)
　　③医師の治療方針
　　④予後・将来の予測
　　⑤家族内の役割を今後も遂行できる可能性
　　⑥経済的負担
[2]家族の対応能力
　A．構造的側面
　　①家族構成(家族成員の性，年齢，同居・別居の別，居住地)
　　②家族成員の年齢
　　③職業
　　④家族成員の健康状態(体力，治療中の疾患)
　　⑤経済的状況
　　⑥生活習慣(生活リズム，食生活，余暇や趣味，飲酒，喫煙)
　　⑦ケア技術を習得する力
　　⑧住宅環境(間取り，広さ，設備)
　　⑨地域環境(交通の便，保健福祉サービスの発達状況，地域の価値観)
　B．機能的側面
　　①家族内の情緒的関係(愛着・反発，関心・無関心)
　　②コミュニケーション(会話の量，明瞭性，共感性，スキンシップ，ユーモア)
　　③役割構造(役割分担の現状，家族内の協力や柔軟性)
　　④意思決定能力とスタイル(家族内のルールの存在・柔軟性，キーパーソン)
　　⑤家族の価値観(生活信条，信仰)
　　⑥社会性(社会的関心度，情報収集能力，外部社会との対話能力)
[3]家族の発達課題(育児，子どもの自立，老後の生活設計など)
[4]過去の対処経験(育児，家族成員の罹患，介護経験，家族成員の死など)
[5]家族の対応状況
　　①患者・家族のセルフケア状況　②健康問題に対する認識
　　③対処意欲　　　④情緒反応(不安，動揺，ストレス反応)
　　⑤認知的努力　⑥意見調整　⑦役割の獲得や役割分担の調整
　　⑧生活上の調整　⑨情報の収集　⑩社会資源の活用
[6]家族の適応状況
　　①家族成員の心身の健康状態の変化
　　②家族の日常生活上の変化
　　③家族内の関係性の変化

(鈴木和子ほか：家族看護学——理論と実践，第5版．p.64，日本看護協会出版会，2019による)

◐表4-11　援助者のはたらきかけ

家族看護方法の分類	内容
家族成員に対する援助	セルフケア機能を高める，情緒の安定をはかる
家族の関係性に対する援助	コミュニケーションの促進，相互理解をたすける，役割分担の調整，情緒的関係性の調整，意思決定の促進
家族単位の社会にはたらきかける援助	生活や社会資源の調整，環境へのはたらきかけ
ケアマネジメント	ケアの窓口となる，関係職種の調整，ケア体制の再検討

一連の援助の過程では，個人の援助とは異なる複雑な判断が要求される。そのため，実施にあたっては完璧さを求めるのではなく，看護過程を見直し，修正する柔軟さが大切である。また，その過程で家族とともに看護師も成長すると考えられている。

3 カルガリー家族看護モデル

カルガリー家族看護モデルは，1984年にカナダのカルガリー大学のライト(◐8ページ)とリーヘイ(◐8ページ)が開発した家族看護モデルである。このモデルは，後述する**カルガリー家族アセスメントモデル** Calgary family assessment model(**CFAM**)と**カルガリー家族介入モデル** Calgary family intervention model(**CFIM**)の2つから構成されている。そして，前者により家族の悪循環を明らかにし，後者によって悪循環を断ち切ることで，家族のもつ自己調整能力を回復するようにはたらきかける。

● **円環的質問** カルガリー家族看護モデルは，家族療法の影響を受けており，家族を「回復力をもつポジティブな存在」としてとらえる。そして，家族の問題をアセスメントするときに，家族の関係性に着目し，**円環的質問**とよばれる特徴的な質問法を使い家族機能の問題に介入する。

円環的質問とは，対象者(Aさん)に対して「Bさんはあなた(Aさん)の問題についてどう思っていると思いますか」などと問う質問である。対象者の別の人物(Bさん)に対するとらえ方を理解したり，対象者にほかの家族成員の視点から問題をみたりすることを促す目的がある。

1 カルガリー家族看護モデルにおける家族のとらえ方

カルガリー家族看護モデルでは，家族を「家族とは，強い感情的な絆，帰属意識，そして互いの生活にかかわろうとする情動によって結ばれている個人の集合体である」と定義している。また，このモデルでは，思考の形式に**直線的思考**と**円環的思考**があるとし，円環的思考で家族の関係を理解する(◐表4-12)。

● **直線的思考** 直線的思考とは，個人に焦点をあて，「誰がなぜやったか」「どういう結果がおこったのか」「誰の行動を直したらよいか」と考える思考

◐表4-12 直線的思考と円環的思考の違い

直線的思考	円環的思考
・個人に焦点	・関係に焦点
・その人がなぜ行ったかに注目	・その行為がどう影響するかに注目
・過去に焦点	・現在に焦点
・原因-結果に焦点	・円環パターンに焦点
・誰が責められるか	・誰がどのように参加し，行動し，影響
・誰が問題か	しあったかに焦点

(森山美知子編：ファミリーナーシングプラクティス——家族看護の理論と実践. p.33, 医学書院による)

様式である。そして, 原因を明らかにしたのち, 改善をはかるために介入する。

● **円環的思考**　円環的思考とは, ある現象について影響を与え合う複数の人物について, 以下のように, ①人間関係, ②影響を与える, あるいは受けるプロセス, に焦点をあてた考え方である。

- ある現象にかかわっているのは, 誰(A さん)と誰(B さん)か。
- A さんの行動は, B さんにどのように影響し, どのような反応を示したか。
- B さんの反応によって A さんがどのように影響を受けたのか。

　たとえば, 糖尿病患者とその家族は, 血糖コントロールができないことに対して, それぞれの考えがあり, みずからの考えに伴って行動したり感情を伝えたりすることで, 相互に影響する(● 110 ページ, 図 3-4)。

　このように, 家族を円環的思考でとらえると, 家族内で生じている関係性にどのようなパターン(**円環パターン**)が生じているのかを明らかにでき, そのパターンがわるい影響を及ぼしている場合には, 介入の必要性が判断できる。

　患者と家族の間で本来もつ自己調整機能が空まわり, または, わるい影響を及ぼしている円環パターンを**悪循環パターン**といい, これがあるときに家族の関係性に悪循環が生じているとする。

　したがって, カルガリー家族看護モデルでは, この家族の悪循環を断ち切り, 新しいパターン(良循環の円環パターン)が身につくようにすることが目的となる。

2　カルガリー家族アセスメントモデル

● **アセスメント項目**　カルガリー家族アセスメントモデルは, 家族を多面的にとらえるための指針である。家族構造, 家族発達, 家族機能の 3 つの大きな領域があり, さらにそれらの大項目は 26 の小項目に分かれている(●図 4-16)。

　①**家族構造**　家族は誰か, 拡大家族には誰がいるか, 順位, 社会的地位, 宗教, 地域性などをアセスメントする。

　②**家族発達**　家族としてどのような発達段階にあり, 発達課題にどのように取り組んでいるかをアセスメントする。ここには家族の成長に伴うすべての相互関係やプロセスを含む。

　③**家族機能**　コミュニケーションや問題解決, 役割などを含む。具体的には, 個人がほかの家族との関係においてどのようにふるまっているかなど, 細かい言動にも焦点をあててアセスメントを行う。

● **アセスメントの流れ**　患者の情報から患者と家族の間に悪循環がおきていると考えたときに, アセスメントモデルを使って家族の情報を得て, 家族におきている問題から仮説を立案する。患者と家族と疾患に関することを質問し, 26 の小項目から情報を得ることで家族の情報を多角的にとらえることができる。さらに, 仮説に関連している項目について質問し, 家族におきている問題を明らかにする。

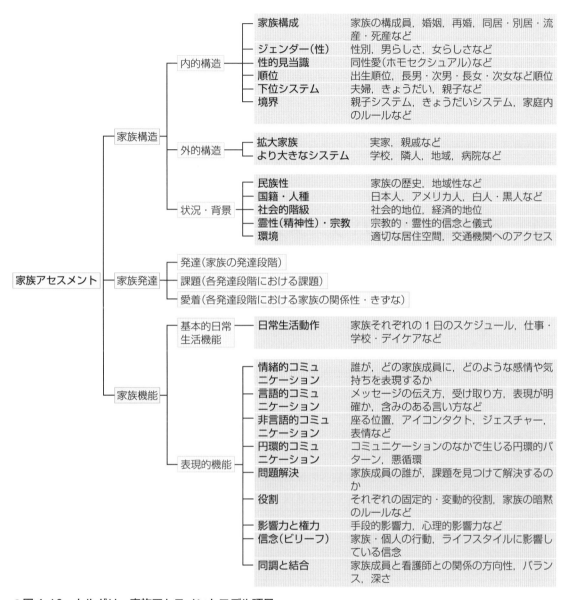

◎図4-16 カルガリー家族アセスメントモデル項目
（森山美知子編：ファミリーナーシングプラクティス——家族看護の理論と実践．p.65, 医学書院，2001 をもとに作成）

3 カルガリー家族介入モデル

　カルガリー家族介入モデルは，家族の認知・感情・行動領域に変化をもたらすことを目的とする。そのため，円環的質問を使って，家族の認知・行動・感情の領域にはたらきかけることで，アセスメントモデルで明らかになった悪循環パターンに関連する行動や信念に変化をおこす。

　円環的質問では，家族が話す内容から次の仮説をたて，その仮説を確認する質問をつくってまた家族に質問し，家族はその質問を聞いて回答する。この一連の会話は，看護職者にも家族にも新たな情報を提供し，家族みずから気づきを促すことができる。それによって，家族は自分たちにおきている問

題に気づき，新たな解決策を見いだすことができる。ライトらは，3領域に介入する具体的な質問として，①家族間の相違を見いだす質問，②行動への影響を探る質問，③仮定的・将来指向的な質問，④3者関係をさぐる質問の4つを提示している。また，ライトらは会話をとても大切にしており，「私たちの現実(世界)は会話を通じた相互作用によってなりたち，このかかわりが新しい構造，すなわち変化をもたらす」と考えている。

　看護職者は，家族と話す機会がたくさんある。そのため，家族看護においては，家族の関係性に注意をはらい，意図的に気づきを促す会話をしてくことが重要である。

4 家族看護エンパワーメントモデル

1 基本的な考え方

　家族とは本来，さまざまな状況に対して家族自身の力で考え，判断，決定して行動し，のりこえていくことができる集団である。しかし，家族成員の病気などにより，家族自身で解決できない状況にある家族は，看護ケアを必要としており，看護職者は，家族の力を引き出し，支え，強化しながら，家族が再び家族自身の力でのりこえていくことができるように援助していくことが必要である。家族看護エンパワーメントモデルは，上述の考えを基本にし，家族という集団を対象にして看護過程を展開していくアセスメント–支援モデルである。

　このモデルでは，以下に示すことを家族への援助において重要としている。
- 看護職者が家族の立場にたって考え，家族を尊重し，家族の権利を擁護し，家族のために援助していくこと。
- 家族の力を信じて寄り添い，家族のニーズに基づいて家族とともに協働していくこと。
- 家族とのパートナーシップを基盤にした援助であるとともに，家族が健康的な家族生活を維持・促進することができることを目ざして援助していくこと。

2 家族看護エンパワーメントモデルの構造

　このモデルは，①家族の病気体験の理解，②家族との援助関係の形成，③家族アセスメント，④家族像の形成，⑤家族エンパワーメントを支援する看護介入という，5つのステップからなりたっている(◉図4-17)。

◆ ステップ1：家族の病気体験の理解

　家族の一員が病気になったことに伴い，その家族がどのような体験をしているのかを，家族の立場にたって①健康–病気のステージ，②家族の病気のとらえ方，③家族の情緒的反応，④家族のニーズ，⑤病気・病者・家族の様相などの視点からとらえて「家族の病気体験」を理解する。

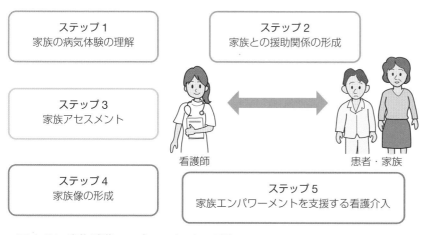

○図 4-17　**家族看護エンパワーメントモデル**

○表 4-13　**家族アセスメントの視点**

①家族構成	⑦家族の対処方法
②家族の発達段階	⑧家族の適応力や問題解決能力
③家族の役割関係	⑨家族の資源，親族や地域社会との関係
④家族の勢力関係	⑩家族の価値観
⑤家族の人間関係や情緒的関係	⑪家族の希望・期待
⑥家族のコミュニケーション	⑫家族のセルフケア力

◆ **ステップ 2：家族との援助関係の形成**

　家族との信頼関係を築きながら，パートナーシップを基盤にした「援助関係を形成」する。看護職者と家族が，お互いを理解し，尊重し，信頼していくことが，パートナーシップの基本となる対等な関係性を築くことにつながる。そして，家族が主体的に取り組んでいけるように，看護職者の専門的な知識や技術を活用してともに歩む姿勢で支えていくことが必要である。この関係を形成していく過程においては，ステップ 1 の「家族の病気体験の理解」をしていくことが重要となる。

◆ **ステップ 3：家族アセスメント**

　家族に関するさまざまな理論から導き出された 12 項目からなる家族アセスメントの視点をもとに，系統的に情報収集する（○表 4-13）。家族成員個々の情報を家族関係や家族全体の生活へと広げながら，家族を 1 つの集団としてとらえて家族アセスメントを行い，家族への援助が必要な点を抽出する。

◆ **ステップ 4：家族像の形成**

　ステップ 1 から 3 までの過程を通して，浮かび上がってきた家族のあり様を家族全体として統合して家族像の形成を行う。これまでの家族の歴史をふまえ，家族成員個々-2 者関係-家族全体-地域社会のつながりのなかで，ま

○**表4-14　家族エンパワーメントを支援する看護介入**

①家族の日常生活・セルフケアの強化	⑥家族の役割調整
②家族への情緒的支援，家族カウンセリング	⑦親族や地域社会資源の活用
③家族教育	⑧家族の発達課題の達成へのはたらきかけ
④家族の対処行動や対処能力の強化	⑨家族の危機へのはたらきかけ
⑤家族関係の調整・強化，コミュニケーションの活性化	⑩家族の意思決定の支援・アドボカシー
	⑪家族の力の強化

た過去-現在-未来という時間軸のなかで多角的に家族の全体像をとらえていく。これにより，その家族との援助関係のあり方や看護援助の方向性を見いだしていくことができるようになる。

◆ ステップ5：家族エンパワーメントを支援する看護介入

　家族像をふまえて，11項目からなる家族エンパワーメントを支援する看護介入（○表4-14）のなかから，その家族にとって効果的な看護介入を選択し，実践する。

　一連のステップを相互に結びつけながら展開していくことで，その家族本来の姿がみえてくるようになり，家族のもつ力に着目した看護援助へとつなげていくことができるようになる。

5 渡辺式家族アセスメント・支援モデル

　渡辺式家族アセスメント・支援モデルは，看護職者がかかえた困難事例の解決策を見いだすコンサルテーションのツール，および事例検討するためのツールとして広く活用されている。

　渡辺は，このモデルについて「援助者が，対象者（患者，療養者，利用者，当事者等を含む。以下対象者とする）・家族成員とのかかわりに困った場面や時期にいったいなにがおこっていたのか，ことの全容を明らかにし，援助の方策を導き出すための援助者の思考過程をモデル化したものである」[1]と述べており，在宅を含む臨床の現場において，事例検討に用いられることが多い。とくに，看護職者が患者だけではなく家族とのかかわりに困難をかかえ，支援の方向性に迷う際，モデルの活用によって援助の方策を見いだすことができるとされている。

　このモデルは1990年代後半に渡辺のコンサルテーションプロセスのなかで「渡辺式家族アセスメントモデル」として開発されたが，その後も改良が重ねられた。その結果，患者や家族に加え，援助者である看護職者自身もアセスメントの対象とし，その後の支援方略を導き出すことまでを包括するように発展をとげ，2004年には「渡辺式家族アセスメント・支援モデル」という名称でよばれるようになった。

1）鈴木和子ほか：家族看護学──理論と実践，第5版．pp.98-108，日本看護協会出版会，2019.

1 渡辺式家族アセスメント・支援モデルの特徴

　渡辺式家族アセスメント・支援モデルの特徴は，臨床現場の看護職者が簡便に使えるようなツール（道具）としての性質を打ち出しているところにある。ほかのモデルのように家族の機能を評価するのではなく，家族看護にかかわる患者や家族，看護職者をはじめとする援助者など，事象にかかわるすべての人々の関係性（相互作用）に注目する。そして，そこでなにがおこっているのかを客観的にとらえ，事象をひもといていくこと，そして支援につなげていくことを目的としている[❶]。

▭ NOTE
❶すなわち，場の理解（アセスメント）と変化をおこすことに強みを発揮する特性がある。

　このような目的を達成するため，このモデルには次に示す特徴がある。

- 構造化のしやすさ：アセスメントの手順が明確にされており，それに従って情報を整理し，アセスメントをしながら具体的な援助の方策を導き出すことができる。
- 汎用性：特定化された対象・状態にのみ適用するのではなく，あらゆる領域，発達段階，健康問題をもつ家族への支援に使用可能である。
- 簡便性：援助者が困難を感じた分析の時期や場面に特定し，援助者自身がかかえる困難を解決・軽減するためのきっかけや方法を見いだすのに有効である。
- 俯瞰のしやすさ：患者・家族にかかわっている援助者自身も分析の対象となり，さらに援助者と患者，援助者と家族，患者と家族といったそれぞれの関係性を客観的にみながらおこっている事象を読みといていく。けっして特定の個人のみを対象にアセスメントするのではなく，援助者を含めた複数の相互関係に着目して分析を進めていく。
- 教育的な利点：分析シートが作成されているため，用いることで誰もが，はじめてでも分析を進め，共有することができる。加えて思考過程を可視化できる。

●**理論的な特徴**　ほかの家族看護アセスメントモデルと同様に，渡辺式家族アセスメント・支援モデルも，①家族発達理論，②家族システム論，③家族ストレス対処理論に基づいている。たとえば，登場人物の相互作用や全体性に着目する点では，家族システム論が前提となっている。また，分析を進めるなかでそれぞれがいだく「困りごと」に対する対処行動を情報源として用いる点は，家族ストレス対処理論も重要な理論として用いられている。

　なお，このモデルでは，危機やストレスをあえて浮きぼりにすることなく，「困りごと」のなかにいる登場人物らの対処（コーピング）や背景（認知）を導き出し，ストーリー（文脈）を時間軸で描きながら支援の方向性を検討することが特徴である。

　情報源に背景を用いる点は，家族発達理論が基盤となっている。たとえば，家族や援助者が「困りごと」に対しておこす対処行動は，その人個人が家族のなかでつちかった知識といえる。また，個人および家族の発達段階によって対象者の成熟度は異なるので，その先の支援にも参考になる。

○表4-15　渡辺式家族アセスメント・支援モデルの構成

第1段階　事例およびおきている状況の整理
ステップ1：対象の健康問題，家族構成，支援者(システム)を整理する。 ステップ2：分析対象者を明確にする。
第2段階　生じている「困りごと(事象)」の全体像の把握
ステップ1：検討時期および場面の明確化。 ステップ2：対象者と援助者のストーリー(文脈)を明らかにする。 ステップ3：対象者と援助者の関係性を検討する。 ステップ4：パワーバランスと両者の心理的距離を検討する。
第3段階　援助の方略の検討
ステップ1：これまでのアセスメントをもとに，支援方策を考える。 ステップ2：実施，評価を行う。

(「渡辺式」家族看護研究会：渡辺式HOME. 〈http://watanabeshiki.net/〉〈参照2023-7-14〉による)

2 渡辺式家族アセスメント・支援モデルの構成

　渡辺式家族アセスメント・支援モデルは，援助者の思考過程そのものであり，可視化するためのシートの開発が続けられている。2023年現在，このモデルには，3つの段階があり(○表4-15)，第1段階では，情報を整理しながら事象の概略をつかみ，第2段階をふんでいくことで事象の全体像が明らかとなり，第3段階で援助の方略がおのずと見えるように構成されている。また，それぞれの段階に対応した①事例情報シート，②人間関係見える化シート，③支援方策・実施・計画・評価シートという3つのシートが開発されており利用することができる。

　この一連のプロセスは，第1段階が情報収集・整理，第2段階はアセスメント，第3段階は看護計画・実施・評価という看護過程そのものであり，けっして特別なプロセスではない。また，このモデルでは第2段階の4つのステップをふんで，全体を俯瞰してくことに重きをおいている。

3 渡辺式家族アセスメント・支援モデルの使い方

　先述したように，このモデルは分析の時期や場面を特定したツールであり，手順にそってアセスメントを進めることにより，具体的な援助方策を導き出していく。そのため，まずは，検討場面と分析対象者を決定する。検討したいと思っているのは看護職者(医療職者)であり，必ず分析対象者とする。また，その場面において言動の多い人もしくは極端に少ない人，なんらかのかたちで意思表示している人❶というような，その場面にかかわりや影響がある人物を選定する。

◆ 第1段階

● ステップ1　事象にかかわる援助者自身の「困りごと」「解決したいこと」を言語化する。

NOTE
❶意思表示している人については，たとえば，表情や態度で示す人や，面会に来ないけれども医療職者との面談にはかならず参加している人など，非言語的なメッセージを表示している人も含める。

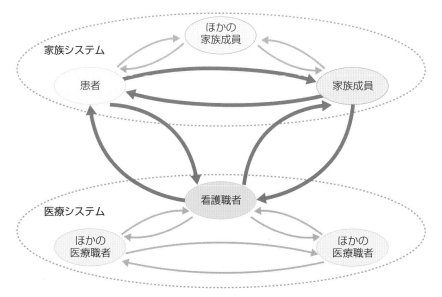

◉ **図 4-18　渡辺式家族アセスメント・支援モデルにおける関係性の把握**
それぞれ 2 者間の関係性をとらえて，おこっている事象の全体像を把握する。

● **ステップ 2**　患者の疾患・病期などの一般的な患者情報を含め，困難を感じていた事象について概要・経過の情報を整理する。患者の家族構成，および関連する医療職者もリストアップし，そのなかから 3 人程度の分析対象者を選定する。

◆ **第 2 段階**

● **ステップ 1〜3**　選定した分析対象者に焦点をあて，それぞれの困りごと，それに対して行っている対処（行動），その背景にあるものはなにかというように，段階を追って分析する。分析対象者 1 人ひとりにスポットライトをあてていくようなイメージである。つまり，これらのステップは事象にかかわる人々の「個」をとらえていく段階であり，これにより，個々のストーリー（文脈）を描いていく。

● **ステップ 4**　このステップでは，「個」の理解をふまえて，事象のアセスメントをしていく。まず，分析対象者たちの関係性に着目し，家族と援助者の関係性，患者と家族，患者と援助者，それぞれの 2 者間の関係性をとらえていく（◉図 4-18）。個々のストーリーをふまえて，これら 2 者間の関係性をとらえ，事象の全体像を描いていくことが，このモデルの特徴であり，第 3 段階の援助の方針・方策にもつながる。

　ここまでのステップをふむと，事象の見え方および家族という集団に対するとらえ方に変化がおこる❶。

◆ **第 3 段階**

● **ステップ 1**　援助の方針として，第 2 段階のステップ 4 でとらえた全体像において，どの 2 者関係で悪循環が生じているかを明らかにし，その悪循

□ NOTE
❶この変化は，集団および「困りごと」という事象に対するリフレーミングととらえることができる。

環をどのように改善することで，全体としてどのような変化が期待できるかを検討する❶。

● **ステップ2**　ここでは，具体的に誰にどのようにはたらきかけるかを検討する。そこでいきてくるのが，第2段階で明らかにした個々のストーリーである。悪循環となっている関係性には，これらのストーリーが影響しており，援助方策のヒントはストーリーのなかにあるといえる。「○○が影響して△△というような反応になっている」といった仮説をたて，その仮説を検証していくための方策を検討していく。また，2者間のパワーバランスや心理的距離に着目し，かかわる看護職者の力や心理的距離を調整するための方策も検討する。いずれにしても第2段階で事象や家族のとらえ方が変化しているため，分析前にみえなかった方策に気づくことができる。

● **ステップ3**　ステップ2で検討した方策を実施・評価する。相互作用として，なんらかのアプローチをすることで必ず反応❷がおこるので，どのような反応・変化がおこったのかをとらえていく。

　その反応・変化に対して看護師が反応することでまた新たな反応が生まれ，事象に循環的な動き（変化）が生じてくる。その循環的な動きがとどこおり，同じことの繰り返しや2者間での悪循環が生じたのであれば，再度その場面に焦点をあて，第2段階に戻って検討する。

■ NOTE
❶これは，ひとことでいえば関係性をかえること（悪循環の改善）である。

■ NOTE
❷反応がないこともアプローチに対する反応である。

---

work　復習と課題

❶ 患者個人を対象とした看護過程と家族を対象とした看護過程について，共通する点と異なる点をそれぞれ説明しなさい。

❷ 家族に関して収集する情報と，情報収集の際に注意すべきことについて説明しなさい。

❸ 家族アセスメントに関する3つの視点についてそれぞれ説明しなさい。

❹ 家族看護において看護目標を設定する際のポイントを説明しなさい。

❺ 家族看護を実施する際に，看護師のとるべき基本姿勢について説明しなさい。

❻ 地域において家族とかかわる可能性のある外部システムについて例を3つあげ，どのような関係性をもっているか説明しなさい。

参考文献

A. **家族看護過程とは**
1. 鈴木和子ほか：家族看護学——理論と実践，第5版．日本看護協会出版会，2019.
2. 籔内順子：日本における看護師の役割——イメージと現実．人と環境1：7-10，2008.
3. 遊佐安一郎：家族療法入門——システムズアプローチの理論と実際．pp.30-33，星和書店，2008.
4. 渡辺俊之：介護者と家族の心のケア——介護家族カウンセリングの理論と実践．pp.175-176，金剛出版，2005.
5. Friedman, M. M. 著，野嶋佐由美監訳：家族看護学——理論とアセスメント，へるす出版，1993.
6. McDaniel, S. H. et al. 著，松下明監訳：家族志向のプライマリ・ケア．シュプリンガー・フェアラーク東京，2006.

B. **家族看護の実践**
1. 久保紘章・石川到覚編著：セルフヘルプ・グループの理論と展開——わが国の実践をふまえて．p.2，中央法規，1998.

2. 厚生労働省：平成 28 年度在宅医療連携拠点事業計画書.

3. 厚生労働省：令和 4 年版厚生労働白書. 2023.

4. 白澤政和：ケアマネジメントハンドブック. 医学書院, 1998.

5. 全国訪問看護事業協会監修, 篠田道子編：ナースのための退院調整・院内チームと地域連携のシステムづくり. 日本看護協会出版会, 2006.

6. 中西敏雄編著：病態生理からみた先天性心疾患の周術期看護——疾患ごとの病態・ケアがわかる看護チャート付き. メディカ出版, 2015.

7. 藤崎宏子編：親と子——交錯するライフコース(シリーズ家族はいま……2). pp.211-225, ミネルヴァ書房, 2000.

8. 前田信雄：保健医療福祉の統合(勁草-医療・福祉シリーズ 36). 勁草書房, 1990.

9. NPO 法人日本医療ソーシャルワーク研究会編：医療福祉総合ガイドブック 2023 年度版. 医学書院, 2023.

C. さまざまな家族アセスメントモデル

1. 小林奈美：グループワークで学ぶ家族看護論——カルガリー式家族看護モデル実践へのファーストステップ, 第 2 版. 医歯薬出版, 2011.

2. 鈴木和子：家族アセスメントの家族像形成における基礎教育の課題. 家族看護 2(2)：26-31, 2004.

3. 鈴木和子ほか：家族看護学——理論と実践, 第 5 版. 日本看護協会出版会, 2019.

4. 中野綾美：家族エンパワーメントモデルと事例への活用——家族アセスメントと家族像の形成. 家族看護 2(2)：84-95, 2004.

5. 野嶋佐由美：家族エンパワーメントをもたらす看護実践. へるす出版, 2005.

6. ハンソン, S. M. H., ボイド, S. T. 著, 村田恵子ほか監訳：家族看護学——理論・実践・研究. 医学書院, 2001.

7. 法橋尚宏編著：新しい家族看護学——理論・実践・研究. pp.98-99, メヂカルフレンド社, 2010.

8. 森山美知子編：ファミリーナーシングプラクティス——家族看護の理論と実践. 医学書院, 2001.

9. 柳原清子・渡辺裕子：渡辺式家族アセスメント／支援モデルによる困った場面課題解決シート. 医学書院, 2012.

10. リウ真田知子：家族看護の目標と現状の課題・家族看護の理論的基盤——フリードマン家族看護アセスメントについて. 家族看護学研究 9(1)：56-62, 2003.

11. ライト, L. M.：カルガリー家族アセスメントモデル——最新版(特集 家族アセスメントに基づいた家族像の形成). 家族看護 2(2)：56-70, 2004.

12. Friedman, M. M. 著, 野嶋佐由美監訳：家族看護学——理論とアセスメント. へるす出版, 1993.

13. Friedman, M. M. : *Family nursing, Reseach, Theory and practice, 4th edition.* Appleton & Lange, 1998.

14. Friedman, M. M., et al. : *Family Nursing research, Theory, and Practice, 5th edition.* Pearson Education Inc., 2003.

15. Wright, L. M. and Leahey, M. : *Nurses and Families: A Guide to Family Assessment and Intervention.* F. A. Davis, 2005.

第 5 章

事例に基づく
家族看護学の実践

A こころの問題をもつ妊婦の外来支援：家族形成期の家族看護

1 妊婦の家族の特徴

1 周産期の成員のいる家族の発達課題

　これまで別々の原家族で生まれ育った男女が結婚したとき，新たな世帯をもち，自分たちの家族をつくる。そして，多くの家族では，子どもが生まれ構成員が増える。

　このような，結婚から子どもが生まれる前後の時期（周産期）までの期間は，家族が生まれ，育ちはじめる大切な時期といえる。たとえば，結婚後，夫婦はそれぞれの役割分担を調整し，異なる生活習慣や余暇の過ごし方の調整を行う。さらに，第1子の出産を機に2者関係の夫婦中心の生活は，夫婦と子どもの3者の関係にかわる。このとき，これまでの夫と妻の役割に加えて，新たに父親や母親としての役割を身につけることになる。

2 周産期の成員のいる家族の社会的・文化的背景

● **少子化と晩婚化**　近年，わが国の少子化はさらに進んでいる。「人口動態統計」をみると出生数は減少しつづけており，2021（令和3）年の合計特殊出生率は 1.30 である。

　少子化の理由の1つとして，晩婚化がある。近年，平均初婚年齢は上昇傾向にあり，2021（令和3）年の平均初婚年齢は夫 31.0 歳，妻 29.5 歳である。晩婚化の理由には，経済的に自立し結婚の必要性を感じない女性の増加や，独身のまま自由でいたいといった新しい家族をもつことへ閉塞感をもつ人の増加など，女性の社会進出や個人を優先するライフスタイルや家族観が広まっていることがあげられる。

● **伝統的性役割観とその解消に向けた取り組み**　結婚後，子育てのできる職場環境や地域保育サービスが整わないなどの理由から，挙児をためらう女性がいる。また，結婚や子育てを機に，不本意なかたちで仕事をやめて専業主婦となる女性もいる。これらの背景には，「家事・育児は女性の役割」という伝統的性役割観があり，女性の就業や結婚・出産に影響しているだけでなく，女性の産後うつ（● 93 ページ）や育児不安のリスク因子にもなっている。

　一方で，近年は，伝統的性役割観の解消を目的とした取り組みもなされている。たとえば，わが国では，夫の家事・育児の時間は欧米と比較してきわめて短時間であることや，夫も妻と一緒に育児を行いたいが休暇をとりにくい雰囲気があることが問題視されてきた。この状況に対し，2022（令和2）年に「育児休業，介護休業等育児又は家族介護を行う労働者の福祉に関する法

律」（育児介護休業法，▶90ページ）が改正された。改正法では，少子化対策の1つとして，夫が従来の育児休業とは別に**出生時育児休業**（産後パパ育休）を取得できるようになり，子どもの出生後早期から妻と一緒に子育てを行えるようになっている。

● **高齢出産と生殖補助医療の増加**　晩婚化に伴って出産年齢も上昇しており，第1子を出産した母親の平均年齢は 30.50 歳である[1]。また，40〜44 歳の出産率（％）が増加するなど，高齢出産が占める割合も増えている。

　さらに，不妊治療や生殖補助医療（ART，▶87 ページ）を受ける女性も増加している。2020 年に生殖補助医療で出生した児は 60,381 人で，その年の出生した子どもの約 7％にあたる。このような生殖補助医療の進歩は，挙児を希望する家族に福音をもたらした反面，長期にわたる不妊治療での意思決定や倫理に関する問題を生んでいる。

🔲 NOTE
[1]出生順位別にみると，第1子および第2子では前年より減少し，第3子以上では増加している。

3 周産期の成員のいる家族の身体的・心理的背景

　妊婦は，妊娠が明らかになってから，身体変化とともに心理的にも母親になる準備を始める。ただし，胎児への愛着形成ならびに母親役割獲得・父親役割の獲得は，妊娠後すぐに始まるものではない。

● **母親役割の獲得**　ルービン Rubin, R. は，母親役割の獲得について，模範的な母親役割行動の実践の模倣や，母親役割行動のロールプレイ，子どもと自分自身の状況を空想に伴う役割モデルの吟味（受容あるいは拒否）によって進むとしている。たとえば，妊婦は，妊娠を受容したのち，超音波検査や胎動などにより胎児の存在を実感し，両親学級やほかの妊婦からの話を聞いたり，身近な育児経験者をモデルとした模倣をしたりすることなどによって，徐々にわが子のイメージや母親としての自己像を形成していく。同様に，父親や祖父母，きょうだいなども，それぞれの立場からイメージを形成していく。

　母親役割の獲得に伴い，妊婦は出産後に家族でどのような生活を送るのかを想像する。また，夫に父親像をイメージし，父親役割を期待するようになる。しかし，妊娠中に思い描いた，母親としての自己像や父親像は，実際の出産後の体験とは異なることもある。このようなイメージの違いが大きいほど，母親としての自己効力感や育児への自信の低下につながることがある。

● **父親役割の獲得**　親になることは，柔軟性や自己抑制，視野の広がりといった人格の発達につながるできごとである。人格の発達について，父親は母親と比べてゆっくりと成長する特徴がある。また，父親自身が親役割を受容していることや，家事や育児に男性が参加することが大切であると認識できていれば，その男性の父親役割はさらに促進される。

　そのほか，夫婦間のコミュニケーションが良好であることや，妊娠中から育児方針を妊婦と一緒に話すことによってイメージをすることでも，父親役割の獲得は促進される。

● **産後クライシス**　出産後に，夫婦のコミュニケーション不足，役割調整不足から夫婦の危機状態に陥ることがあり，これを**産後クライシス**という。

2020(令和 2)年の同居 5 年以内に離婚している夫婦は約 58.846 組(30.4%)で，そのうち子どもがいる夫婦は約半分である。このように，夫婦の発達課題が円滑に進まないことで家族形成に支障が出ることがある。

2 事例紹介

1 患者のプロフィール

A さん(35 歳，女性)は，夫(35 歳)と 2 人暮らしである。30 歳のときに，同僚だった夫と結婚した。結婚して 3 年後に不妊治療を開始し，体外受精で妊娠した。結婚後，A さんは，部署がかわったものの同じ会社に勤めている。既往歴は，20 歳のころに自律神経失調症で心療内科を受診したことがある。A さんは，そのときの様子を「大学でひとり暮らしをすることになり，ひとりでいろいろとやらなくてはいけないと余裕がなくなっていたからだと思う」と話している。性格はとてもまじめであるが，「きっちりとこなそう」とがんばりすぎてしまう傾向がある。

2 家族のプロフィール

A さんの両親は，実父(65 歳)，実母(62 歳)で，他県在住である。兄は結婚し，両親と兄夫婦，子ども 2 人(3 歳，生後 3 か月)と同居している。

夫の両親は同じ市内に住んでいる。義父(66 歳)と義母(60 歳)，義姉(37 歳)とその夫，子ども 1 人(1 歳)と同居している。自営業(コンビニエンスストア)を営んでおり，義父母と義姉の夫がともに働いている。

3 経過

現在，A さんは妊娠 32 週である。妊娠初期は，つわり症状が強く，仕事を休むことがあった。妊娠初期は，つわり症状が強かったこともあって，妊娠したことをうれしいと思うことができなかったが，妊娠中期ごろに胎動を感じて赤ちゃんを意識するようになった。いまは，早く生まれてほしい，子育てをしたいと思っている。

A さんと夫は，A さんの実兄や夫の姉(義姉)の子どもの世話をした経験がある。また，最初の 1 か月は生活に慣れるまでたいへんであると聞いており，自分たちもそのような状況になることは想像している。病院の助産師や B 市保健センターの保健師から，産後うつについての話を聞き，A さんは自分が産後うつにならないか心配している。

妊娠中，A さん夫婦は独立して生活をしていた。夫はひとり暮らしの経験がなく，家事はほとんどできないため，家事などは A さんが行っていた。一方で，夫は A さんの体調を気づかい，できることは少ないながらも買い物など協力している。A さんは，これまで仕事のために両親学級などに参加できていない。また，新生児を迎える準備はこれから行う予定である。

出産後は自宅に戻り，夫婦 2 人で育児を行う予定である。夫は，出生時育児休業をとる予定である。また，A さんの実家が他県であることや，夫の実家は近いものの自営業であり，かつ同居している義姉夫婦の子どもが小さいために，支援を得ることはむずかしいと考えている。

3　家族アセスメント

Aさんの家族の状況を◐図5-1に示す。

1 妊婦の状態

　現在，Aさんは妊娠32週である。妊娠初期は，つわり症状があって体重が減少したが，現在は体重も順調に増えており，体調は問題ない。血圧は正常であり，妊娠高血圧症候群などの合併症はない。胎児の発育も順調で約1,800gである。

　Aさんは，新生児が生まれたあとの生活について友人や家族の話を聞いており，少しずつではあるがイメージができつつある。また，これまで仕事のため，両親学級などに参加できていなかったが，妊娠34週から産前休暇を取得する予定であり，これから夫婦で両親学級に参加して育児用品の準備や沐浴の練習を行う予定である。病院での両親学級以外にも，AさんはB市保健センターで両親学級が土曜日に開催されることを調べ，夫と一緒に参加する予定である。これらのことから，Aさんは，母親役割を獲得するための心理的準備ができていると考えられる。

● **精神状態**　Aさんは，既往歴として自律神経失調症があり，心療内科に受診した経験がある。進学やひとり暮らしなど，新たな環境に慣れる過程のなかで体調を崩している。また，ひとりでがんばってしまいやすいなど，家族の支援を得ることをためらう傾向がある。そのため，Aさんの母や夫の母の協力を得ることは，それぞれの実家に小さな子どもがいるためにむずかしいと考えている。

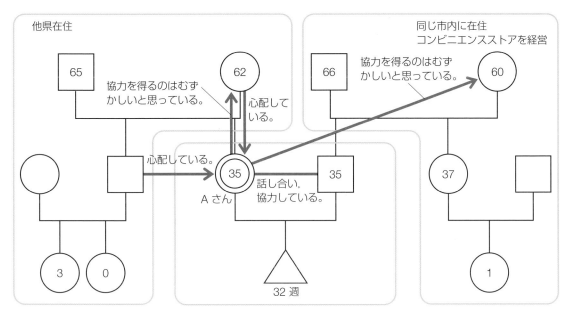

◐**図5-1　Aさんの家族のジェノグラム**

　産後うつ病のリスク因子には，①既往のうつ病，自尊心の低下といった母親自身の問題，②新生児の器質，育児不安などの子育てに関する問題，③ソーシャルサポートの欠如，夫婦関係の不和，婚姻関係といった家族関係の問題，などがある。

　母親になる過程において，女性は身体的・心理的に揺れ動きやすく，葛藤が生じる可能性がある。さらに，困ったときに支援を求めることをためらった場合，Aさんの精神状態が不調となり，場合によっては抑うつ状態となる可能性がある。したがって，現時点でAさんは生まれてくる子どもを心待ちにしており，精神状態に問題はないが，出産後に精神状態が悪化しないように，家族の支援体制を整える必要がある。

2　家族の状態

● **夫の状態**　Aさん夫婦は共働きであり，夫は，以前からAさんと相談しながら家事を分担している。Aさんが家事の多くを行っているものの，掃除や買い物などのできることを行っている。

　夫は，Aさんの出産後に休暇（出生時育児休業）をとる予定で，Aさんだけに育児の負担がかからないようにしたいと考えている。また，姉（Aさんの義姉）の子どもの世話をした経験から，産後1か月はたいへんであることを理解しており，夫婦で協力していくことを話し合えている。

　現時点では，夫婦2人で育児を行うつもりであるが，掃除や買い物はできても料理ができない自分が家にいてもAさんの手だすけができないのではないかと不安に思っている。

　また，夫は，ほかの家族の支援も得たほうがよいのではないかと思っているが，Aさんががんばっている気持ちを尊重したいという思いもあり，家族の支援を得ることについて言いだせずにいる。

● **家族の全体像**　Aさんは，実母が兄家族の育児を手伝っているため，実家に帰ることや実母の協力を得ることを相談できずにいる。Aさんの実母や兄は，既往歴のことを考え，実家に帰ってくることをすすめているが，Aさんが遠慮していることやがんばっていることを理解しており，無理じいはしていない。一方で，Aさんの産後うつの可能性を考えると，夫以外の家族の支援が得られるように調整をしたほうがよいと思われる。

　多くの妊婦とその夫は，妊娠中に家族の支援体制について考える機会をもち，出産後の里帰りについて話し合い，親族からどのように支援を得るかを考える。その一方で，実父母や義父母は，祖父母としてどのように娘夫婦や孫を支援していくかを考える。

　Aさんと夫は精神的にも経済的にも自立しているが，新生児との新たな生活が軌道にのるまでは，がんばりすぎずに支援を得ていくほうが精神的負担は少なくすむ可能性がある。とくに，夫は料理が苦手と話していることから，不得手な部分はほかの家族の支援を得ることも検討できるとよい。

4 援助の方向性

1 看護問題の明確化

　先述したアセスメントの結果より，Aさんおよびその家族について，以下の看護問題を抽出した。

#1　Aさんと夫が新生児を迎える準備が進んでいない

#2　家族と，育児支援者について相談することができていない

#3　産後に抑うつ状態になる可能性がある

2 看護目標と看護計画

　現在のところ，夫婦は子どもが生まれることを楽しみにし，胎児に関心をもっている。しかし，これまで両親学級を受講していないために，新生児を迎える準備が進んでいない。出産までに，新生児を迎える準備が整うように支援する。

　Aさんと夫は，ふだんから相談し合えており，妊娠中も協力して過ごしているが，産後の育児支援について具体的な相談ができていない。また，既往歴から，Aさんは産後に抑うつ状態になる可能性もあり，正しい知識を得るとともに家族の協力体制を整える必要がある。

#1　Aさんと夫が新生児を迎える準備が進んでいない

▌看護目標

・妊娠36週までに新生児を迎えるために必要な物品の準備ができる。

・育児手技を経験できる。

▌看護計画

（1）おむつ交換や抱っこ，授乳，沐浴などの育児手技を経験する。

（2）新生児の衣類・寝具等，準備するものを理解する。

（3）新生児が過ごす部屋の様子を理解する。

#2　家族と，育児支援者について相談することができていない

▌看護目標

　産後の生活をイメージでき，家族と支援体制を話し合うことができる。

▌看護計画

（1）夫婦に，それぞれの役割分担について，どのように考えているのかを確認する。

（2）夫婦の24時間のタイムスケジュールをたてて，なにができるのかを互いに確認するように促す。

（3）具体的な役割分担を夫婦で話し合うように促す。

（4）Aさんの実父母・義父母になにを手伝ってもらいたいか確認する。

（5）Aさんの実父母・義父母がどのような援助ならできると話しているの

かを確認する。

(6)具体的にできることを拡大家族に相談してみるように促す。

(7)ファミリーサポート，産後ヘルパー事業などの社会資源の情報提供を行う。

#3　産後に抑うつ状態になる可能性がある

■ 看護目標

- 産後うつについて理解でき，不安なく産後を迎えることができる。
- 必要時，専門家の支援を受けることができる。

■ 看護計画

(1)Aさんと夫に，マタニティブルーズや産後うつ病について説明する。

(2)産後うつ病の症状がみられたときの対応方法を夫に教える。

(3)夫婦に家族の支援体制が大切であることを伝える。

(4)夫婦に相談窓口について紹介する。

(5)夫婦に地域の保健センターの保健師が行う新生児訪問や，こんにちは赤ちゃん訪問について説明する。

3　実施と評価

　前述した看護計画のうち，おもなものの実施と評価について述べる。

#1　Aさんと夫が新生児を迎える準備が進んでいない
#2　家族と，育児支援者について相談することができていない

　妊娠33週妊婦健診時，看護師は，Aさんに新生児を迎えるために必要な物品について説明を行った。Aさんは，産休に入ったらすぐに買いに行き，新生児を迎える準備をするとのことだった。B市保健センターの両親学級の日程を確認すると，夫と一緒に行くことになっていたため，両親学級受講後の妊婦健診に夫も一緒に来るように伝えた。

　妊娠35週妊婦健診時，夫とともに来院したため，両親学級の様子を確認しながら，その後の準備状況，家族の支援体制を確認した。Aさんと夫は，「育児用品の準備はできました。両親学級で抱っこや授乳，沐浴を体験してむずかしいけれども早く赤ちゃんに会いたいという気持ちが出てきました」と話した。出産後の支援体制を確認すると，まだ決めかねている様子だったため，看護師は，産後の生活について具体的な24時間のスケジュールを提示し，Aさんと夫で家のことをどのように分担できるかを話し合った。Aさんは，実母と義母に遠慮しているのか，自宅で夫とともに子育てをしようと考えていた。一方，夫は，料理に自信がないことを話し，ほかの家族の支援や宅配サービスなどを活用できたら少し気がらくであると話した。

　24時間のタイムスケジュールを提示したことで，Aさんは，1か月はまとまった睡眠がとれず，料理などをする余裕がないかもしれないと理解し，なんらかの支援を得る必要があると気づくことができた。また，Aさんの実母や義母はどのように話しているか聞くと，実母は「帰ってきてよい」，

義母は「手伝いに行くことができる」と話しているとのことであった。しかし，Ａさん自身は「迷惑をかけてしまう」と思っており，このことが，家族の支援を受けることをためらっている理由であると明らかになった。

　看護師から，「家族の支援を受けることは迷惑になるというわけではなく，ご家族も祖父母として支援したいという気持ちもあるのではないか」と伝えると，Ａさんも夫も，Ａさんの実母や義母が生まれる子どもと一緒に過ごすことのメリットを考えることができた。Ａさん夫婦は精神的にも経済的にも自立しており，また考え方をかえることで，家族に具体的な支援を求めることができるため，看護師は次回の健診時に家族で話し合ったことを教えてほしいと伝えた。

　妊娠 36 週妊婦健診時には，Ａさんが来院した。看護師が家族との話し合いの結果を確認したところ，産後の 2 週間健診が終わるまでは夫が出生時育児休業を取得し，夫と一緒に育児を行うこと，2 週間健診から 1 か月健診までは実家に帰り，Ａさんの実母の協力を得ること，1 か月健診以降は夫が出生時育児休業と育児休業をとり，産後 3 か月ごろまでは一緒に過ごすことに決めたと話した。Ａさんは「夫は料理に自信がないので，義母が様子を見に来てくれることになり，ご飯のつくりおきをお願いした」と話した。また，「実際にこの計画どおりにできるかはわからないが，母と義母が孫と一緒に過ごしてくれることが，気分転換につながることも理解できるし，そのときの状況によって調整をしていきたい」と話した。

#3　産後に抑うつ状態になる可能性がある。

　妊娠 35 週の健診時に，Ａさんと夫に産後うつ病について説明したところ，Ａさんは「産後うつ病の名前を聞いたことがあるが，自分がそのようになるかもしれないとは思っていなかった」と話した。看護師は，10 人に 1 人の母親が産後に抑うつ状態をみとめること，家族による支援や早期発見・早期対応が大切であることを伝え，保健センターや母乳外来など相談窓口を説明した。

　また夫には，Ａさんの状況をみながら，必要があれば病院に電話して医療職者に相談してほしいことを伝えた。そのほか，必要があれば B 市保健センターの保健師に家庭訪問を依頼できることや，とくに 1 か月健診以降はＡさんと夫で育児を行うことになるため，相談できる保健師と面識をもっておくことがよいことを伝えた。

　現在の状況として，Ａさんの精神状態は問題がない。そのため，出産後に育児手技と精神状態を確認し，あらためて相談することとした。

5　まとめ

　本事例では，Ａさん夫婦は家族形成期にあり，家族成員が 1 人増えることで変化する生活をイメージすることができていなかった。また，Ａさんは，自分自身が「迷惑をかけてしまう」と考えていることに気づけたことが

きっかけとなって，Aさん夫婦が母親・父親になるのと同時に，Aさんの実父母・義父母が祖父母として役割を担っていくことに気づき，家族の支援を得るための相談ができるようになった。

この事例では，看護師が家族形成期の家族成員それぞれの課題を伝え，夫婦と拡大家族のコミュニケーションがはかれるように支援することによって，Aさんの精神的安定につなげることができた。周産期のメンタルヘルスは，親になる過程のなかで生じる葛藤が大きく影響している。そのため，本事例のように，出産前から影響因子である家族の役割を調整することは，産後の抑うつ状態の回避につながる可能性がある。

B 医療的ケア児の退院支援：発展期の家族看護

1 医療的ケア児の家族の特徴

1 医療的ケア児の家族の発達課題

医療的ケア児とは，人工呼吸器や胃瘻等を使用し，痰の吸引や経管栄養等の医療的ケアが日常的に必要な子どもであり，医学の進歩によって年々増加している。

児にとって，医療的ケアが必要になる0歳から成人までの時期は，成長・発達の時期でもある。また，家族（多くの場合は児の両親）は，親役割として家族内で育児や家事を担うほか，外部とのかかわりから収入を得るといった経済的な責任も担う。そのため，児の両親は夫婦間で役割調整を行いながら，社会とのつながりも拡大していかなければならない。

さらに医療的ケア児の家族の場合，まず主たる養育者（主養育者）である父親および母親が精神的なショックを脱し，子どもを受け入れたうえで医療機器の管理を覚えていかなければならない。児にとって必要な医療が，家族の生活に応じたかたちで，長期的かつ安全に継続されることが重要である。また，災害や合併症などが生じた際，早期に対処できるリスクマネジメント力も必要である。そのため，日ごろから地域を含めた多職種が協力し，家族が安心して暮らしやすいシステムをつくる必要がある。

そのほか，医療的ケア児のきょうだいへのケアも忘れてはいけない。両親が児の医療的ケアを中心にかかわることが多くなる生活は，きょうだいにも大きな影響を及ぼす。たとえば，成長過程におけるがまんの強要や，疎外感，社会的な差別など，さまざまな体験をきょうだいがしていることも多い。そのため，看護職者は継続的に家族成員1人ひとりについて，身体的・精神的・社会的側面から健康をとらえる必要がある。

2 医療的ケア児の家族の社会的・文化的背景

　わが国は，2021（令和3）年に「医療的ケア児及びその家族に対する支援に関する法律」が公布・施行された。本法は，医療的ケア児およびその家族に対する支援に関し，保育および教育の拡充にかかわる施策，その他必要な施策ならびに医療的ケア児支援センターの指定等を定めたものであり，第1条において「医療的ケア児の健やかな成長を図るとともに，その家族の離職の防止に資し，もって安心して子どもを生み，育てることができる社会の実現に寄与すること」を目的とすることが述べられている。

　しかし，現状では，医療的ケア児は通常の認可保育所や療育施設には通えない場合が多い。その理由として，保育所では，食事を胃に注入したり，呼吸器に酸素を送ったりといった医療的ケアを行う担当者がいないこと，また療養施設においても，施設に医療従事者が少なく，受け入れ人数の制限があることがある。その結果，主養育者が仕事をやめて24時間，児につきっきりにならざるをえないこともあり，経済的な困窮，さらには家庭環境の悪化につながる場合も少なくない。

2　事例紹介

1 患者のプロフィール

　Aちゃんは生後9か月の男児。染色体異常による疾患の影響で経口摂取が困難であるため，胃管を挿入し，経管栄養を行っている。また，呼吸機能の低下もあるため，気管切開をし，夜間のみであるが呼吸器を装着している。

2 家族のプロフィール

　同居家族は，父親（40歳，会社員），母親（39歳，会社員〔育児休暇中〕），兄（5歳，保育園児）である。
　父方および母方の祖父母は遠方の地方に住んでいる。

3 経過

　Aちゃんは自宅で家族と生活をしていたが，ミルクの哺乳量が少なく，ミルクを飲んだあとは，呼吸があらくなる様子がみられた。両親は小児科クリニックを受診したが，原因ははっきりせず，精密検査の目的で急性期病院に入院することとなった。さまざまな検査の結果，Aちゃんには染色体異常があると診断を受けた。また，染色体異常による消化機能および呼吸機能の疾患がみつかった。さらに今後，Aちゃんは経口摂取することがむずかしく，夜間には，呼吸器による呼吸筋の補助が必要であることがわかり，急遽，気管切開を実施することになった。

　この経過に対し，家族は激しく動揺していた。そして，医師から家族には，今後の自宅退院に向けてAちゃんに必要な医療的ケアを習得する必要があることや，在宅療養へ移行するための準備の計画について説明がなされた。その後，母親は医療的ケアを習得するため，病院に付き添い入院をして，父親は仕事と兄（5歳）の育児をするという生活が始まることとなった。

　さっそく看護師は，母親がわかりやすいような医療的ケアの手順書を作成し，説明する時間を設けた。しかし，母親は「こんなことになるなんて思ってもみなかった」「私にはできません」といった拒否的な反応を続けたほか，「産まなきゃよかった」という発言をすることもあった。

　Aちゃんの在宅移行の準備について計画が説明された2週間後，母親への指導はまったく進まない状況であった。

　看護師は，父親にも相談するが，「忙しくて病院には行けません」と返答されるのみであった。在宅移行の準備が進まない状況に，看護師達は家族にどう対応したらいいか困っていた。

3　家族アセスメント

　Aちゃんおよび家族の状態を◎図5-2 に示す。

1　患児の状態

　Aちゃんは，染色体異常による疾患が見つかり，哺乳および消化機能，呼吸機能に障害がある。哺乳および消化機能に関しては，胃管が挿入され，経管栄養を行っている。呼吸機能に関しては，気管切開をし，夜間の呼吸器装着を開始している。

　これらの医療的ケアは，在宅でも継続が必要なため，家族も必要な手技を習得して実施できるようになる必要がある。

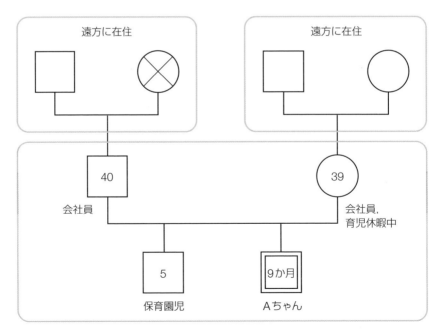

遠方に在住　　　　　　　　　遠方に在住

40
会社員

39
会社員,
育児休暇中

5
保育園児

9か月
Aちゃん

◎図5-2　Aちゃんの家族のジェノグラム

2 家族の状態

◆ 両親の状態

　A ちゃん家族の発達段階は，家族の発展期である。この時期，A ちゃんの両親は親としての役割を自覚し，育児という役割行動を習得することが発達課題となる。さらに，両親は，突然に A ちゃんの障害について診断を受けたため，育児役割に加えて医療的ケアの担い手という役割が追加されている。また，医療的ケアを担う家族は，手技を習得するだけではなく，今後，A ちゃんの成長・発達に問題がおきたり，生命の危機に陥ったりする可能性を受けとめなければならない。

　これらのことから，A ちゃんと両親は，発達課題と状況的課題の 2 側面において危機に直面しているととらえることができる。

◆ 家族全体の状態

　A ちゃんが入院した病院は急性期病院であり，在院日数が限られている。この環境において，在宅移行の準備が進まない家族は，看護職者にとって「困った家族」となり，無意識のうちに気がせいてしまいやすい。また，そうした感情は，表出していないつもりであったとしても，家族に迫る姿勢となってあらわれてしまうものである。このような姿勢は，家族とのコミュニケーションを阻害し，家族への心理的援助における妨げとなりうる。

　在宅移行の準備が進まない状況にあり，退院後も医療的ケアを継続しなければならない A ちゃん家族には，長期的な視点で家族アセスメントをすることが必要である。

● **前危機段階のアセスメント**　時間軸のなかで「家族のストレス源」「既存の家族資源」「ストレス源に対する家族の認知」の 3 つの要因をとらえることを特徴としている家族ストレス対処のモデル（二重 ABCX モデル，● 115 ページ）を参考にして，家族全体の状態についてアセスメントを行った。

　①**家族のストレス源**　家族成員それぞれが目の前の状況にさまざまなストレス源をもつ。両親は，A ちゃんの障害を突然に診断されるという予期せぬできごとに大きなストレスを感じている。母親は，A ちゃんに医療的ケアが継続して必要であることを説明されただけでなく，はじめて見る医療機器やその操作手順の習得なども要求され，さらに大きなストレスをかかえている状況である。また，父親は，仕事と兄の育児で忙殺される状況にストレスを感じている。そのほか，兄は A ちゃんの入院を機に，家に母親が不在となっており，母のいないさびしさなどのストレスをかかえていると思われる。

　②**ストレス源に対する家族の認知**　母親は，上述のストレス源に対して，「こんなことになるなんて思ってもみなかった」「私にはできません」「産まなきゃよかった」などの，否認や逃避と思われる反応を示している。父親は，「忙しくて病院には行けません」と，A ちゃんの障害を受けとめきれておらず，ましてや妻（A ちゃんの母親）が感じているストレス源にまで対応でき

ないという反応を示している。

　③**既存の家族資源**　Aちゃんの父方および母方の祖父母は遠方に在住しており，協力が得にくい状況である。障害の診断を受ける前までは，Aちゃん家族は自宅で生活をしており，両親は夫婦間のコミュニケーションをとれていたと考えられる。しかし，母親の付き添い入院によって，夫婦で話し合う時間などがとれなくなっていると予測される。家族内での協力や話し合いなどができていないため，いまのAちゃん家族にとって，ストレス源に対応するための資源は，「急性期病院の医療職者」しかない状況にあると考えられる。

● **危機に関するアセスメント**　上述のように，Aちゃん家族には前危機段階の要因として，さまざまなストレス源がある。しかし両親は，いまの状況を受け入れたくない，それどころではないといった反応を示しており，みずからがストレスをかかえていると認知できない状況にあることがうかがえる。さらに，Aちゃん家族には既存の家族資源も少ないため，危機的な状況に陥っている。

　Aちゃんは，退院後も医療的ケアを継続する必要があり，危機的な状況への対処がなされないままであれば，家族のストレスがさらに累積し，後危機段階としての退院後の生活において不適応な状況となる。したがって，看護職者は唯一の家族資源である「急性期病院の医療職者」として，後危機段階に向けてAちゃん家族それぞれが，Aちゃんの障害に向き合い，Aちゃんの医療的ケアを含めた養育という課題に主体的に取り組んでいけるように看護目標をたてる必要がある。

4 援助の方向性

1 看護問題の明確化

　上述のアセスメントの結果より，Aちゃん家族について，以下の看護問題を抽出した。

#1　母親のストレス源に対する支援の欠如の可能性
#2　家族成員間のコミュニケーションの減少
#3　家族資源の不足

2 看護目標と看護計画

#1　母親のストレス源に対する支援の欠如の可能性

▌**看護目標**

　母親と医療職者の関係を築き，母親への情緒的支援を行う。

▌**看護計画**

(1)母親の身体的・心理的・社会的健康のアセスメントを行う。付き添い入院において，母親は慣れない環境で十分な休息や食事をとれない可能性がある。休息や睡眠，食事がとれているかを確認する。子どもを預かる

時間などを提案し，母親にとってリフレッシュできる時間を確保する。

(2)母親と医療職者の援助関係を構築する。急性期病院の機能としては，在院日数を意識しなければならない。そのため，医療職者は在宅移行準備をせかす姿勢を無意識に出してしまいやすい。そうした看護職者の否定的にもとれる感情は必ず相手に伝わる。看護職者は，母親の発言や表情から感じる「母親のストレス」の吐露ができるよう，十分に聞く姿勢をもち，「母親のストレス」を共感したい存在であることを根気よく伝える。けっして相手をおびやかすことなく，あるがままの家族の思いや行動を受けとめることから始める。

(3)Aちゃんと母親の関係の再構築の支援をする。Aちゃんは障害の診断をされ，医療機器が装着された状態であり，母親にとって「自分の知っているAちゃんではない」という感覚になっている可能性がある。母親が「いままでのAちゃんとかわりはない」ことに気づき，目の前の状況に「Aちゃん自身が懸命にがんばっている」という実感をもてるように，看護職者は，Aちゃんの視線や反応を言語化して伝え，Aちゃんの成長過程やがんばったエピソードを伝える。

#2　家族成員間のコミュニケーションの減少

▋ 看護目標

家族成員間のコミュニケーションの促進を支援する。

▋ 看護計画

(1)家族のコミュニケーション機能の重要性を伝える。母親は付き添い入院を余儀なくされ，父親は自宅で生活をしている。これらの物理的要因によって，夫婦のコミュニケーションは減少している。看護職者は，この家族の発達段階が発展期であり，発達的課題および状況的課題において危機的状況であることを念頭において，コミュニケーションが，家族それぞれの思いを知るために重要であることを，折にふれて伝える。

　たとえば，医師から説明を受ける機会に両親が参加した際には，夫婦で話し合う必要性を伝える。また，兄が病院へ来院することが可能であれば，家族で面会してコミュニケーションがとれる場を設ける。ただし，兄の面会時には，兄の心の準備ができるように留意する必要がある。具体的には，兄がAちゃんに装着された医療機器などに驚かないよう，面会前に，それらの医療機器について人形や玩具を用いて兄に説明し，あらかじめイメージできるような配慮が必要である。

(2)家族のコミュニケーションの場を提供する。Aちゃんの日常や，ケア実施時の写真をメールで送付するなど，Aちゃんの様子を通して家族のコミュニケーションが促進できるような話題を提供し，話ができるよう提案する。また，入院中にメールやテレビ電話といったコミュニケーションツールを利用する時間や場所を提供する。そのほか，週末に自宅で家族の時間を確保するために母親の一時帰宅などを検討し，提案する。

(3)家族成員間の相互理解への支援をする。家族は家族であるからこそ，そ

れぞれの家族成員がかかえる苦悩や悲嘆を家族のなかで表出することがむずかしい場合がある。また，Aちゃんが障害を有し，医療的ケアが必要になったという事態に直面し，心の余裕が失われている状況で，他者を理解しようとすることはむずかしい。父親と母親，兄は，それぞれ生活や人生設計に大きな喪失感を抱いている。そのため，家族成員が互いに育児観や障害児観などを十分に話し合い，これからの人生の物語を再構成する内的作業が必要である。看護職者は，家族の内的作業の1つひとつを保証し，家族の物語の聞き手になる。

#3　家族資源の不足

▍看護目標
新たな家族資源の調整をする。

▍看護計画
(1) Aちゃんの今後の生活に向けた目標を共有する。#1および#2の看護問題に対する支援により，家族成員それぞれがいまの状況の苦悩を十分に吐き出し，家族成員それぞれのストレス源を互いに認知したタイミングで，あらためて「Aちゃんにとって安全・安楽な生活を送るためにはどうしたらいいか」を，看護職者は家族とともに考える。その際，医療的ケア習得のためのスケジュールだけではなく，今後のAちゃんの生活を見すえた目標をたてる。

(2) Aちゃんと家族が望む生活に向けた社会資源の調整をする。(1)の計画でたてた目標にそって，既存の家族資源だけでは不足することを整理し，新規の資源を調整する。たとえば，人的資源を補うことで兄の保育園の送迎時を両親と兄の時間として確保できないか，障害児通所支援や訪問支援，相談支援を利用できないかなどを，医療ソーシャルワーカー（MSW）とともに検討する。

(3) 家族の価値観をかかわる多職種で共有する。看護職者が家族成員とのかかわりのなかで得た家族の価値観や苦悩などを，病院の医師や地域の新たな資源として連携する多職種と共有する。具体的には，退院前カンファレンスや申し送り，看護サマリなどを通じて，かかわる多職種で共通した家族像を形成することに役だてる。

3　実施と評価

前述した看護計画の実施と評価について述べる。

#1　母親のストレス源に対する支援の欠如の可能性
看護職者は，訪室時の母親への声かけの姿勢として，「医療的ケアの指導ありき」ではなく，付き添い入院による母親の身体的・心理的・社会的健康をねぎらう気持ちをもち，かかわった。すると，母親は，慣れない環境でよく眠れていないことや，食事について売店のものしか食べておらず元気が出ないことを話した。また，付き添い入院中はシャワーしか浴びることができ

ないことで疲労がたまり，うつうつとした気持ちになっているとも話してくれた。そこで，看護職者は，日中の看護スタッフが多い時間帯に限るが，母親に近くの日帰り入浴施設の利用をしてみることを提案した。母親はその提案に「うれしい」と返答し，2時間程度の外出であったが，入浴や食事をし，すっきりした表情で病院に戻った。そして，「身体が疲れすぎて，すべてがいやになり，なにも考えられなくなっていたのかもしれない」と笑顔で看護職者に話した。

　看護職者は，母親の気持ちをゆっくりと聞きたいと伝え，面談の時間を設けた。そして，突然の診断を受けた母親の衝撃や，はじめて見る医療処置への不安があることなどについて，それらは家族がもつ当然の気持ちとして受けとめたいと伝えた。すると，母親はゆっくりといまの気持ちについて，これからの生活がふつうではなくなることへの不安を話しはじめた。また，高齢出産であったことでAちゃんの染色体異常につながったのではないかという自責の念も吐露した。そのほかにも，母親は自身のキャリアとして，育児休暇後にフルタイムでの復職を考えていた。そのため，今後の仕事でのキャリアの目標が失われたことがつらく，同時に仕事と養育を天秤にかける自分が，Aちゃんの母親として失格なのではないかと，自分自身を責めていた。看護職者は，そうした母親の気持ちを否定や励ましなどはせず，あるがままに受けとめ，母親の苦悩を一緒に感じようと聞く姿勢をもった。母親は流涙し，話をしていたが，面談の途中で「全部吐き出したら，気持ちもなんだかすっきりしました」と落ち着いた表情になっていった。

　面談では，入院前のAちゃんの性格や，家族との生活状況なども聞いた。母親は，Aちゃんは抱っこが大好きで，きげんがわるくなっても母親の抱っこですぐにごきげんになると話した。一方で，そうであるからこそ，「いまの状況で抱っこが気軽にできず，不憫に思う」「抱っこをしてくれない母親をきらいになっていないか」など，Aちゃんとの距離が離れている気持ちであることを話してくれた。看護職者は，いままでのように母親に抱っこされることには制限がある状況だが，Aちゃんの視線はいつも母親を見つめていることや，母親と一緒にがんばろうとしている姿を感じることを母親に伝えた。在宅移行への準備は，痰の吸引や経管栄養等の医療的ケアからではなく，まずは医療機器をつけながら抱っこできることから始めましょうと目標を共有し，母親には笑顔が見られた。

　母親は自身に降りかかったストレス源のために，目の前の状況を考えられなくなっていた。しかし，「家族成員間のコミュニケーションの減少」という母親のストレス源について，十分に吐露できたことで，いままでのAちゃんと，目の前のAちゃんをつなげ，そしてこれからを生きるAちゃんに目を向ける支援だったと考えられる。

#2　家族間のコミュニケーションの減少

　母親には，家族成員どうしの関係性についても聞いた。母親が不在のいまも，家で兄は泣かずに元気に保育園に通園している様子だと父親から聞いて

いる。しかし，母親は，「兄は5歳だけど，長男としてがんばらなくちゃという気持ちが強いので，本当はさびしくてしょうがないのだと思う」と話した。また，父親も家族のためにいつも一生懸命であり，いまも家事や育児を1人でこなし，弱音を吐かない性格だと話してくれた。

　看護職者は，家族それぞれが突然の状況に懸命に対処しており，力のある家族であることを母親に伝えた。そのうえで，これから続く家族の生活を見すえ，無理せず，がまんしすぎず，それぞれの気持ちを表出することの重要性を伝えた。その後，家族面会時には，家族の時間を設け，ときには看護職者が面会の場に同席し，それぞれががんばっていることを代弁し，皆が家族を思っていることを言葉にして伝えた。また，Aちゃんは，兄に遊んでもらうことが大好きだったと聞き，父親と兄のメッセージ動画を送ってもらい，いつでもAちゃんの視界や耳に兄や父親の存在も映るようにした。面会を通して対面で出会えることや，動画などのツールによる聴覚・視覚情報は，病院という閉鎖空間の中でのコミュニケーション促進につながったと考えられる。

#3　家族資源の不足

　上述の支援を続け，家族成員それぞれの思いや役割，生活様式など家族の全体像を把握でき，家族とともに在宅移行に向けて必要な資源などを検討した。1日の生活スケジュールをたて，医療的ケアで不安な点，不足な資源などを医療ソーシャルワーカーとともに再度見直した。また，外出や試験外泊をとり入れ，実際に在宅の生活での課題を整理した。そのうえで，退院後にいつでも相談や支援にのってくれる訪問診療医や訪問看護師を紹介し，十分に活用できるよう調整をした。

　退院1か月後には，レスパイト入院❶も事前に予定し，家族が休息しながら，無理なくゆっくりと在宅移行に進めるような調整を行った。また，将来的な母親の職場復帰に関しても，療育施設の見学や相談窓口なども地域から情報を得て，家族と共有した。退院前には院内外でかかわる多職種で，カンファレンスを開催した。その際，両親，兄にも参加してもらい，それぞれの在宅に向けた思いや期待も直接に話してもらった。Aちゃん家族からは，「不安なこともあるが，また4人で楽しく過ごしたい」という発言があった。在宅移行に向けた調整では，どれだけ資源を投入しても，医療的ケア児の家族の不安は尽きない。資源となる多職種との顔の見える関係をつくり，一歩先の安心を見すえた調整をすることが必要である。

▢ NOTE

❶レスパイト入院

　介護者の事情により一時的に在宅介護が困難となった場合に短期間の入院を利用すること。

5　まとめ

　本事例では，Aちゃんの突然の障害や医療機器の装着など，大きなストレスが生じた危機的状況のなか，主養育者の母親に医療的ケアの指導ができず進まない，という看護職者の困りごとがあった。この状況に対し，看護職者は「家族のストレス源」「既存の家族資源」「ストレス源に対する家族の認知」の要因を整理し，家族成員それぞれの気持ちが吐露できるような場や時

間，環境を設定した。家族資源の1つである「急性期病院の医療職者」が，まずは，母親の身体的・精神的・社会的それぞれの側面から健康のアセスメントを行い，関係構築に努めたことで，母親の「揺れ」がゆっくりととまっていく支援につながり，家族全体の「揺れ」がとまっていったと考えられる。

　本事例において，家族全体の「揺れ」がとまることとは，医療的ケア児をかかえる家族が，我が子に医療的ケアが必要であることを受け入れ，住み慣れた自宅へ帰る移行準備をし，退院に向かっていけるということである。また，家族全体の大きな揺れをのりこえた経験は単に今回の困りごとの解決につながっただけではなく，Ａちゃん家族の成長や，家族の新たなセルフケア力を獲得することにつながる。

　しかし，医療的ケア児をかかえる家族には，退院後も子どもの成長・発達とともにさまざまな課題や困難がおとずれることが予測される。今後も，長期的な支援は引きつづき必要であり，病院と地域社会のネットワークが連携し，家族の健康をモニタリングしながら，家族自身が家族調整をし，生活の構築ができるように支援していくことが重要である。

C 先天性心疾患児の移行期支援：葛藤期の家族看護①

1 患者の家族の特徴

　ここでは，家族の葛藤期にある家族において，家族成員が先天性心疾患をもち，移行期支援を必要とした事例の家族看護について述べる。

1 先天性心疾患児の家族の発達課題

　葛藤期にある家族において，子ども世代の家族成員は，進学や就職，結婚などのライフイベント，親世代は自分の健康問題や老親の介護問題に直面する。したがって，この時期の家族の発達課題は，子どもの心身の成熟過程を見きわめながら，家族形成期を経て家族内部で強めてきた連合を徐々にゆるめ，子どもの心理的・社会的な自立をはかることである。また，子どもの独立後の生活や老親の介護のために，夫婦関係や役割を再調整し，親戚や地域社会，サポートシステムといった家族外部にあるシステムとのつながりを柔軟にもつことも課題となる。これらの課題を達成するにあたり，家族はつちかってきた家族のスタイルを一度解体し，再構築する必要がある。そのため，健康障害のない家族であっても，この時期は不安や葛藤が最も大きい段階といえる。

● **先天性心疾患児とその家族の特徴**　先天性心疾患は慢性的な経過をたどることから，患児を含む家族は家族成員間に密着した関係性を形成していることが多く，とくに親子間の境界❶があいまいな場合がある。そのため，発

─ NOTE
❶境界
　誰があるできごとに参加するかを決める，システム間の関係性のルールをさす。

達段階の移行に伴う不安や葛藤が家族全体に共鳴し，健康問題のない家族に比べて，発達課題を有効に解決ができない可能性がある。

2　先天性心疾患児の家族の社会的背景

● **先天性心疾患児の移行医療の必要性**　近年，小児医療は目ざましい発展をとげ，小児期発症の先天性心疾患の救命率は向上している。その結果，救命された患児が増加し，2020年時点において，すでに50万人以上の患児が成人期へ移行したと推測されている。

　その一方で，成人期に移行した患者（患児）には，身体的，心理・社会的にさまざまな問題が生じることが明らかになっている（◯表5-1）。ただし，当該の患者は成人であるため，問題に対して，最終的には自分自身で判断し，予防や対処❶をはからなければならない。このような，小児期とは異なった課題に対応するため，成人期へ移行するなるべく早い時期から，より成人期に対応した医療体制（**移行医療**）に変化していく必要がある（◯図5-3）。

　看護職者は，患児が疾患や治療について理解できる発達段階に達していることを見きわめ，移行期の支援を始める。実際には，思春期早期から支援を開始することが多く，加齢によって変化する病態や晩期合併症への対応および，患児の積極的な治療参画（アドヒアランスの向上）を含めた，自立を促進する支援を行う。

● **家族への移行支援の必要性**　わが国では，超高齢少子社会や非婚化・晩婚化に伴い，葛藤期の家族において，親世代が子育てと介護を同時進行するダブルケアや，子ども世代が早期に高齢の親世代の介護役割を担うヤングケアラーなどが問題となっている。また，子どもが原家族から自立せず親に依存するパラサイトシングルなどの特有の問題もある（◯82ページ）。

　先天性心疾患児の家族では，こうした多重の課題は，成人医療への移行期に，移行を妨げる問題として顕在化することが多い。そのため，看護職者は

□ NOTE

❶予防や対処には，適切なセルフケアや受診行動などを含む。

◯表5-1　成人期へ移行した先天性心疾患児の身体的，心理・社会的課題

身体的課題	心理・社会的課題
1）心臓に関連した問題 • 生涯歴，生命予後，生活の質 • 手術，再手術，術後残遺症，続発症，合併症 • 心カテーテル検査，カテーテル治療 • 不整脈（上室性不整脈・心室頻拍・徐脈），心不全，突然死 • 感染性心内膜炎 • 肺高血圧，アイゼンメンジャー症候群 • チアノーゼに伴う全身性および系統的合併症 • 加齢や生活習慣病の合併による病態の変化 2）心臓以外の問題 • 妊娠，出産，遺伝 • 肝炎，肝硬変，肝がん（輸血，フォンタン手術後）	• 教育：学力低下および運動能力の低下 • 就業：雇用側の理解不足，就業状態の定着がはかれないこと • 結婚 • 趣味：飛行機による旅行，運転免許の取得 • 経済的問題：社会保障 • 不安や抑うつ傾向 • 移行時：病態理解が乏しいこと，自己管理能力の低さ • 移行体制：診療体制およびチーム医療の確立，早期からの教育指導

（櫻井育穂：思春期・青年期の先天性心疾患患者とその親の成人型医療への移行に関する認識とその相違．日本小児看護学会誌25（3）：32-38，2016，新原亮史ほか：ファロー四徴症修復術後患者の社会的自立状況と生活習慣の検討．Pediatric Cardiology and Cardiac Surgery 38（2）：128-139，2022，丹波公一朗：成人先天性疾患の現状と今後の方向性．Cardiovascalae Anesthesia 18（1）：1-8，2014．をもとに作成）

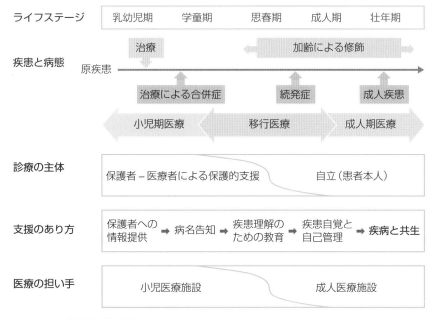

● 図 5-3　移行医療の概念図
（日本小児循環器学会：先天性心疾患の成人への移行医療に関する提言．p.5, 2022 をもとに作成）

家族の事情を理解し，家族のニードに合わせたうえで，課題達成に向けた支援をともに行う必要がある。

3　先天性心疾患児の家族の身体的・心理的背景

　先天性心疾患は乳児期に発症し，手術療法となることも多いが，術後の遺残症や続発症などによって，さらに治療が必要になることがある。また，成人期に移行したあとも，成人期に特有の問題も含めた晩期合併症の予防や治療といった，生涯にわたる医療を必要とする。

　このような特徴から，家族は患児が乳児期のときから，症状悪化が命に直結する不安や恐怖と対峙している。親は，家族の中心となって患児の意思決定を含めた疾病管理や生活全般の管理を行うため，症状悪化に対して自責感をいだきやすい。また，日々の生活において家庭内に厳格なルールをしくことが多く，緊張感のある生活が長期にわたることは，家族の健康にも大きな影響を与える。さらに，症状悪化に関する不安や恐怖は，患児に対する過剰ともいえる干渉や関与につながる。とくに，患児と母親が強固な連合を形成しやすく，その影響として，きょうだいや夫婦の関係性に葛藤や疎遠，断絶などのゆがみが生じる可能性がある。

　患児が思春期・青年期になると，過剰な管理への反抗心から治療への拒否を示したり，逆に「自分にはなにもできない」といった低い自己肯定感から周囲へ高い依存心をもったりすることがある。このような患児の身体的・心理的成熟の過程でみせる変化に家族はとまどい，対応に苦慮する。そして，適切な対応ができない場合，家族内の関係性が悪化してバランスを崩し，統合が維持できなくなるおそれがある。

　一方で，家族は患児の幼少期からさまざまな困難に対峙し，その経験から，コミュニケーション技術や対応策を分かち合う能力，家族内サポート，問題解決力などをつちかうことになる。これらは家族の強みと考えることができ，こうした強みを備えていることを家族自身が自覚し，変化に適応する力や家族の再構築に向けて動きだす力にかえるはたらきかけが重要である。

2　事例紹介

① 患者のプロフィール

　Aさん(18歳，女性)は，父親(Bさん，50歳)と母親(Cさん，49歳)，姉(Dさん，21歳)の4人暮らしである。3か月健診ではじめて心雑音とチアノーゼを指摘されたのち，心臓カテーテル検査を受け，ファロー四徴症と診断された。その後，姑息手術(B-Tシャント術❶)を受け，術後しばらくは不安定な状態が続いたが，徐々に症状が改善された。順調に体重が増加した8か月のときに根治手術(心内修復術)を受けた。その後，大きな合併症の出現もなく経過し，現在は心機能の低下や不整脈などは出現せず，全身状態は安定している。公立高校の3年生で美術部に所属している。他県の大学進学を考えており，合格すれば，ひとり暮らしを始める予定である。

NOTE
❶ B-Tシャント術
　ブレロック-タウシッヒ短絡作成手術ともよばれる。肺動脈の未発達などによって肺血流が不十分な場合において，鎖骨下動脈と肺動脈を人工血管でバイパスし，肺血流を一時的に補う手術。

② 家族のプロフィール

　父親のBさん(50歳)は，大学卒業後に大手企業に就職し，現在は部長職を務めている。Bさんのきょうだいはおらず，Bさんが大学を卒業してすぐに両親を相ついで亡くしている。

　母親のCさん(49歳)は，Bさんと同じ大学のテニスサークルの後輩で，在学中から交際がスタートした。その後会社員となるが，25歳のとき，結婚を機に専業主婦となった。Cさんには2歳年上の兄がおり，両親(父親84歳，母親79歳)は兄と同居し他県で生活している。最近，兄が離婚し，両親の介護について兄から相談を受けていた。

　姉のDさん(21歳)は，理系の大学3年生であり，現在就職活動中である。地方の大手企業への就職を希望し，内定がもらえたらひとり暮らしをする予定である。Aさんは外来で，「姉は，『Aはお母さんに頼ってばっかりだから，薬とか食事の管理とか，いろいろむずかしいと思うよ』と，ダメ出しをしてくる」と語っていた。

③ 経過

　Aさんは，ジギタリス製剤やβ遮断薬，利尿薬などの内服の継続，生活上の制限といった適切な療養行動により，不整脈や右心不全，脳血栓，感染性心内膜炎などの術後合併症を呈することはなかった。Aさんが14歳のときに，外来の主治医から，成人医療への移行についてAさんと両親に話があり，外来の看護師も同席した。Aさんはひとこともしゃべらずに黙って聞いていた。母親は矢継ぎ早に「ずっと小さいころからみていただいていたから，違う先生にみてもらうのはこわい」と不安を語った。父親も「いますぐではないでしょう。合併症の管理とか，今後，娘が結婚や出産，自分で通院することを考えると必要なのはわかりました。でもいまは未成年ですので，まだ先の話ですね」と語っていた。主治医は患児に対し，移行期疾患理解度

のチェックリスト（◐表5-2）を渡し，説明したうえで，少しずつでも準備を進めるようにAさんに伝えた。Aさんは「はい」と小さくうなずいた。このときは，主治医の判断で，移行は家族や患児の準備が整いしだい，大学進学などを機に進めることになった。その後も主治医と看護師は定期外来時に，チェックリストの内容をAさんに確認して質問を受けつけるなど，理解を深めるかかわりを行った。Aさんは徐々に，薬剤の効果や副作用について，自身の生活に合わせた注意点などを積極的に質問するようになった。

　そこで，主治医や看護師はAさんが順調に自立に向けた準備ができていると判断し，Aさんが18歳を迎えた今回の定期受診日に，主治医から再度移行について説明をする機会を設けた。看護師は同席し，Aさんや家族の様子を観察した。Aさんは「わかりました。大学に合格したらひとり暮らしをしたいと思います。姉から私には無理だと言われましたけど，チャレンジしてみたいです」と発言した。しかし母親は，不安そうな顔で「先生，やっぱり不安です。いままで娘に負担をかけないように気をつかってきました。それができなくなれば，病状が悪化しないかと」と語った。父親も母親の話にうなずきながら，「私も妻と同じ意見です。結婚とか妊娠とか，そのときになったら考えればいいと思います。大学生活もまた高校とは違いますしね。本人に負担がかかるのが心配なんです」と語った。それを聞いていたAさんは，憮然とした表情で下を向いてしまった。その後も両親の意見はかわらず，主治医はこの場での決定をあきらめて終了とした。主治医は，「Aさんは移行期疾患理解度が十分に備わっているが，家族が過保護であることが問題」とカルテに記載した。

◐表5-2　先天性心疾患患者に対する移行期チェックリスト

番号	項目
1	いまかかっている病院と医師の名前を言えますか
2	あなたのおもな病名を言えますか
3	あなたが受けたおもな手術の名前を言えますか
4	現在飲んでいる薬の名前とおもな効果を言えますか
5	現在飲んでいる薬について気をつけることを言えますか
6	医師や看護師に自分で質問したり，質問に答えたりすることはできますか
7	できること，できないこと（体育・部活動など）について医師に確認していますか
8	身の回りの整理整とんや家事など，無理のない範囲で自分でできることは自分で行っていますか
9	感染性心内膜炎の予防方法を言えますか
10	受診したほうがいい症状と対処方法を言えますか
11	自分で外来受診を予約することはできますか
12	お酒・たばこをひかえる，十分な休息をとるなど，生活するうえで気をつけることを言えますか
13	職業を選択する際の注意事項について主治医に確認していますか
14	異性とのつきあい方で注意することについて，ご家族や主治医と話したことがありますか
15	現在，利用している社会保障制度と，利用する上で必要な手続きを言えますか

（落合亮太ほか：先天性心疾患患者に対する移行期チェックリストの開発．日本成人先天性心疾患学会雑誌6(2)：12-26, 2017による）

3 家族アセスメント

1 患者の状態

　Aさんはファロー四徴症の術後であり，生涯にわたって合併症の予防管理，早期発見が重要である。Aさんは現在，薬剤の副作用や大きな合併症の発症もなく順調に経過している。成人期への移行には，患児本人がみずからの病気や病態について知り，合併症の予防や治療法について自己決定する必要がある。また，自分の問題として社会保障制度や結婚・妊娠・出産，自立後の生活上の注意点や配慮することを知ることで，家族や医療職者とともに具体的な将来設計について話し合うことが可能となる。

　そのため，Aさんの自立意欲が強く，また，疾患管理について十分な知識や対処方法を身につけた状態にあり，大学進学という物理的に自立が可能なこのタイミングでの移行は好ましいと考えられる。再度，本人の理解力に合わせてていねいに，移行について，移行の必要性や，施設の選び方，個々の問題について説明する。また，緊急時の対応や対処方法を具体的に本人と話し合うなど，家族を含め周囲が自立をサポートしていくことが必要である。

　Aさんは，「両親にはとても感謝しています。いつも私を心配し，学校にも私の病気のことを伝え，配慮を交渉してくれるなど，いつも支えてくれました」と両親への感謝の念をいだいていた。また，「病気を受け入れるしかなかったですね。なにもできないと考えるよりも，なにができるかなと自分の身体と相談しながらやることが自然にできるようになりました」と語っており，Aさんは家族の愛情とサポートを受けることで，病気をかかえる自分を受け入れ，病気と共生することで自我を形成したと考えられる。

　しかし，Aさんは「でも，学校や家で気をつかわせている感じがいつもしていました。たとえば遊園地で姉はジェットコースターに乗ったそうだったけど，なんとなく避けるようにするとかです。中学のときは，それがいやで，家族と口をきかないときもありました」と語っていた。

　思春期は，親に気をつかってほしいという思いをいだく一方で，1人の大人として認めてほしいと思うアンビバレントな感情をいだきやすい。また，自分は何者なのか悩むなかで，周囲の気づかいが，逆に「特別扱いされる自分は不完全な人間」というゆがんだ認知をいだかせることもある。Aさんは，主治医から移行についての説明があったときから，少しずつ自立に向けて準備を進めてきた。だからこそ，面談時の両親の反応に落胆し「まだ，認めてくれない」と押し黙るという対処をとった可能性がある。

　看護師は，Aさんのこうした心情を察し，準備を進めてきたという強みをいかして，Aさん自身が押し黙るのではなく，家族と真正面から話し合いがもてるように支援することが必要である。

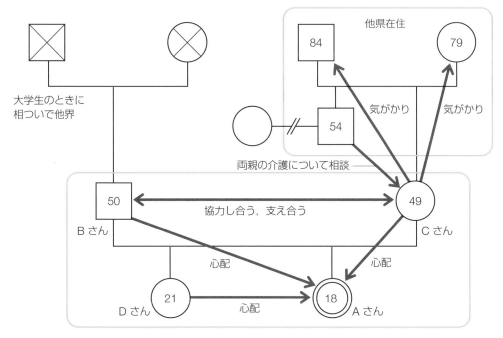

● 図 5-4　A さんの家族のジェノグラム

2 家族の状態

　A さんの家族のジェノグラムを●図 5-4 に示す。

● **父親の状態**　B さんは，大学を卒業して大手企業に就職し，企画戦略室の第一線で活躍してきた。大学時代から交際していた C さんと結婚したときのことを回想し，「責任感がもてた」と語っていたことから，自分が家族をまもるという価値観を強くもっていると考えられる。A さんの受診や主治医からの話があるときは必ず C さんと参加しており，面談場面での様子や言動から，夫として妻をサポートする，A さんの父親として役割を果たすという「責任」が感じとれた。B さんは両親を若いときに亡くしており，この喪失体験が影響して「自分の家族を失いたくない」と A さんの自立に強い抵抗感を示したと考えられる。

● **母親の状態**　C さんは，「私，家事は好きです。料理も得意で，A の食事管理と一緒に夫婦の健康管理も兼ねてメニューを考えました。ぜんぜん苦にならないですよ」と語っていたことから，結婚して専業主婦になり，妻として家事や夫をサポートすることにやりがいを感じていたと考えられる。「A が生まれて，D もおねえちゃんになったと大喜びしてね。自分がお母さんのつもりでオムツをかえようとしたりしておもしろくてね」と子育ての思い出を語っており，母親として子の世話をすることに自分の価値を見いだしていたといえる。

　また，C さんは，「A がチアノーゼで真っ黒になって，先生に心臓病と言われたときは，胸がえぐられるようにつらかった。家では D が心配してる

から笑顔でいなくてはとがんばっていたけど，病院から家に帰るとき車の中でたくさん泣いて，玄関で切りかえる毎日だったわ」と語った。このことから，Ｃさんにとって，大切なわが子を失うかもしれないという恐怖と対峙しながらも，Ｄさんに心配をかけまいと母親として必死に両方をまもろうと戦ってきたといえる。さらに，実兄の離婚に伴い，老親の介護という問題に関して役割調整などを考えなければならないことも重なっており，余計にＡさんの変化や自立という事実に目を向ける余裕がないことも考えられる。

● **姉の状態**　母親の語りから，Ｄさんは，Ａさんが生まれて姉になることを心待ちにし，その役割を果たすことに喜びを感じていたと考えられる。Ａさんの語りからも，Ｄさんは姉としてＡさんの身体を気づかい，自分の感情をがまんすることでその役割を果たそうとしていたと推察される。

　Ａさんが語った，「お母さんに頼ってばっかりだから，薬とか食事の管理とか，いろいろむずかしいと思うよ」という言葉も，姉としてＤさんなりに家族のなかで役割を果たそうとしていることのあらわれと考えられる。その背景として，Ａさんへの愛情や，Ｄさん自身が家を離れる準備をしていることも含めて両親を悲しませたくない気持ち，大学生活の経験からＡさんのひとり暮らしを体調面で時期尚早と考えることなど，さまざまな思いを伝えたい可能性がある。

● **家族の全体像**　この家族は，Ａさんの発症を機にそれぞれの家族成員が互いをまもろうと必死に対処してきたと考えられる。オルソンの円環モデル（◯71ページ）では，家族の凝集性（きずな）と柔軟性の2つの側面を軸に家族内部の機能をとらえ，コミュニケーションが2つの機能を促進するものととらえる。このモデルによって考えると，Ａさん家族は，夫婦システムや親子システム，きょうだいシステムという各サブシステムにおいて，「互いをまもる」という共有の価値観を背景に，互いの関与を多くして情緒的結合を強めてきた凝集性の高い家族といえる。

　また，この家族は，Ａさんの病状を悪化させてはならないという思いから，互いの役割や生活面において沢山のルールをつくり，かたくなにまもってきたと考えられる。一方で，そのかたくなさが「～でなければならない」という思いを無意識に生み，Ａさんの成人医療への移行を含めた自立という現実の課題に対して直面しようとせず，直接Ａさんとの話し合いをしないままに先送りをはかるという対処につながったと考えられる。また，そのことで，Ａさんが「離れようする」だけ，家族はよりかたくなに「ガードを固める」という悪循環が生じていると考えられる。

　一方で，この家族は，Ａさんが幼少期のころからたくさんの困難をのりこえてきた。病気をもちながらもＡさんが健やかに成長するため，家族らしく生活するためになにが必要なのかを考え，知恵を出し合い，ときに医療職者や友人，学校関係者といった家族外部のサポートを求め，家族内部・外部の資源を獲得して適応してきたと考えられる。このような自分たちらしい家族のスタイルをつくり，維持してきたことは最大の強みである。しかし，Ａさんの自立は，既存の家族のスタイルを揺るがし，病状の悪化という受

け入れがたいシナリオにつながるという認知を生んでいると考えられる。この家族がみずからの強みを自覚し，力にかえていくためには，今回のできごとに対する認知を変化させ，Ａさんと家族の悪循環を解消する必要がある。これによって，家族成員間の関係性はさらに発展し，それを基盤とした新しい家族スタイルを再構築することが期待できる。

3 その他の状態

　Ａさんの病気について，小児医療での診療を継続することは，成人医療の専門性と多様性の観点からも適切ではない。

　小児科医は，先天性心疾患の初期診断と治療，術前・術後の管理について熟知しているほか，移行期までの継続的な診療を通じて，患児や家族との信頼関係を確立できているという利点がある。その反面，成人期の生活習慣病，加齢性変化，悪性疾患や妊娠・出産などの対応には慣れていない。また，診察環境も成人向きでなく，人員に限りがあるなどの欠点がある。

　さらに経済的視点で考えても，必要な医療費支援制度を小児期の制度から，成人期にも利用できる制度へ移行させることは重要である。そのため，成人医療への移行を円滑に行うためには多職種が協働して支援を行う必要がある。その際，患児や家族の指導・教育が大事だが，最も尊重されるべきは，患児や家族の意思である。医療職者本位で無理に移行を進めると，家族は「見捨てられた」と陰性感情をいだきやすく，医療職者も，課題を先送りする家族に対し，「子離れできない」といった否定的な感情をいだきやすくなる。このことで両者の間に心理的距離が生まれ，移行支援において最も重要な土台となる信頼関係がくずれかねない。

　援助にあたっては，医療職者が家族の資源となる必要がある。そのため，医療システム内の家族への理解を促進し，患児や家族の歩調に合わせて多職種が協働できるように調整し，家族につなげる支援が必要である。

4 援助の方向性

1 看護問題の明確化

　Ａさん家族は，Ａさんの移行に対する意思決定が行えない状況にあった。先述した家族アセスメントの結果より，以下の看護問題を抽出した。

#1 **Ａさんの自立・移行に関するゆがんだ認知が生じている**
#2 **Ａさんの思いが家族間で共有されていない**
#3 **Ａさんの自立・移行に関する家族間コミュニケーションの齟齬^{そご}**
#4 **Ａさんの家族の強みが課題解決にいかされていない**
#5 **家族の歩調に合わせた移行支援が提供できない可能性**

2 看護目標と看護計画

　Ａさんの成人医療への移行も含めた自立に対して，家族は「互いをまも

る」という価値観を背景として「自立→病状管理ができない→合併症の予防管理，早期発見治療ができない→死」と認知している。家族はこの認知により，事態を直面化できず「先送り」という対処をとっている。この状態が続くと，家族はますますかたくなにガードを固くし，前向きな話し合いや解決策の立案ができない。さらに，コミュニケーションの離齬が，家族成員間の悪循環をますます悪化させかねない。

　まず，Aさんの自立が，死に直結するのではなく，むしろAさんの疾患管理や将来設計にプラスにはたらくことを伝え（リフレーミング），前向きな認知に変化させる必要がある。Aさん自身が，自立したいという想いにいたった経緯や心理的変化の過程を言葉にし，家族間で共有する支援が必要である。思いが共有されることで，いままでの困難に対応する，工夫する力，外部資源をもって活用する力，互いを思いやる気持ちやきずなの強さを家族が自覚することができる。そのことで家族が背負ってきた命題に対する荷下ろしができ，家族の強みをいかした問題解決が実現できる。また，医療職者が協働して家族の歩調に合わせた移行支援が提供することでさらに促進できる。

#1　Aさんの自立・移行に関するゆがんだ認知が生じている

▍看護目標
　Aさんの自立に対する家族の認知が前向きに変化する。
　具体的には，①家族成員それぞれの認知を言語化する，②自立がもたらす前向きな変化を伝える，③家族成員が認知の変化を表現できる，などが目標である。

▍看護計画
(1) 定期外来時に，両親および姉に対して，Aさんの自立や移行に関して考えていること，感じていることを話す機会を設ける。
(2) 両親および姉に対して，Aさんの疾患管理や将来設計においてプラスにはたらくことを伝え，リフレーミングをはかる。
(3) 両親および姉に対して，(2)のセッション後にAさんの自立や移行に関しての考え方がどう変化したかを話してもらう。
(4) 両親および姉に対し，認知の変化をフィードバックし，定着をはかる。

#2　Aさんの思いが家族間で共有されていない

▍看護目標
　Aさんが思いを家族に話し共有できる。
　具体的には，①Aさんとともに，幼少期から感じていた家族のサポートや自立したいと思った心理的変化の過程をふり返る，②Aさんに①について家族に語る意味を話すことで動機づけを行い，Aさんの心の準備が行えるようにする，③Aさんが家族成員に対してみずからの言葉で語れる場を設定する，などが目標である。

▍看護計画
(1) 定期外来時に，Aさんに対して幼少期から感じていた家族のサポート

や自立したいと思った心理的変化の過程について話す機会を設ける。

(2) A さんが話しやすいような雰囲気をつくり，語りをさえぎらず，努力をねぎらいながら聞く。

(3) A さんのいまの感情が表出されたら肯定し，勇気を出して両親に伝えたことを承認する。

(4) A さんに家族の前で(1)で語った内容を伝えることで理解が得られ，同じ方向に向けるようになることを伝える。

(5) A さんの準備ができたタイミングで，話し合いの場を設ける。

#3　A さんの自立・移行に関する家族間コミュニケーションの齟齬

▌看護目標

家族が A さんの思いを共有し，「先送り」せずに話し合いができる。

具体的には，①家族成員に対して A さんが思いを語ることができる，②家族成員間で互いの思いを表出し合うことができる，③前向きに今後のことを話し合うことができる，などが目標である。

▌看護計画

(1) 話し合いの場がなごむ声かけを行い，A さんの発言を促す。

(2) A さんの発言を聞いて家族成員がどのような感想や思いをもったのか発言を促す。

(3)(2)に対して，A さんがどう思ったかの発言を促し，互いの思いが語れるようにする。

(4) 互いの思いを表出し，前向きに自立や移行について話し合うことができるように促す。

#4　A さんの家族の強みが課題解決にいかされていない

▌看護目標

A さんの自立・移行に向けた意思決定に家族の強みをいかすことができる。

具体的には，① A さんの幼少期からの家族成員の体験を語ることができる，②①の経験で得た力が家族の強みであることを理解できる，③ A さんの自立に向けたサポート体制を理解し，家族がかかえていた課題の荷下ろしができる，などが目標である。

▌看護計画

(1) A さんの思いを共有したあと，家族成員それぞれが，いままで体験してきたことについて語れるように促す。

(2) A さんの自立・移行に関する思いにそれぞれの体験が影響していることを伝える。

(3) A さんの闘病が家族の生活の一部であり，家族成員それぞれが努力してきたこと，大切にしてきたことをまとめ，確認し合うことを支援する。

(4)(3)の内容が家族の強みであることを伝え，今回のできごとにもいかせることを確認する。

（5）具体的になにをするのかを家族が話し合い，共通の目標に目を向けて行動することの重要性を理解できるように促す。

（6）Aさんの自立に必要な周囲のサポートと資源を確認し，活用できるように支援する。

#5　家族の歩調に合わせた移行支援が提供できない可能性

▌看護目標

　医療職者が家族の対処の背景をなす価値観を理解して，家族の歩調に合わせた移行支援が提供できる。

　具体的には，①医療職者が家族のありのままを理解する，②家族に必要な支援を話し合うことができる，③家族に合わせた支援を多職種が協働して提供できる，などが目標である。

▌看護計画

（1）医療職者がとらえている家族像を話し合い，意識的にそのイメージをなくす。

（2）家族の言動や非言語情報から家族心情をアセスメントした内容を医療職者間で話し合い，それが家族の軌跡から出されたものであることを理解して受け入れる。

（3）家族の「先送り」したい心情やいままで背負ってきた課題を理解する。

（4）家族のもつ強みを理解し，家族が安心してAさんの自立の準備ができるように，具体的な支援方法を話し合う。

（5）家族に各職種が提供できる支援について具体的に提示する。

3　実施と評価

　前述した看護計画のうち，おもな計画の実施と評価について述べる。

#1　Aさんの自立・移行に関するゆがんだ認知が生じている

　両親と姉（Dさん）に対し，Aさんの自立や移行に関して考えていること，感じていることを話す機会を設けた。父親（Bさん）は，「こわいのは1人で具合がわるくなったとき」と体調不良時の対応への不安を語った。母親（Cさん）は，「心配で夜も寝られない」と強い不安を語った。姉は両親のサポートがあり合併症を発症しなかったこと，学業との両立のむずかしさ，頻回に会うことができなくなることの不安を語った。

　家族成員それぞれがAさんの身体を思って心配する気持ちと漠然とした不安が強く，認知に影響していることがわかった。そこで，看護師は家族の不安な思いを承認し，受けとめたのちに，Aさんの治療や身体的な状況を伝え，体調不良時の受診方法やサポート体制を具体的に伝えた。そのうえで，Aさんの自立が心理面や社会面の成熟につながり，両親が年をとり，姉が結婚などで自立したあとの疾患管理や，家族成員それぞれの人生設計においてプラスにはたらくことを伝えた。

　家族は具体的な対応が示されたことで，父親は「私たちがいなくなったあ

とのことを考える必要がある」と，母親は「子が自立したいと思うタイミングで応援してあげることが大事」と，姉は「自立を応援する」と，家族のAさんの自立・移行に対する認知に変化がみとめられた。

#2　Aさんの思いが家族間で共有されていない

　Aさんは病気に対する思いや病気を受け入れてきた過程，それぞれのきっかけになったできごとについて語った。また，両親に深い愛情を感じており「命にかかわる病気だからしかたない」と過剰な干渉についても理解を示し，気持ちに折り合いをつけるため自分なりに「小さい反抗」をして対処していたことがわかった。姉については「姉には自分の好きなことをしてほしい」と姉の人生を歩んでほしい思いをもっていることがわかった。

　外来時に，両親の前で主治医に自分の思いを語れたことをふり返り，承認すると，押し黙った背景にはくやしさや悲しさがあったことを吐露できた。看護師はAさんに家族が「ガードを固くする」理由を伝え，もう一度家族と話し合う意義を伝えた。Aさんは，すでに看護師に話す過程で自分の成長といまいだいている感情を自覚することができ，さらに家族が「ガードを固くする」理由が理解できていた。また，自分が押し黙るのではなく，家族に感情を表出することが，解決に向けて家族が話し合うきっかけになると理解でき，みずからコミュニケーションを積極的にとるように動機づけされた。

#3　Aさんの自立・移行に関する家族間コミュニケーションの齟齬

　後日，Aさんの希望で，外来受診日に家族と話し合う場を設定した。まずAさんがこの場を設けた経緯を看護師から説明し，場がなごむようにAさんの勇気を賞賛した。Aさんはいままでの経緯と家族への感謝を述べ，自分なりに準備してきたことを伝えた。そのうえで，家族に協力をお願いした。それに対して家族は理解を示し，「これからは違うかたちでサポートしていきたい」と語った。家族は直接語り合うことで，互いの思いを理解し，前向きに今後のこと話し合うことができた。

#4　Aさんの家族の強みが課題解決にいかされていない

　家族にAさんの思いを共有したあと，それぞれが体験したことを語ってもらった。そのなかで，Aさんの命をまもるために必死に努力してきたこと，工夫してきたこと，それ自体が生きがいになっていたことを共有した。

　看護師は，Aさん家族の強みとして，どうすればいいのか考える力，工夫する力，外部資源をもつ力，自分たちらしいスタイルをつくり，維持する力，そしてなによりも家族のきずなを育んできたことが強みであることを伝えた。さらに，この強みをいかして，Aさんの自立と移行についてどうしたらのりこえられるか，具体的に考えて行動してほしいことを伝えた。家族はその後，具体的な時期や方法，家族のサポート，外部資源の活用について，母親の老親の介護問題など周囲の問題も含めて話し合い，意思決定を遂行し，移行をとげることができた。

#5　家族の歩調に合わせた移行支援が提供できない可能性

　Ａさんの思いや家族が「先送り」する背景にある価値観を，多職種で共有した。そうすることで「子離れできない家族」から「Ａさんの命をまもるために必死になっている家族」へと認識されるようになった。その結果，家族が不安なくＡさんの自立を支援できるように具体的な方法を提案する，という目標がかかげられ，医師や看護師，ソーシャルワーカー，薬剤師，栄養士などのチームが協働して対応できるようになった。

5　まとめ

　本事例の家族は，先天性心疾患という生涯医療を必要とするＡさんの，成人医療への移行を含めた自立の時期に，大きく葛藤することになった。

　家族は，Ａさんの幼少期から「命をまもる」というとても重い命題に対し，必死で努力し，さまざまな問題や課題に対峙してきた。一方で，この経験が変化をこばむことや，家族間コミュニケーションの齟齬，「先送り」にするという回避的な対処につながっていた。

　看護師は，家族がこの経験を強みとして自覚し力にかえることができれば，変化を受け入れ新しいステージに向かい前向きになることができると考えた。とくに，Ａさんの「病気の自分をありのまま受け入れる」という心理的成長が，変化をおこすカギとなっていた。家族は本来，家族成員の成長に気づき，柔軟に関係性を変化させる必要がある。しかし，先天性心疾患のように，生涯の管理と恐怖感をつねにもちつづけなければならない疾患の場合，家族の力だけでは直視することができない可能性がある。

　看護師が，Ａさん家族のもつ葛藤の内容を理解し，１つひとつ解消することで，家族が発展した関係性を基盤としたスタイルへ変換することができたと評価できる。

　こういった事例は，「子離れできない親」としてレッテルをはられることも多い。しかし，家族の葛藤は，これまでの歴史から紡ぎだされるものである。家族の軌跡をたどり，大切なできごとや互いの気持ちを理解し，もつれた糸を少しずつほぐすことで，家族も自覚していなかった本当に大切なものがわかっていく。したがって，移行支援においても，この大切なものを家族と医療職者が共有し，折り合いをつけながら最善の方向に進んでいくことが必要である。

D 脊椎損傷患者の急性期支援： 葛藤期の家族看護②

1 患者の家族の特徴

1 脊椎損傷患者の家族の発達課題

　脊椎・脊髄損傷の受傷原因は，交通事故やスポーツ事故，転倒や転落といった外傷性によるものが多い。発症年齢は若年層から高齢者まで多様であるが，ここでは，葛藤期のうち，家族が再形成する時期における，脊椎損傷患者の家族の発達課題について述べる。

　一般的にこの時期は，子どもがいる場合には子どもが最終的に自立していく時期であり，子どもの結婚や出産，就職などのライフイベントが多く訪れる時期である。また，子どもが巣立ったあとを見すえて，夫婦2人だけの老後の生活設計を検討していくことが必要である。一方，老親の介護や介護体制の確立に伴い，家庭内の役割分担の決定などの新たな課題が生じることが多い。同時に，自身の心身の健康予防や健康問題に対する対策が課題となる時期でもある。

　脊椎損傷患者は，多くの場合，予期せぬ突発的な事故により受傷し，その直後から生命にかかわる危機的な状況にさらされる。そして，患者のみならずその家族も同様に，予測や準備のない状態でそのできごとに直面し，対処せざるをえない状況におかれることになる。そのため，患者のみならず家族も激しく混乱し，危機に陥りやすい。このように，家族を再形成していく時期において家族の一員が脊椎損傷を負った場合，家族は，発達的危機と状況的危機の二重の危機に直面する可能性がある。脊椎損傷患者と家族は，障害を受容していく過程においては，ゆっくりと時間をかけながら1つひとつ課題をのりこえていき，その先の人生をともに歩むことができるよう，生活の再構築を行っていくことが望ましい。

2 脊椎損傷患者の家族の心理的・身体的背景

　前述したように，脊椎損傷は，受傷機転からもその多くが突然に発症し，その後急激に生命の危機を招く疾患である。脊椎損傷患者の家族は，家族の一員が突然予期せぬ事故に遭遇し，その後突如として生命の危機にさらされたとき，そのできごとに対して情緒的な準備がないまま，想像もしなかった状況への対応に迫られる。また，心身ともに大きな衝撃を受けてパニックに陥り，患者に生じている事態や目の前でおこっている状況を現実的に受けとめることができず，不安や無力感にさいなまれることも多い。これらのことから，脊椎損傷者の家族は，心理的にも身体的にも非常にストレスの高い

◯**表5-3 フィンクの危機モデル**

段階	内容
Ⅰ 衝撃	心理的衝撃の時期
Ⅱ 防御的退行	危機の意味するものから自己をまもる時期
Ⅲ 承認	自己が現実に直面する時期
Ⅳ 適応	積極的に状況に対処する時期

(Fink, S.L.: Crisis and motivation; A theoretical model. *Archives of Physical Medicine & Rehabilitation*, 48(11): 592-597, 1967 による)

状況におかれているといえる。

　家族成員がたどる危機のプロセスは，フィンク Fink, S. L. の危機モデルを用いて整理すると，4つの段階に分けられる（◯表5-3）。このモデルは，危機に陥った人を対象とし，その人がたどるであろう，適応へ向かうプロセスや介入の考え方が示されている。

2 事例紹介

■ 患者のプロフィール

　Aさん（58歳）男性。祖父の代から続く町工場を営んでいる。家族は，妻（56歳），長女（27歳），長男（23歳），次女（18歳）である。Aさんは元来健康であり，運動をすることが趣味で，週末は妻とともに地域のスポーツサークルで汗を流している。自治会活動にも積極的に取りくみ，地域の清掃活動や見まもりパトロールなどに定期的に参加している。従業員からの信頼も厚い。

　今回，Aさんは工場に自転車で向かっている途中，後続から来た自動車（時速約40km）に追突され，5m以上はね飛ばされた。Aさんの自転車は高度に変形し，自動車のフロントガラスは大破していた。救急隊現着時，Aさんは路上にあおむけで倒れており，前額部から出血していた。Aさんは意識がもうろうとしていたが，救急隊の問いかけに返答することは可能であった。救急隊により全身固定を行い，Aさんは近隣の大学病院救命救急センターへ搬送となった。その後，警察から自宅に連絡があり，妻は急いで病院へ向かった。

■ 家族のプロフィール

● 妻（56歳）は，町工場の経理・事務全般を担当し，Aさんと結婚して以来，約30年間Aさんの仕事を支えてきた。半年前に受けた健康診断で貧血を指摘され，再検査の封書が届いていたが，最近はとくに忙しかったため受診はしていない。

● 妻の母親（80歳）は10年前に脳梗塞をわずらい，要介護3の認定を受け，現在は他県にある高齢者施設に入居している。遠方であるため最近は会うことができていない。妻の父親は，3年前に肺がんのため亡くなっている（享年78歳）。

● 長女（27歳）は，昨年結婚し，近隣市に住んでいる。2か月前に女児を出産

し，現在は育児休業中である。

- 長男(23歳)は，今年念願だった IT 関連企業への就職が決まり，4月から他県でひとり暮らしをしている。仕事が忙しいようで，帰宅は深夜になることもしばしばである。
- 次女(18歳)は，現在高校3年生であり，テニス部の部長をしている。来春の大学受験に向けて勉学に励んでいる。
- A さんの父親(83歳)は，近ごろもの忘れが多く，認知機能の低下を指摘されているが，日常生活に支障はなく，日常生活動作はほぼ自立している。週に3回デイサービスを利用している。
- A さんの母親(82歳)は，昨年自宅で転倒して右大腿骨頸部骨折を発症し，手術を行った。その後は寝たきりの状態が続き，現在も療養型の病院で入院生活を送っている。A さん夫婦は，月に数回 A さんの父親や母親の様子を見に行っている。
- A さんの姉(62歳)は，市内に在住し，現在は夫(62歳)と2人で暮らしている。A さん家族とは年に数回行き来がある。

③ 経過

　A さんは大学病院救命救急センターに救急搬送となった。初療室では医療職者とかろうじて会話を行うことができ，後頸部と右胸部の疼痛を訴えていた。バイタルサインは，SpO_2 100%（酸素投与10 L リザーバーマスク），呼吸回数24回/分，心拍数50回/分，血圧 98/62 mmHg であった。呼吸の様式は浅く，手足はわずかに動く状態であった。精密検査の結果，第3・4・5頸椎棘突起骨折，第3・4頸髄損傷，外傷性クモ膜下出血，右多発肋骨骨折，右血気胸の診断となった。

　医師からは，A さん本人およびかけつけた妻にそれぞれ，病状について「A さんは交通事故による衝撃で頸椎を骨折し，それによって脊髄を損傷しています。そのため，今後 A さんの呼吸に使われる筋肉が麻痺し，呼吸がうまくできなくなる可能性が高いです。すぐに人工呼吸器による治療が必要な状態です」という説明が行われた。その後，初療室で気管内挿管を行い，人工呼吸器による治療が開始となった。

　A さんが集中治療室に入室したあと，あらためて医師から妻へ病状に関して，「A さんは損傷した脊髄の部位とそれより下の神経の機能が麻痺し，手足を動かす機能や，首から下の身体の感覚が失われる可能性が高いです。今後頸椎の骨折を固定する手術を行う予定ですが，無事に手術が成功したとしても，手足の動きや感覚がもとに戻るかどうかはわかりません。それから，A さんの呼吸に使われる筋肉が麻痺している影響から，今後も人工呼吸器を外すことができないかもしれません。早い段階で気管切開術を行うことを考えています」という説明が行われた。妻は無言で医師の話を聞いていた。

　病状説明が終わったあと，同席していた看護師は妻へ声をかけた。すると，妻はぽつぽつと語りはじめた。

　「主人は朝，いつもどおり元気に"いってきます"って家を出て行ったんですよ。まさかこんなことになるなんて……。まだ状況がよく理解できません。夢をみているみたいです」

　「首を骨折しているって，主人はたすかるんですか？　命に別状はないんですよね？　人工呼吸器をつけていればよくなりますよね？」

　「主人は運動することが趣味で，ふだんから身体を動かすのが好きだった

んですよ。あんなに元気でじょうぶな人なのに……。手足が動かないなんて
信じられない……。手術をすればまた元どおりに動くようになりますよ
ね?」

【その後の経過】

　Aさんは頸髄損傷の影響によって神経原性ショックをきたしており、循
環動態が不安定な状態が続いていた。数日後、Aさんは気管切開術と頸椎
後方固定術を施行した。手術は無事に終了したが、現時点でAさんの手足
の動きや感覚に改善はなく、わずかに動くのみであった。Aさんは現在も
継続して人工呼吸器を装着しているが、自発呼吸はみられている。看護師は、
待合室でうなだれ、涙を流している妻を見かけた。

3　家族アセスメント

　Aさんの家族のジェノグラムを▶図5-5に示す。また、Aさんの家族の
ファミリーライフサイクルピクチャーを▶図5-6に示す。

1　患者の状態

　Aさんは交通事故による外傷によって、第3・4・5頸椎棘突起骨折、第
3・4頸髄損傷をきたしている。入院後、頸椎の後方固定術を施行したが、

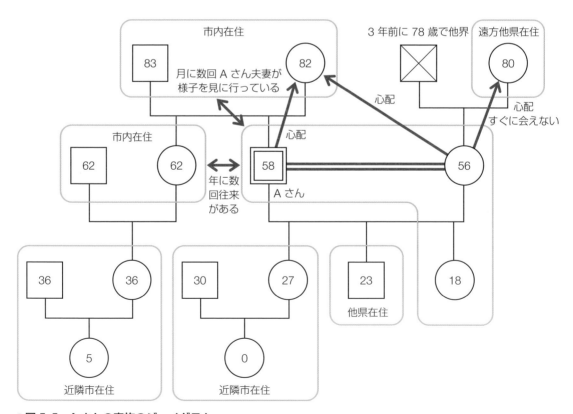

▶図5-5　Aさんの家族のジェノグラム

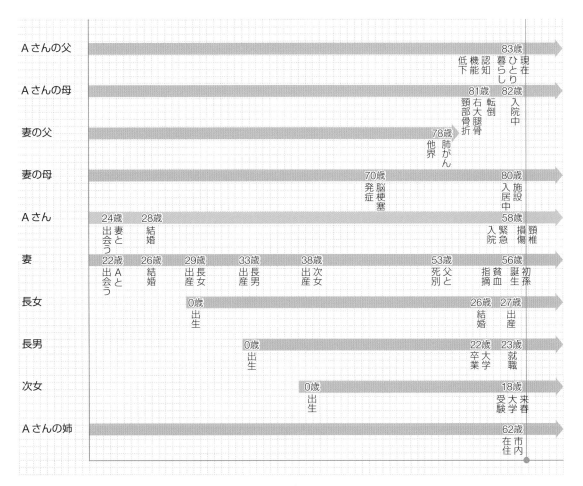

◉**図5-6　Aさんの家族のファミリーライフサイクルピクチャー**

脊髄の高位領域を損傷したことに伴い，呼吸に使われる筋肉や四肢の運動を
つかさどる神経の麻痺が生じている。現在のAさんは，人工呼吸器を使用
することによって呼吸をサポートし，生命を維持している状態である。看護
師は，Aさんの口元の動きを読みとったり，クローズド-クエスチョンを用
いたりしてAさんとコミュニケーションを行っている。しかし，Aさんの
気持ちや欲求が看護師に正しく伝わらないことがあり，Aさんはストレス
を感じているようである。また，Aさん自身も突然の受傷によって今後の
療養生活に関する強い不安を表出しており，早く家に帰って仕事に戻りたい
ことや，家族に関する心配を看護師に表出している。

　Aさんは家庭内や仕事，地域社会において大きな役割を担っていたが，
突然の受傷と入院生活によってこれまでの生活が一変し，家族や地域社会と
も分断された生活をしいられている。Aさんにとっては，今後の療養生活
や人生における見通しがつかない状況であり，このままの状態が長期化する
と，不確かな将来に対するAさんの恐怖や不安が増大する可能性が高い。
今後，Aさんは，自身の疾患と向き合い，身体機能に関する予後を受け入
れなければならないときが訪れるが，Aさんにとって自身の病状を受け入

れることはけっして容易ではない。そのため，予期せぬできごとに遭遇し，危機に陥ってしまった A さんの心理状態をていねいに理解し，A さんの家族を含め，適応へ向かう過程を長い時間をかけて支えていくことが必要である。

2　家族の状態

● **妻の状態**　妻は自宅で家事をしていたときに警察から電話を受け，A さんの知らせを聞いた。突然のできごとで，わけもわからず言われるがまま病院へ向かったが，自宅から病院までの道のりをどうやって行ったのかさえ覚えていない。病院に到着したあとは，担当する医師からすぐに A さんの病状に関する説明を受けた。そのときは頭で理解しようとしていても，目の前でおこっていることが現実なのか，一体誰の話をしているのか，気持ちの整理がつかない状態であり，パニックになっていた。妻は少しずつ目の前の現実を受けとめようと努力したが，突然のできごとに圧倒され，頭が真っ白になってしまっていた。

　子どもたちや A さんの姉夫婦には，A さんが緊急入院となったことを伝えたが，そのとき，妻自身の不安な気持ちを話せる人はまわりにいなかった。そのため，「私がしっかりしないと」と妻は自分を鼓舞しようとしたが，心の底では見えない重圧に押しつぶされそうになっていた。

　妻は 3 年前に父親を肺がんで亡くしており，父親の病気体験や介護の経験がある。今回最初に A さんの受傷を聞いた際に，妻はすぐさま A さんの死を連想し，「A さんを失ってしまうのではないか」という強い恐怖と衝撃が急激に迫ってくる感覚をおぼえている。家族成員の過去の病気体験や介護経験は，「対処経験」として家族の強みになることがあるが，一方で，家族にとってのつらい経験は，フラッシュバックや恐怖となって，再体験してしまう可能性がある。

　今後，妻は家族の中心となって A さんを支えていかなければならない。しかし，家族内では，長女の出産や長男の就職，次女の大学受験など，数多くのライフイベントが重なり合っている。また，A さんが担っていた町工場の経営や自治会・地域の活動など，さまざまな役割を肩がわりしなければならない状況にある。A さんの療養生活は長期化すると予想され，先のみえない不安や介護の問題などによって妻の負担は増大し，心身ともに疲弊してしまう可能性が高い。このような状況が長く続くと，たとえ仲のよい家族であっても，家族成員間の関係性がギクシャクしたり，会話や交流が減ったりすることがある。さらに，家族成員が互いに思いやり，支え合うことができなくなり，家族全体が危機的状況に陥る可能性もある。現在の妻は，A さんの突然の受傷による衝撃が強く，現実を受けとめるまでには十分な時間を必要とする。そのため，妻の病気体験を理解し，精神的な荷下ろしができるよう，まずは妻との援助関係を形成し，目の前にある家族の課題に目を向けられるように支援をしていくことが重要である。

● **長女の状態**　長女は近隣市に住んでおり，実家までは 1 時間程度の距離

に住んでいる。妻にとって長女は支えになる存在ではあるが，2か月前に出産したばかりであるため，妻は自身の経験からも長女には無理はさせられないと考えている。長女はAさんの病状のことが気がかりであり，毎日母親に電話をして状況を確認している。また，長女はAさんのために「できることならば，なんでもしてあげたい」と考えているが，現状では育児中心の生活のため身動きがとれず，自身の無力さやもどかしさを感じている。そのため，このままの状態が長期化すると，長女自身が望む役割を担うことができず，心労が増す可能性がある。

● **長男の状態**　長男はAさんの状況を聞き，「自分がなんとかしなければ」と使命と責任を感じている。しかし，仕事が忙しく他県に住んでいるため，Aさんのもとにすぐにかけつけることはできない。長男は自分の就職を一番に喜んでくれたAさんに対し，なにかしてあげられることはないだろうかと，歯がゆさやいらだちを感じている。Aさんの経過によっては，今後，長男自身の生活や仕事への影響が懸念され，心配ごとや不安が増大する可能性がある。

● **次女の状態**　次女は幼いころから父親っ子であり，部活が休みの日にはAさんと一緒に出かけたり，テニスをしたりすることもあった。今回Aさんが突然入院となったことにショックを隠しきれず，毎日泣いている。最近は口数も少なく，自分の部屋にこもりがちで，学校も休んでいる。このままの状態が続くと次女は心身の不調をきたし，日常生活だけでなく，学校生活や学業への影響も懸念される。家族内で次女の気持ちや思いを共有するなど，次女への情緒的支援が必要である。

● **妻，妻の母親，Aさんの両親の状態**　妻は，自身の母親とAさんの両親に対しては，心配をかけたくないとの理由から，今回のAさんの受傷については話していない。しかし，Aさんの両親については，もともと月に数回，自宅や療養先の病院へAさんと一緒に様子を見に行っていたため，妻はAさんの状況を両親に伝えるべきか悩んでいる。また，現在の状況で，いままでどおりAさんの両親のもとに足を運ぶことができるかどうか，妻は体力的にも精神的にも不安をかかえている。

● **Aさんの姉の状態**　Aさんの姉は市内に在住しており，夫と2人暮らしをしている。実弟であるAさんとの関係性は良好であり，Aさん家族とも年に数回，行き来がある。今回，Aさんの突然の受傷を聞き，ひどく驚いているが，同時にAさんの妻が1人でがんばっていることをとても心配している。姉としてAさん家族や妻へのサポートは精いっぱいやるつもりでいる。今後は，Aさんの姉家族についても，家族成員間の関係性や協力体制に関する情報を得ていき，姉家族を含めた支援体制についても検討していくことが必要である。

3　その他の状態

● **医療職者の状態**　救命救急センターや集中治療室における家族への看護に関しては，家族のニードに応じた援助を行っていくことが必要不可欠であ

る。そのなかでも，家族面会は患者と家族の交流を促すことで心理的な安心感が得られたり，家族役割を再認識するなどの効果が期待できる。一方で，家族がはじめて救命救急センターや集中治療室の療養環境を見たり，患者の姿をまのあたりにした際には，家族が事前に聞いていた情報や想像との間でギャップを感じ，大きな衝撃を受ける可能性もある。

　家族面会は，患者の病状に関する家族の認識や理解を深め，意思決定への一助となる可能性があるが，仮に一時的であったとしても，家族に精神的負担をもたらす可能性があることを医療職者は知っておく必要がある。

　昨今，感染対策の観点から面会制限を行っている医療機関や施設も多い。その際には，タブレット端末を用いたリモート面会やテレビ電話など，直接面会の代替案を検討していくとともに，面会規制の緩和や見直しを提案していく役割が看護師には求められる。

　家族に対しては，十分な情報提供を行うことによって患者の病状や治療に関する理解を促し，家族面会という交流の場を通して，家族と医療職者間の関係性を深めていくことが必要である。

4　援助の方向性

1　看護問題の明確化

　家族アセスメントより，以下の看護問題を抽出した。

#1　Aさんの突然の受傷に伴う家族の衝撃や心理的動揺が大きい

#2　妻の情緒的支援が不足している可能性がある

#3　家族全体で互いの気持ちや感情を共有する機会が少ないため，それぞれが孤立し危機的状況に陥る可能性がある

#4　家族内の役割がうまく調整できておらず，それぞれの役割が明確になっていない

#5　Aさんの疾患や予後に関連した家族の不安がある

2　看護目標と看護計画

#1　Aさんの突然の受傷に伴う家族の衝撃や心理的動揺が大きい

■ 看護目標

• 妻や家族成員が自分の気持ちや感情（不安・悲しみ・怒り・苦しみ・葛藤など）を医療職者に表出することができる。

• 十分な情報提供により家族成員それぞれがAさんの現状を理解することができる。

• 妻や家族の休息がはかられ，心身の不調をきたすことなく日常生活を送ることができる。

■ 看護計画

（1）妻や家族成員が，自身の気持ちや感情を言葉に出して相手に伝えることができるよう声をかけ，寄り添い，ねぎらい，見まもっていく。

(2) 妻や家族成員が話しやすい雰囲気と場を提供していく。

(3) 妻や家族成員の気持ちや感情の表出をありのまま受けとめる。

(4) 妻や家族成員それぞれの思いやニードを確認する。

(5) 医師からの説明をどのように受けとめているのかを把握し，平易な言葉で説明する。

(6) 妻や家族成員の表情や言動から，体調の変化(身体面・精神面)がないかを確認し，日常生活への影響を理解する。

#2　妻の情緒的支援が不足している可能性がある

▌看護目標

• 妻と医療職者の援助関係が確立できる。

• 妻の気持ちや感情(不安・悲しみ・怒り・苦しみ・葛藤など)を医療職者に吐露することができる。

• 妻としての役割を支え強化する。

▌看護計画

(1) 看護師は早期から家族への支援の必要性を認識し，妻との援助関係を確立していく。

(2) 妻の気持ちに寄り添い，ねぎらいの言葉をかけ，感情の表出をたすける。

(3) 妻に，気持ちや感情をなんでも看護師に話してよいということ，また，いつでも看護師が相談に応じることを伝える。

(4) 妻とほかの家族成員との関係に変化が生じていないか，コミュニケーションの機会が失われていないか，ふだん妻の気持ちを率直に話せる人がそばにいるかなど，妻の家族内での状況を把握する。

(5) 必要に応じて，家族看護の専門家やリエゾン看護師，医療ソーシャルワーカーなど，他職種に関する情報提供を行い，医療職者との援助関係を築きやすい環境を整えていく。

#3　家族全体で互いの気持ちや感情を共有する機会が少ないため，それぞれが孤立し危機的状況に陥る可能性がある

▌看護目標

• 家族成員の互いの気持ちや感情を家族内で共有することができる。

• 家族成員間のコミュニケーションが減少せず，相互の理解が保たれる。

• 家族成員間で互いに支え合うことによって揺らいだ気持ちや感情が安定する。

▌看護計画

(1) 家族成員それぞれがかかえている悩みや不安を明確にする。

(2) 家族間でコミュニケーションが阻害される要因を知る。

(3) 妻を中心として家族成員間で話す機会や場を提供していく。あるいは，そのような機会や場を意図的につくっていくことを提案する。必要時，看護師は家族成員間の情報を集約し，橋渡しを行っていく。

#4　家族内の役割がうまく調整できておらず，それぞれの役割が明確になっていない

▌看護目標

- 家族内の役割の調整ができる。
- 家族成員それぞれが自身の役割を自覚し，行動できる。
- 家族が互いの思いを共有でき，生活を再構築するための準備に向かうことができる。

▌看護計画

(1) 妻や他の家族成員がAさんの現状を理解し，自身が担う役割を再認識できるよう支持していく。
(2) 家族内の役割が荷重になっていたり，役割を果たせなかったりする家族成員がいる場合には，家族成員間で役割を移行することができないか，あるいは互いの役割を共有して支え合うことができないかどうかを確認する。
(3) 妻や家族成員が互いの思いを共有でき，Aさんの今後の療養生活とともに歩むことができるよう（将来を見すえた）家族内での役割調整を行っていく。

#5　Aさんの疾患や予後に関連した家族の不安がある

▌看護目標

- Aさんの疾患や予後に関連した家族の不安を家族間で共有できる。
- 妻や家族成員がかかえる不安や疑問を医療職者に言葉で伝えることができる。
- Aさんの現在の状況を受け入れ，目の前にある家族の課題に目を向けることができる。

▌看護計画

(1) 家族がかかえる不安や疑問について具体的な内容を明らかにし，必要時には再度医師や看護師から説明を行っていく。
(2) 不安や疑問，心配なことがあった場合には，ひとりでかかえ込まずにいつでも看護師やほかの医療職者へ相談してよいことを伝える。
(3) 今後のAさんの療養生活における課題に向かうことができるよう，妻や家族成員の意見を互いに共有する場をつくっていく。
(4) 妻の役割や負担が多くなっていないかどうか，家族成員のサポート体制を確認し，必要時には社会資源の活用を見すえ，退院支援部門のソーシャルワーカーなどに介入を依頼する。

3　実施と評価

　看護計画の実施と評価について，以下に要約して述べる。

#1　Aさんの突然の受傷に伴う家族の衝撃や心理的動揺が大きい
#2　妻の情緒的支援が不足している可能性がある

　これまで述べてきたように，救命救急センターや集中治療室は，患者の突

然の受傷や生命の危機に直面する場であることから，家族が激しく混乱し，深刻な危機に陥りやすいという特徴がある。そのため，前述したフィンクの危機モデルを用いて家族成員がたどる危機のプロセスを整理することはできても，必ずしもAさんの家族も同じような経過をたどるとは限らず，適応へ向かう道のりも一様ではない。

　看護の実際では，予期せぬできごとに遭遇し，危機に陥ってしまったAさんとその家族の心理状態をていねいに理解するため，まずは家族に寄り添うことから始めた。看護師は，待合室でうなだれ，涙を流している妻を見かけたため，声をかけ，2人で話す時間を設けた。

　妻は「頭ではわかっているつもりなんです。先生が言っていること。でも，まだ信じられないんです，あんなに元気だった主人がたくさんの機械につながれて……。これからどうなってしまうのか……，どうしたらよいのかわからないです……」と語った。

　看護師はなんと声をかけてよいのかわからずに沈黙してしまったが，妻の気持ちを知ろうとその場から離れずにいた。妻は，最初はうなずいたり，相づちを打ったりしかできなかったが，話をしていくなかで不安や悲しみなどを表出した。その結果，看護師は，妻が現状をどのように受けとめているのかを把握することができた。

　妻は自分自身が家族の中心となってAさんを支えていかなければならないと強く自覚しており，いろいろなことを1人でかかえ込んでいた。そのため，自分の本心を誰にも話すことができず，心身の疲労がピークに達していた。これらのことより，看護師が妻の気持ちに寄り添い，話をすると，妻の負担が軽減し，心理的な荷下ろしを行うことにつながっていった。

　Aさんの突然の受傷は，そのできごとに対する予測や準備がないことや，妻の過去の介護経験からAさんの死を想起させられるなど，容易に危機状況を招きやすい状態にあった。また，Aさん家族の発達段階を鑑みても，さまざまなライフイベントが重なっていたことから，それぞれの家族が危機に立ち向かうための準備が整わず，家族全体が大きな揺らぎを生じていたこともわかった。家族への看護を行っていくうえでは，これらの家族の背景や家族成員が体験している事象を理解し，早期から家族と医療職者の援助関係を確立していくことが重要である。

　今後は，Aさんの経過や家族の心理状況に応じて，家族看護の専門家やリエゾン看護師，ソーシャルワーカーなど，家族を支えていくために必要なリソースの活用と情報提供を行っていくことを検討していく。

#3　**家族全体で互いの気持ちや感情を共有する機会が少ないため，それぞれが孤立し危機的状況に陥る可能性がある**

#4　**家族内の役割がうまく調整できておらず，それぞれの役割が明確になっていない**

　その後，妻が来院した際には，医療職者と話す時間を設けていくように医療チーム内で看護計画を共有していった。ある日，妻と看護師の会話のなか

で「長女や長男から自分たちにもなにかできないかっていつも連絡があるんです。でも長女は子どもが生まれたばかりだし，長男も今年他県に就職していまは仕事が忙しい時期なんですよ……」「子どもたちもやっぱりお父さんのことが心配みたいで……。次女は主人が入院してから学校を休みがちなんです。部屋にこもって泣いてばかりで……」などの発言があった。妻との関係性を深めていくなかで，妻自身の気持ちや感情を看護師に話してくれるようにはなっていたものの，ほかの家族成員の様子は見えない状況にあった。そのため，看護師は妻を通じて，家族成員それぞれがかかえている悩みや不安を共有できる場がもてないかどうかを提案した。

　後日，長女は近隣市に住んでいることもあり，夫の協力を得て実家に帰省し，その後，妻とともに面会のために来院した。長女からは「母から父の状況を聞いてはいましたが，実際に父の姿を見て正直驚きました。言葉も出ないくらいです……。でも，父の顔を見て安心した気持ちもあります。父の声は聞こえなかったけど，私たちになにか訴えていた。私の声は父に届いているはずです」と看護師に話した。また，「母が1人でかかえ込んでいるのは知っていました。もともと責任感が強い人なんです。私もすぐにかけつけることはできないかもしれないけれど，母には私たちを頼ってほしい。家族みんなで父を支えていこうと母に伝えました」と長女は話していた。

　実家に帰ったあと，長男とは電話でつなぎ，家族全員でAさんの話をする時間をつくったようである。長男は職場に休暇をもらい，来週実家に帰省することとなった。次女は長女に泣きすがり，しばらくは感傷的であったが，後日談によると，少しずつ気持ちも安定していったということである。

　Aさんの姉は，妻がひとりでがんばっていることをとても心配しており，ときどき食事をつくって自宅にも様子を見に来てくれていたようである。また，しばらくの間は，Aさん夫婦にかわって姉夫婦が両親の様子を見に足を運んでくれるとのことであった。

　今回，妻だけでなく，ほかの家族成員にも目を向けた看護計画を立案し，援助を行うことによって，家族全体で互いの気持ちや感情を共有する機会をつくることができた。また，結果的に妻に大きくのしかかっていた役割をほかの家族成員に分配でき，それぞれの家族成員が担うべき役割を自覚していくことにつながった。看護師は，今後も家族成員間の関係性やコミュニケーションが希薄にならないように気を配りながら，必要に応じて情報を集約し，橋渡しの役割を担うことが重要である。

#5　Aさんの疾患や予後に関連した家族の不安がある

　入院1か月後，Aさんは人工呼吸器から離脱し，呼吸の状態は落ち着いている。また，早期から理学療法士が介入してリハビリテーションを行っており，現在は介助にて車椅子に乗車できるようになっている。しかし，両手は少し挙上できる程度で，両足はわずかに動くのみである。入院後は夜間眠れない日々がしばらく続いており，以前は精神科医師も診察に訪れていた。1か月後の時点では眠れるようになり，夜間の休息ははかられている。先日，

担当医師からAさんと妻に病状に関する説明が行われ，今後はリハビリテーション病院へ転院する運びとなった。

　看護師は，面会に来た妻と面談を行う機会を設け，妻は「この1か月間いろいろな思いが巡りました。もうダメだと思いました。いまでもあの日に戻らないかなと思うことがあります」「これからのことは不安じゃないって言えばうそになります。これからが本当の意味でがんばらないといけないときですよね。長い長い戦いです」と語った。

　看護師は，これまでの妻や家族成員とのかかわりを通じて，家族がかかえる不安や疑問をその都度解決できるように努め，必要時には再度医師や看護師から説明を補っていった。妻とのかかわりを意図的に増やし，関係を深めていくなかで，妻にとって看護師は相談できる相手になっていった。一方で，今後のAさんの長期的な療養生活を見すえた場合には，やはり妻の役割や負担がおのずと増えていくことが予想される。

　今後も新たな不安や疑問，心配なことがあった場合には，1人でかかえ込まずにいつでも看護師や医療職者へ相談しても構わないことを伝え，今後のAさんの療養生活における課題に向かうことができるよう，現在の支援を継続できる体制を整えていくことが重要である。

5　まとめ

　Aさん家族にとってAさんの受傷と入院は，家族内の均衡がくずれ，大きな危機と困難を生じるものであった。しかし，Aさん家族は目の前の課題に向き合い，協力し，周囲の力を借りながらも家族全体で問題に対処しようとしていたといえる。

　救命救急センターや集中治療室においては，生命の危機的状況にあるAさんと家族への看護が中心であったが，それはAさんと家族の人生においては，ほんの一瞬の期間であったかもしれない。これからAさんは，病の後遺症をかかえながらも，長い療養生活を家族とともに歩んでいかなければならない。今後，仮にAさん家族が危機的な状況に陥った際にも，「家族の力」「家族のきずな」「対処経験」などを支持し，エンパワメントしていくことが必要である。

　今後は将来の軌跡を見すえ，Aさん家族が病とともに生きる意味を見いだすことができるように，また，Aさん家族にとってのQOLを維持し高めていけるように支援していくことが必要であり，これらを次の療養先の看護にもシームレスに継続していくことが重要である。

E パーキンソン病患者の外来支援： 充実期の家族看護

1 患者の家族の特徴

1 神経難病患者の家族の発達課題

　パーキンソン病は，中脳にある黒質のドパミン神経細胞が変性して減少することにより，脳内のドパミンが不足しておこる疾患で，わが国では難病に指定されている。パーキンソン病の好発年齢は50〜65歳であり，高齢になるほど発症頻度が高い（一方で，40歳以下で発症することもあり，若年性パーキンソン病といわれる）。

　パーキンソン病は，個人差はあるが緩慢に症状が進行するため，長期にわたる療養生活が必要となる。医療職者は長期にわたり，患者のフィジカルアセスメントをしながら，患者自身の身体的苦痛や心理的苦痛が軽減できるように支援することが必要である。また，家族へは経済的負担や身体的負担，精神的負担などが軽減できるように支援が必要である。病院では外来受診時の限られた時間でのかかわりが多いため，院内関係者や地域関係者と連携をしながら，家族全体の生活への支援をしていくことが求められる。

　パーキンソン病の好発年齢は，家族発達段階における充実期にあたる場合が多い。充実期は，社会的な地位が大きくなるに伴って社会生活と家庭生活の両立に課題が生じ，身体的にも生活習慣病の予防などの課題が出てくる。また，子ども世代が結婚した場合，それに伴い，子どもの配偶者とその親族などと新たな関係性を構築していく必要がある。

　この時期は老後の生活を検討する時期でもあり，地域活動に参加し，これまでのゆたかな生活経験を社会的にいかしながら，生活を再構築していく必要がある。また，加齢に伴うさまざまな変化を受け入れていくことも課題である。さらに，この時期には，老親や配偶者の介護などに関する問題が発生することが多く，その場合，いかに老親を看取るかについて，家族内の決定や役割分担，介護体制の樹立といった新しい課題が発生する。

2 神経難病患者の家族の身体的・社会的背景

　パーキンソン病には，4大徴候として，①静止時振戦，②筋強剛，③寡動・無動，④姿勢反射障害などの運動障害がある（◯表5-4）。また，意欲低下や認知機能障害，うつ症状，幻覚，幻視，妄想，睡眠障害，自律神経障害，嗅覚の低下，痛みやしびれなどの非運動障害を伴うことも多い。

　現時点では，根本的にパーキンソン病を治す薬剤はない。そのため，脳内で不足するドパミンを補うL-ドパ療法や，補助的な薬剤を使用する薬物療

◉表5-4　4大徴候と症状

振戦	手などのふるえのことで，足や顎に発症することもある。パーキンソン病では，なにもしていないときに安静時振戦がみられる。
筋強剛	筋肉がかたくこわばることで，手足の動きはぎこちなく，関節はかたくなる。また，他人が動かそうとすると抵抗が生じる。
寡動・無動	寡動・無動とは，動きが少なくなる現象をさす。パーキンソン病では，動作が遅くなったり，開始に時間がかかったりするほか，表情が乏しくなりまばたきも少なくなる仮面様顔貌などの特徴がある。字が小さくなる小字症をみとめる場合もある。
姿勢反射障害	姿勢を立て直す機能に障害が生じることによって，歩行時にバランスを保持できなくなり，転倒しやすくなる。

◉表5-5　ホーン-ヤール重症度分類

Ⅰ度	症状は一側性で，機能的障害はないか，あっても軽微である。
Ⅱ度	両側性の障害があるが，姿勢反射障害はない。日常生活・仕事は多少の障害はあるが行いうる。
Ⅲ度	姿勢反射障害がみられる。活動はある程度制限されるが，職業によっては仕事が可能である。機能の障害は軽度ないし中等度であるが，1人での生活が可能である。
Ⅳ度	重篤な機能の障害を有し，自力のみによる生活は困難となるが，支えられずに立つこと，歩くことはまだどうにか可能である。
Ⅴ度	立つことも不可能で，介助なしでは寝たきりまたは車椅子の生活を余儀なくされる。

（井手隆文ほか：成人看護学7脳・神経〔系統看護学講座〕，第15版. p.363，2019による）

法が中心であり，症状の緩和を行いながら生活を送ることが目標となる。薬物療法では，症状に合わせて確実に内服をすることが重要であるが，1日の薬剤の投与回数が多いために，患者家族の負担になることが多い。また，長期にわたる療養生活において，症状の進行とともに認知機能障害が顕在化していき，患者の介護量が増えていく。

　そのため，患者の症状コントロールを継続していくためには，家族の生活スタイルを変化させながら介護との両立をはかることが重要な課題となる。看護職者は，患者の療養生活の継続に向けて，家族が就労をしながら家事と介護を行っていけるように，家族全体へ支援を行うことが必要である。

● パーキンソン病に関する社会保障制度　介護保険では，65歳以下の第2号被保険者では，パーキンソン病を含む16疾患に該当すると介護保険申請ができる。ただし，パーキンソン病は，ホーン　ヤール Hoehn-Yahr 重症度分類Ⅲ度以上（◉表5-5），生活機能障害度Ⅱ度以上（◉表5-6）と診断されると，難病医療費助成制度の申請が可能である。

　そのため，介護保険申請をした場合も，訪問看護および訪問リハビリテーションは医療保険の適用となり，難病医療費助成の対象となるため，患者の経済的負担が小さくなる。

○**表5-6 生活機能障害度**

Ⅰ度	日常生活，通院にほとんど介助を要しない。
Ⅱ度	日常生活，通院に部分的介助を要する。
Ⅲ度	日常生活に全面的介助を要し，独立では歩行起立不能。

(厚生労働省：6パーキンソン病〔概要・診断基準等〕. 2015.〈https://www.nanbyou.or.jp/entry/314〉〈参照 2023 8 20〉による)

2 事例紹介

◾1 患者のプロフィール

Aさん(56歳)，女性，事務職として会社勤めをしていた。家族は，夫(64歳，会社員)，長女(28歳，会社員)，長男(24歳，大学院生)，次女(22歳，大学生)である。Aさんは，夫と長女，次女との4人暮らしである。長男は他県の大学院生であるため，ひとり暮らしをしており，卒業後は他県で就職する予定である。

Aさんは，以前は自家用車や電車で通勤をしていたが，パーキンソン病と診断されたあとは電車通勤をしていた。しかし，数年前より電車に乗り遅れることや会社の廊下で転倒することが増え，在宅勤務を行っていたが，仕事を継続することがむずかしくなり，会社を早期退職した。

◾2 家族のプロフィール

夫は多忙で出張が多く，平日は夜間に帰宅することもある。長女は，自宅から会社まで1時間かけて電車で通勤しており，研究職であるため帰宅する時間は不規則である。会社の同僚との結婚を控えており，現在は新居を探している。次女は，大学4年生で就職活動に励んでおり，卒業後は他県にある会社に勤めたいと考えている。

Aさんの実父(享年75歳)は，約15年前に他界している。定年退職後より，もの忘れが多くなり，徘徊をするような行動がみられ，認知症と診断をされていた。実父が自宅療養をしていたころは，現在のように在宅で利用できるサービスが充実しておらず，実母が1人で介護をしていた。長期にわたって在宅で療養生活を送っていたが，他界前の数年間は，ADLが低下して寝たきり状態(全介助状態)であったため，最期のときは療養病院で迎えた。

実母(80歳)は，ひとり暮らしであり，Aさんの自宅の近所に住んでいる。高血圧を指摘されており，近医での定期的な受診と内服治療を行っている。血圧のコントロールは良好で自立した生活を送っている。Aさんがパーキンソン病と診断されたときより，Aさんの負担を軽減するために毎日のようにAさんの自宅を訪れ，家事を手伝っている。

実妹(53歳，医療事務)は，遠方で暮らしている。関係性は良好であり，電話やSNS，電子メールなどで連絡しており，情緒的な支援を受けている。高校生と中学生の子どもがおり，実家に帰省するのは，年に1回程度である。

◾3 経過

Aさんは，45歳のとき，自宅で料理をしているときに左手にこれまでに感じたことのない違和感をおぼえた。このころは，仕事と子育てを両立しな

がら忙しい生活を送っていたため，疲労からこのように感じると思っていた。休息をしても疲れがとれず，左手に力が入らないような感覚が続いたため，近所の整形外科のクリニックを受診したところ，異常を指摘されることはなく，疲労によるものであると言われて貼付薬を処方され，様子をみていた。

　Aさんは，これまで会社の健康診断でも異常を指摘されたことはなく，「きっと疲れているからだ。いつも全力でがんばっているからもう少し力を抜いてがんばろう」と自分に言い聞かせていた。会社では重要な仕事をまかされることも多くやりがいをもっていたが，会議の資料を忘れることが増えていた。さらに，鏡で自分の姿を見ると，歩行している姿がなんとなく重く，動きがぎこちない感じにも思えた。

　Aさんは，やはりなにかしらの病気があると考えて病院を受診したいと思ったが，どこの病院を受診してよいかわからず，会社の産業医に相談をした。産業医は，「脳神経外科を受診してみてはどうですか」と助言した。脳神経外科のクリニックでは，血液検査，脳のCT・MRIを実施したが，異常は指摘されなかった。しかし，脳神経外科の医師より，「一度，大学病院の脳神経内科を受診して，しっかりと検査をしてもらったほうがよい」と言われた。Aさんは，脳神経内科あての診療情報提供書を持参して，夫に付き添ってもらい，大学病院を受診した。

　大学病院の脳神経内科では，血液検査，尿検査，ＭＲＩ検査，心筋シンチグラフィー検査，ドパミントランスポーター検査などを実施した結果，パーキンソン病と診断をされた。薬物療法が開始され，毎日7時（100 mg），10時（100 mg），13時（200 mg），18時（200 mg）の4回，L-ドパを投与することになった❶。Aさんと夫はこれまで病気をした経験がなく，かぜをひいたときに薬局で市販薬を購入して内服する程度であったため，このときにはパーキンソン病の薬剤が重要であるとはとらえていなかった。また，Aさんの身近な人でパーキンソン病に罹患している人はおらず，どのような病気であるのかがわからなかったため，診断されたことで安心感を得ることができた。しかし，帰宅後，Aさんと夫がパーキンソン病について調べると，治らない病気であることや，薬剤調整をしながら決められた量を決められた時間に内服することの重要性などがわかった。また，これから進行していく症状に対して恐怖心が大きくなり，涙がとまらなかった。

　Aさんは，診断後しばらくは現実と向き合うことができなかった。夫と今後の生活について何度も話し合うなかで少しずつ現実を受け入れられるようになり，可能な限り夫婦で協力しながらのりこえていきたいと思っていた。

　しかし，現実はむずかしく，計画どおりにはいかなかった。そこで，実母に相談し，実母の支援を受けることにした。実母は，実父が他界したあとであったため，Aさん家族を支援できる余裕があり，家事や子育ての支援をお願いすることができた。また，Aさんは，母親役割を果たしたい思いがあり，子どもたちの学校行事には可能な限り出席していたが，子育てと仕事との両立は想像していたよりも疲労することが多く，学校行事に夫が出席することが増えた。子どもたちの習いごとは実母が送迎をしてくれた。Aさんは，夫や実母の支援を受けながら仕事を続け，体調がわるいときは無理をせずに有給休暇を取得して休息をとっていた。

　その後は定期的に外来受診をしながら，症状に合わせた内服治療をすることで症状は安定をしていた。しかし，50歳を過ぎたころより，内服治療でのコントロールがうまくできず，椅子に座っていても膝の上で手がふるえる

NOTE

❶ L-ドパのほかに，末梢COMT阻害薬（エンタカポン配合剤）を100 mg×6回/日（毎食後，10時，14時，19時），ドパミン作動薬（ロチゴチン経皮吸収型製剤），抗精神病薬，消化管運動改善薬などが処方されている。

といったジスキネジアが多く出現するようになった。椅子から立ち上がるときには介助が必要な状況となり，また，歩行時には最初の第一歩が踏みだしにくくなり，会社や自宅でも急に動かなくなることが増えた。会社への通勤が困難となってきたため，退職することを考えたが，上司と業務内容について話し合い，自宅でのリモートワークに切りかえて仕事を継続することになった。しかし，始業時間になっても業務を開始することができず，リモートワークで会議をしていても途中で動作がとまることがあり，業務に支障が出はじめた。夫は今後Aさんが仕事を継続することはむずかしいと考え，話し合った結果，Aさんは会社を早期退職した。

　現在のAさんは幻覚や軽度の構音障害も出現しており，家族との会話も成立しないことが多い。Aさんは，夫との会話でも話がかみ合わなくなって中断することや，次女が就職の相談をしても無表情で返答のないことが日常的になってきていた。また，自宅のリビングや外出時の移動中に動かなくなることが頻回になるなどの日内変動があり❶，常時介護が必要な状況となってきている。外来受診時は，夫が必ず付き添い，主治医と相談をして薬剤を再調整している。以前は脳深部刺激療養（DBS❷）についても検討されたが，Aさんが「身体に異物を入れるのはいや。だって，病気が治るのではないから」と拒否している。

　現在のAさんの病状は，ホーン-ヤールの重症度分類Ⅲ度，生活機能障害度Ⅱ度と診断されている。夫は，外来受診時に主治医と外来看護師に「今後について，難病医療費助成制度や介護保険申請を行い，在宅サービスを導入することを検討しているが，どのようにしたらよいかわからない」と話した。

NOTE

❶ウェアリング-オフ現象
　∟-ドパを長期間服用すると，薬剤が有効な時間がしだいに短くなる。それに伴い，1日のなかで症状が収まっている時間帯と，症状が悪化している時間帯が交互にあらわれるようになる現象をさす。

❷ DBS
　脳深部刺激療養 deep brain stimulation（DBS）とは，脳内の特定部位に電極を埋め込み，電気刺激することによってその部位の機能を調整し，パーキンソン病の症状改善をはかる治療法をさす。

3　家族アセスメント

Aさんおよび家族の状態を▶図5-7に示す。

1　患者の状態

　Aさんは，結婚前は実家暮らしであった。結婚後は会社に近い場所で新婚生活を送る予定であったが，そのころAさんの実父が認知症と診断されたため，Aさん夫婦はAさんの実母の力になりたいと思い，実家の近所に新居を構えた。夫は出張のため留守にすることが多く，Aさんは週末には長女や長男と実家で過ごし，実母の支援をしてきた。しかし，次女を出産し仕事に復帰すると，いつも時間に追われた生活を送るようになり，週末も自宅で過ごすようになった。疲労が蓄積して体力的にも限界を感じるようになったときに，パーキンソン病と診断を受けた。また，このころに実父が他界し，Aさんは精神的に不安定になった。

　その後Aさんは，パーキンソン病という現実を受け入れ，パーキンソン病とともに生きていくと決意した。根本的な完治はしないことを理解しつつ，子どもたちの成長を見まもりながら一生懸命に生きたいと思ってきた。実母については，実父の他界後は，旅行や共通の趣味などをともに楽しみながら，介護から解放された生活をしてほしいと願ってきた。そのため，実母にA

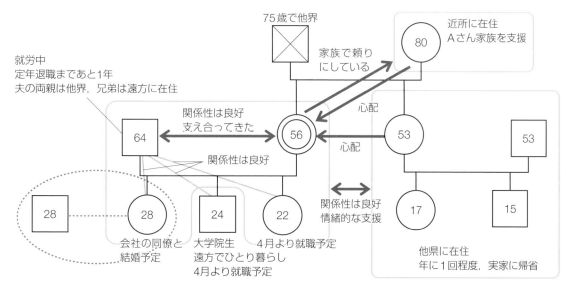

75歳で他界

近所に在住
Aさん家族を支援

80

家族で頼り
にしている

就労中
定年退職まであと1年
夫の両親は他界，兄弟は遠方に在住

関係性は良好
支え合ってきた

64

56

心配

53

心配

53

関係性は良好

関係性は良好
情緒的な支援

28

28

24

22

17

15

会社の同僚と
結婚予定

大学院生
遠方でひとり暮らし
4月より就職予定

4月より就職予定

他県に在住
年に1回程度，実家に帰省

◉ **図5-7　Aさんの家族のジェノグラム**

さん家族の支援をお願いすることになって申しわけない気持ちでいっぱいで
あった。それでも，少しでも社会とのつながりをもちたいという思いと，子
どもたちのために経済的な不安を少しでも軽減させたいという思いがあり，
可能な限り業務内容を調整しながら仕事を続けてきた。

　Aさんの症状は少しずつ進行していったが，Aさん自身で服薬管理をす
ることがむずかしいときには，夫や長女，実母の支援を受けている。Aさ
んは，「ひょっとして，お父さんも同じ病気だったのかな。生きていたころ，
こんな症状があったけれど，認知症ってこんな感じなのかと思っただけであ
まり気にとめなかった」と思った。実父は徐々に動作が緩慢になり，日中に
突然動かなくなることが増えていき，家族がかかえて車椅子やベッドに移乗
をしていたことを思い出した。Aさんは症状が進行するたびに，自分も最
期は実父のような姿になるのではないかという恐怖と不安をもちつつ生活を
送っている。また，実父の療養生活をまのあたりにしたことで，自分の意思
が伝えられなくなる前に，もっと夫や子どもたちと話し合っていかなくては
ならないと思っている。

　現在，Aさんは会話の成立や意思決定が困難な状況になることも多いため，
今後の方向性について家族と早急に話し合う必要がある。しかし，実際は現
実を受け入れていくことに恐怖をいだいており，夫や子どもたち，実母と今
後について具体的な話し合いはできていない。

2 　家族の状態

● **夫の状態**　会社の健康診断で異常を指摘されたことはなく健康であるが，
Aさんがパーキンソン病と診断をされてからは，夫も自分の健康に気をつか
うようになった。Aさんの病は完治せず，徐々に症状が進行していくことを
理解しているが，診断後約5年間は，症状の進行は緩慢であったため，今後

も進行しないのではないかと思うこともあった。しかし，この数年は，仕事に出かけてもAさんのことが気がかりであり，出先からAさんに電話をかけても返答がないことが多く，仕事が手につかないこともある。

　夫はAさんを自宅で介護していきたいが，定年の65歳までは働きたいと考えている。最近のAさんの症状を見ると，高齢であるAさんの実母に負担をかけられないと思っている。また，長女は結婚し，次女は就職で家を出るため，夫とAさんの実母の2人で介護を続けることはむずかしいと思いはじめている。今後は，介護を実母だけにまかせるのではなく，さまざまな制度を活用してAさんを自宅で過ごさせてあげたいと考えている。これまでは，人目を気にすることもあったが，家族全員が生活をしていくため，Aさんの安全をまもるためには，在宅で利用できるサービスを利用することがよいと考えている。ただし，そのサービスや制度については，よく理解できていない。家族全体が危機に陥る前に，生活を再構築したいと考えている。

● **長女の状態**　幼いころは，Aさんや祖父（Aさんの実父）と遊んだ思い出がたくさんある。祖父とのよい思い出もあるが，祖父の認知症が進行して介護が必要になり，祖母（Aさんの実母）やAさんがたいへんな思いをしていたことも覚えている。Aさんが発症したときに，Aさんから病気のことを直接伝えられた。この数年，症状が進行していることも理解しており，長女としてAさんを支えたいという思いもあるが，長女自身の人生も大切に生きたいと思っている。最近は仕事に生きがいを見いだしているほか，会社の同僚との結婚を控えて生活が充実している。きょうだいとの関係性は良好であり，とくに次女とは年齢が離れているがよき相談相手である。

● **長男の状態**　大学に進学をするとき，自宅から通学できる大学への進学も検討したが，Aさんの夫や長女から「自分の人生を大切にしたほうがいいよ」とあと押しされ，家を出た。長女同様，祖父（Aさんの実父）の介護やAさんがパーキンソン病を発症して苦悩している姿を見てきた。今後は他県で就職をするが，自分はなにもできないと思う反面，なにか力になれることはないかとも思っている。長男は，Aさんの症状が進行していることは長女からの連絡で理解しているが，最近のAさんの姿をまのあたりにしていないため，Aさんの症状が進行したことが現実的には受け入れられていない。

● **次女の状態**　幼いころからAさんがパーキンソン病とたたかっていることは理解しているが，いつも疲労しているAさんの姿を見てきたという印象が強い。最近はAさんに話しかけても返答がなく，悲しい思いをすることもある。就職活動を終えて帰宅すると，祖母（Aさんの実母）が料理をしながら帰宅を待ってくれていることが多く，食事はAさんや祖母と食卓を囲んでいる。遠方で就職したいと考えていることに罪悪感をもち，母親がわりのようにいつも世話をしてくれた祖母のことも気になっている。

● **実母の状態**　Aさんがパーキンソン病を発症してからは，家事や子育てを支援してきた。最近のAさんの症状をみると，亡くなった夫（Aさんの実父）と似ていると思うことが多い。自分ができることはなんでも支援したいと思ってきたが，高齢になり，体力に限界を感じはじめている。Aさん宅の

家事をすることに支障を感じてはいないが，今後Aさんの症状が進行したときには，Aさんの身体的な介護はできないと思っている。

実母は，Aさんにはどのようなことがあっても長生きをしてほしいと思いつつも，Aさんとの会話が成立しないことが気がかりになっている。Aさん家族が後悔をしないような療養生活の選択を支援したいと考えている。

ほかの家族成員の過去の罹患や介護経験は，家族全体の強みにも弱みにもなる。そのときに，どのように対応し，対処できたかにより，その後の家族の受けとめかたがかわる可能性があるが，実母は介護経験をいかすことができ，Aさん家族を支えていると思われる。

● **実妹の状態**　遠方のため直接的な支援はできないが，Aさんとは頻回に連絡をとっている。この数年は，電話やSNSで連絡をしても返答がないことが多く，タイミングよくAさんが電話に出たとしても会話が成立しないことを気にしている。

4 援助の方向性

1 看護問題の明確化

アセスメント結果より，Aさんと家族について以下の看護問題を抽出した。

#1　Aさんの症状が進行しており，Aさん自身が恐怖や不安をいだいている
#2　Aさんの症状コントロールができていない
#3　家族成員が，Aさんの病期について理解できていない可能性がある
#4　家族成員が感情の表出ができず，家族全体が危機的状況に陥る可能性がある
#5　家族成員の生活が社会から孤立する可能性がある
#6　Aさんを取り巻く環境の再構築ができず，うまく在宅移行ができない可能性がある

2 看護目標と看護計画

#1　Aさんの症状が進行しており，Aさん自身が恐怖や不安をいだいている

▋ 看護目標

症状が進行することによって生じる日常生活に対する不安が軽減される。具体的には，①症状コントロールができ，Aさんの思いや感情が表出できる，②Aさんの思いを傾聴できる環境がある，③日常生活を安全に不安なく送ることができる，などである。

▋ 看護計画

（1）Aさんの体調に合わせた声かけをしながら会話ができ，感情を表出できる環境をつくる。
（2）症状の進行により，闘病意欲が低下しないような環境を整える。
（3）日常生活において，安全を保ちながら，Aさんが自立できることを支

援する。

(4) 動作が緩慢なときや歩行障害，前傾姿勢がある場合には，家族成員の支援が受けやすいようにし，恐怖や不安を軽減する。

(5) これまでの生活についてふり返り，今後の生活について検討する。

#2　Aさんの症状コントロールができていない

▌看護目標

　確実な服薬管理ができる体制が構築され，苦痛なく安全に療養生活を送ることができる。具体的には，①服薬管理ができ症状の緩和ができる，②身体機能の維持・促進ができ転倒転落を予防できる，③飲みにくさなどの嚥下症状が軽減され，肺炎等のリスクが低下する，④家族成員からの支援を受けられる，などである。

▌看護計画

(1) 服薬管理が確実にできるような体制を整える。

(2) 家族成員と話し合い，家族からの支援を受けられるように体制を整える。

(3) 医療チームで話し合い，薬剤について内服時間の量や時間を調整する。

(4) 今後についてAさんの意思を尊重した療養生活を送れるようにする。

(5) 家族成員と話し合い，Aさんが自立してできること，家族成員の支援が必要なこと，社会資源を活用してできることなどと話し合う。

#3　家族成員が，Aさんの病期について理解できていない可能性がある

▌看護目標

　家族成員がAさんの症状について理解でき，その対処方法を考え，対処ができる。具体的には，①Aさんの症状について病期の理解ができる，②家族成員が病期にそって問題解決ができる行動をする，などである。

▌看護計画

(1) 家族成員が，進行している疾患の特徴を理解できるような支援をする。

(2) 外来受診時の主治医からの説明の際に家族が同席できるよう調整する。

(3) Aさんの症状に対してどのように対処をすればよいかを医療職者とともに話し合うことができるようにする。

(4) 患者会などについてさまざまな情報提供を行う。

#4　家族成員が感情の表出ができず，家族全体が危機的状況に陥る可能性がある

▌看護目標

　家族成員が感情の表出をすることができる。具体的には，①家族成員間でコミュニケーションをはかり，思いを話し合うことができる，②家族成員間で今後についての意思決定ができる，などである。

▌看護計画

(1) 家族成員が互いに現在の思いや苦しみを理解し，コミュニケーションから得られた家族の価値観を理解できるように促す。

（2）A さんの実母や実妹の支援を受けながら，家族内のコミュニケーションが円滑にできるように促す。

（3）A さんがこれまで大切にしてきたことがらを家族成員間で話し合うようにすすめ，必要に応じて A さんの代理意思決定ができるように促す。

（4）今後の治療や療養生活について家族成員間で話し合うようにすすめ，それらに関する意思決定ができるように促す。

（5）家族成員のもつそれぞれの複雑な思いを傾聴し，家族成員が現実と希望を明確にし，課題に取り組むことができるように促す。

#5　家族成員の生活が社会から孤立する可能性がある

▌看護目標

A さんの病状に応じた生活の再構築ができるよう，課題に取り組みながら，社会活動ができる。具体的には，①地域社会など外部との適度なつながりをもちつづけることができる，②家族成員が周囲にたすけを求めることができる，などである。

▌看護計画

（1）これまでの闘病生活を慰労し，疲労やストレスを軽減するため傾聴する。

（2）家族内の関係性に変化がおこる可能性があるため，家族内の関係性についてアセスメントを行う。

（3）家族成員がそれぞれの人生における選択をすることができ，社会活動を営むことができるように支援をする。

（4）家族成員がすべてを担うのではなく，周囲にたすけを求めることができるように情報提供をする。

（5）A さんの闘病意欲の低下や家族成員の介護疲れを早めに発見する。

（6）地域の社会資源の活用を促し，患者家族が孤立することを予防する。

#6　A さんを取り巻く環境の再構築ができず，うまく在宅移行ができない可能性がある

▌看護目標

A さん家族の強みをいかした在宅療養生活を送れるような体制を構築できる。具体的には，①家族成員がそれぞれの役割分担ができ，生活の再構築ができる，②各制度の申請を行い，在宅で利用できるサービスの充実をはかる，③医療と介護の多職種連携により家族成員が問題解決でき，生活を再構築できる，④社会資源を活用した療養生活の支援体制ができる，⑤経済的・身体的・精神的負担が軽減できる，などである。

▌看護計画

（1）家族成員がそれぞれの役割を認識し，具体的に家族内の役割分担ができるように話し合うことを促す。

（2）在宅医療の導入を検討し，医療的支援が受けられるようにする。

（3）該当する制度を申請し，社会資源を活用できるようにする。

（4）難病医療費助成制度の申請により，経済的な負担を軽減する。

（5）介護保険制度の申請により在宅サービスを導入し，身体的・精神的負担を軽減する。

（6）Aさんの身体症状により，「障害者総合支援法」に基づいた公的支援などを活用できるように支援する。

（7）多職種カンファレンスを開催し，病院チームと地域チームとの連携によってAさん家族の療養生活を支援する。

3　実施と評価

#1　Aさんの症状が進行しており，Aさん自身が恐怖や不安をいだいている

　Aさんは，これまでAさん自身でできることは，可能な限り自分で行ってきた。しかし，現在のAさんは会話が成立しないことも多く，声かけをしないと自分の意思を表出することがむずかしい。その一方で，会社を退職し，在宅療養生活が長くなったことで社会とのつながりが少なくなり，孤独を感じ，恐怖や不安を訴えることが増えた。

　外来受診時に主治医や外来看護師は，Aさんや夫の思いをくみ，在宅療養生活を調整する看護師（在宅調整看護師）や医療ソーシャルワーカー（MSW）にAさんの今後の療養生活についての面談を依頼した。在宅調整看護師とMSWは，Aさんの思いを傾聴し，今後どのように過ごしたいかについての意思決定を支援した。Aさんは，「このまま家で過ごしたい」「病気がどんどんわるくなるからこわい」「みんながいる場所から離れたくない」と短い言葉で話した。

　そこで，在宅調整看護師とMSWは，Aさんの恐怖や不安が軽減できるように，各種の制度に基づくサービスの利用を申請して社会資源を活用することを促した。その理由は，在宅医療に伴う各種の社会保障サービスを導入することで，Aさんの恐怖や不安に家族成員のみで対処するのではなく，多職種で支援をしていくことにつながるからである。提案に対し，Aさんは，「自分がかわっていく姿を他人に見られるのはいや。でも，これからも生きていきたいからお世話になりたい」と話した。

　夫は，難病医療費助成制度と介護保険制度を申請した。難病医療費助成制度では医療受給者証が交付され，介護保険制度では要介護2と認定された。Aさんは，夫と実母と話し合い，療養生活を安全に送ることができるよう，はじめに訪問看護を導入した。訪問看護師はAさんの思いを傾聴しながら恐怖や不安を軽減した。また同時に，症状に合わせた訪問リハビリテーションを導入することでADLを保つことができ，「これから病気がわるくなると動けなくなる」というAさんの不安を軽減することができた。

　Aさんは，日中は実母と過ごすことが多い。実母は亡くなった実父の介護経験から，自分から表現できないAさんとの会話をうまく成立させている。在宅調整看護師は，Aさんが，いまどのようなことを思っているのかを実母に引き出してもらい，夫やほかの家族成員と話し合う時間を設けることを提案した。話し合いの場で，Aさんは，症状が進行して医療的ケアが

必要になった場合，生命維持にかかわるような治療は希望しなかった。しかし，Aさんが苦痛なく家族とともに過ごすことができ，家族の負担にならないようであれば，症状緩和ができる医療的ケア（胃瘻など）は受けたいと話した。

#2　Aさんの症状コントロールができていない

　パーキンソン病は，当初は服薬によって症状を抑えられていても，しだいに症状をコントロールできなくなってくる。ただし，患者が自分らしく療養生活を送っていくためには，適切な服薬管理がなされていることが重要である。

　家族成員は，Aさんが服薬管理について一番大切にしてきたことを理解している。現在は自分で服薬管理ができないAさんにかわり，夫が1週間分の内服薬を準備し，その内服薬を実母が取り出して服薬の介助を行っている。夫や実母の支援によって服薬管理についての課題は解決されているが，一方で夫や実母への負担が増えている。

　そこで，外来受診時に主治医と相談し，夫や実母の負担にならないように薬剤や内服時間を変更・調整することになったが，Aさんの症状は進行していくため，家族成員のみで支援をしていくには限界があった。そこで，訪問薬剤師による薬剤の管理を活用し，Aさんだけではなく，家族全体の生活リズムに合わせた服薬管理を調整した。また，Aさんの体調がすぐれないときは嚥下がうまくできずに肺炎をおこす可能性があるため，訪問看護師に相談できる環境を構築し，そのつど対処できるようにした（◐図5-8）。主治医より，薬剤調整をしても症状が改善しないときには，今後は入院して症状コントロールをすることもすすめられている。自宅では，症状コントロールが

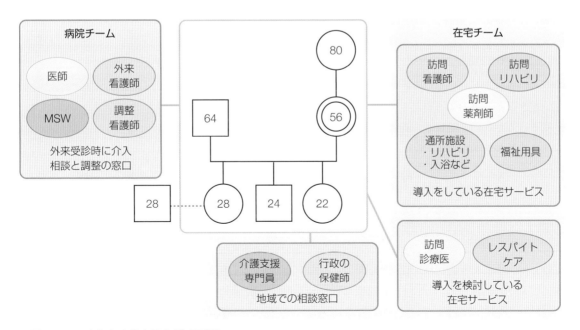

◐図5-8　Aさんと家族を取り巻く環境

うまくできず，Aさんが急に動かなくなることも予測できたため，転倒防止のために介護保険による住宅改修を検討し，自宅内の段差をできるだけなくし，Aさんの行動に合わせて手すりを設置するなどの対策をした。

#3　家族成員が，Aさんの病期について理解できていない可能性がある
#4　家族成員が感情の表出ができず，家族全体が危機的状況に陥る可能性がある

　Aさんの病状は，ホーン-ヤール重症度分類Ⅲ度，生活機能障害度Ⅱ度と診断され，この数年で症状が進行した。実母はAさんとともに過ごすことが多く，Aさんの症状をまのあたりにしており，また，実父の介護経験からAさんの症状が進行していることを理解している。しかし，ほかの家族成員はAさんと過ごす時間が短いため，Aさんの症状が進行していることは漠然とは知っているものの，最近のAさんの症状について理解できていないことが考えられた。もしくは，Aさんの症状が進行していることは知っているが，現実を受けとめられず家族成員それぞれが揺れ動いていることも考えられた。そのため，Aさんの家族全体がそれぞれの人生を歩みはじめるうえで，Aさんの療養生活について話し合うことが必要な状況である。

　長女・長男・次女は，Aさんの長期にわたる闘病生活をともにしてきているからこそ，Aさんの苦悩を理解している。しかし，Aさんは大切な存在であるが，自分の人生も大切に歩んでいきたいという思いもある。長男と次女は，学生生活を終えて今後は社会人として歩みはじめる時期であり，長女と次女は近い将来に家を出て生活をすることから，それぞれが自分の人生とAさんへの心配の間で揺れ動いているようであった。

　夫は，Aさんを自宅で看ていきたいが，夫自身は定年退職まで働きたい思いがある。また，3人の子どもたちの人生も応援したい気持ちもある。そこで，病院で在宅調整看護師に提案されたように実母にAさんの思いをうまく引き出してもらい，その思いを3人の子どもたちと実母と話し合った。

　長女は，「一生懸命生きていたお母さんのことを大切に思っている。最近はつらい思いをしていることは知っている。大学受験や就職でうまくいかないときなど，どのようなときでも，自分の人生を大切にしてね，と言って応援をしてくれた。お母さんをたすけていきたい気持ちはあるけれど，いまは仕事や結婚を大切にしたい」と話した。長男は，「大学入学時に，家を出たときから，さまざまな覚悟をしている。遠いところで就職をするけれど，困ったときは帰省をして手伝う覚悟はある」と話した。次女は，「小さいときからお母さんが苦しんでいる姿を見てきたので，これから症状がわるくなるともっと苦しむのではないかと心配になる。おばあちゃんはますます歳をとっていくので，おばあちゃんのことも気になる。でも，やりがいのある仕事がしたい。そのためには，遠くにはなるけれど，希望する会社に就職をしたい」と話した。実母は，「Aに長生きをしてほしい。みんなも幸せになってほしい。でも，おばあちゃんは体力が限界かな」と話した。

　その後，Aさんも含めて話し合い，Aさんが自宅で過ごせるような体制

にするにはどのようにしたらよいか，夫の定年退職までのあと1年間をどのように過ごすかについて話し合った。その結果，長女・長男・次女は，「介護は家族の役割」という罪悪感をもたないように精神的負担を軽減し，いまは自分の道を進むことを決めた。Aさんの介護については，しばらくは夫と実母が中心となり行うが，実母の身体的負担を軽減できるように社会資源は最大限活用することにした。社会資源については，最初はフォーマルな資源から活用し，状況に応じて地域関係者との関係性が構築できたところでインフォーマルな資源も活用することになった。長女は「いざとなったら，家族として，子どもとして，なにができるのかをみんなでまた話し合うこと，それは忘れないようにしようね」と話した。今後，Aさんの症状が進行し，夫や実母が中心の介護がなりたたなくなったときには，再度家族で話し合いの時間をつくることにしている。

　家族成員は，これまでAさんの病とともに生活し，なにかしらの課題があるとそのつど課題に取り組んできた経験を強みとして，家族成員がそれぞれの思いを理解し，家族間で問題解決ができた。

#5　家族成員の生活が社会から孤立する可能性がある
#6　Aさんを取り巻く環境の再構築ができず，うまく在宅移行ができない可能性がある

　社会からの孤立は，社会資源の活用がうまくできないだけではなく，「介護は家族の役割であり家族がやらなければならない」ととらえる人が多いことも原因の1つとなっている。療養生活が続くことで，患者は闘病意欲を失い，家族成員は介護疲れから介護意欲を失い，外出をしなくなるなどの行動を引きおこし，社会から孤立することが考えられる。そのため，患者の安全を保ちつつ，家族成員の休息を取り入れた生活を整えていくことが必要である。また，病院での治療から在宅療養へと移行をする過程において，治療ができなくなって病院に見捨てられたと感じる患者家族もいるため，在宅移行には患者家族と話し合いを重ねながら進めていくことが重要である。

　Aさんの場合は，夫に「制度を活用しながらAさんとともに自宅で過ごしたい」という思いがあったため，今後は社会資源を活用した在宅療養体制を構築できることが考えられた。Aさんや家族はこれから病院への通院を続けながら，在宅では新たな医療福祉関係者との信頼関係を構築していかなければならない。Aさんや家族成員の負担とならないように，病院チームと在宅チームとの連携を行うことも必要である。

　長女・長男・次女が家を出て独立をすると，Aさん夫婦と実母の生活となるため，家族内の日常におけるコミュニケーションが少なくなっていく。また，Aさんは社会とのつながりをもちたいと仕事を続けてきたが，退職をしたために社会的役割を喪失した。Aさんや実母が適度に地域との交流を保てるように，自宅内のサービスだけではなく，通所施設の利用および，レスパイト入院や介護ができる施設の活用もしていくことを検討した。地域関係者と連携をすることで，フォーマルな資源だけではなく，インフォーマル

な資源も取り入れることができ，可能性が広がると考えられた。

　Aさんの療養生活はこれからも長期的に続き，転倒や誤嚥などにより二次的な障害を引きおこすことも考えられる。今後予想される医療的ケアや介護量などを見すえて早めに対処ができるように体制を整えていくことが必要である。Aさんは，リハビリテーションや入浴については通所施設を利用すること，夫が定年退職をするまでは，実母の負担を軽減するために施設のショートステイをすることになった。

　Aさんの家族成員は，Aさんや実母が実父を介護してきたことを知っている。その経験から「いざとなったら家族で協力しながら課題をのりこえていく」という家族のきずなは強く，どのような状況であっても協力してきた。家族の強いきずなという強みをいかして家族で今後について検討し，環境を再構築したことで課題の解決をはかれたと考えられる。

5　まとめ

　本事例では，長期にわたり神経難病とともに生きているAさん家族が，家族成員それぞれの思いを大切にしながら，今後の療養生活について再構築を検討した。Aさんの症状は進行しているが，子どもたちはそれぞれの人生を歩みはじめる時期でもあったため，Aさんの療養生活について家族全体での意思決定が必要となった。症状が進行すると必然的に家族成員が担う介護役割は増えるが，本事例では，家族成員も休息をとりながら在宅療養生活ができるように，家族全体とらえたアセスメントを行い，そのときの家族の状況に合わせた支援をすることで，家族成員がそれぞれの人生を歩むことができたと考える。

　在宅移行時の患者家族は，新たな医療福祉関係者との関係性を築きながら生活の再構築をしていかなければならず，精神的な負担がかかる。医療職者は，患者家族がとまどうことなく在宅移行ができるように，病院から地域へと切れ目のない支援をすることが重要である。

F　療養型施設における認知症患者の支援：継承期の家族看護①

1　患者の家族の特徴

1　高齢の認知症患者の家族の発達課題

　家族の継承期は，老後生活そのものや次世代への継承が課題となる時期である。まずは，加齢に伴う身体機能の変化，認知機能の変化があるなかで，

それらに折り合いをつけながら，身体的健康と心理的健康をできる限り維持し，最終的には自身のやすらかな最期を迎えることが課題となる。

　家族には個人と社会とをつなぐ機能があり，家族成員どうしは，生活をともにするなかで，あるいは，離れて暮らしていても互いを家族だと認識するなかで，さまざまなことを共有し，社会とかかわりながら，その家族固有のもの，その家族らしさをかたちづくっている。そして，その家族らしさは世代が交代していくなかでも受け継がれていくと考えられる。受け継ぐというと，家や財産などの「物」をイメージしやすいが，信念や価値観，習慣など無形のものも含まれる。

　自身の加齢による変化，病による影響を受けながらも，やすらかな最期を見すえつつ，受け継がれる人との合意や意思の共有が課題となる。

● **高齢者家族の課題**　2022（令和4）年の簡易生命表によると，2022年の日本人の平均寿命は，男性が81.05歳，女性が87.09歳である。2021年と比べると，男性は0.42年，女性は0.49年下まわった。しかし，平均寿命の国際比較では，わが国は高位を保っている。また，WHO（世界保健機関）が発表した世界の健康寿命の統計において，わが国は第2位で74.8歳となっている。平均寿命と健康寿命との差は，健康がそこなわれて介護が必要となる期間と理解できるので，健康寿命をのばしていくことが今後の目標として掲げられている。

　一方で，2020（令和2）年の国勢調査によると，一般世帯の1世帯あたり人員は，全国平均が2.21人，一番多い山形県が2.61人，一番少ない東京都は1.92人である。単独世帯（世帯人員が1人の世帯）は，一般世帯の38.1％に上る。

　これらのデータから，家族成員の誰かが病気になったり，障害を負ったりしたときに，同居の家族だけで介護を行うことは非常にむずかしいということがいえる。

　このような特徴から，高齢者家族では，①できるだけ満足のできる健康状態や生活状況を維持し，減少した収入での生活に適応すること，②離れて暮らす家族との関係も維持しながら，家族のきずなを統合させること，③配偶者の喪失に適応して人生をふり返り自分の存在の意味を見いだすこと，が課題としてあげられる。

2 高齢の認知症患者の家族の心理的・社会的背景

　認知症とは，脳の病気や障害などさまざまな原因によって認知機能が低下し，日常生活全般に支障が出てくる状態であり，いくつかの種類がある。アルツハイマー型認知症は，認知症のなかで最も多く，脳神経が変性して脳の一部が萎縮していく過程でおきる。

　症状は，もの忘れから始まることが多く，ゆっくりと進行する。そのほかには，血管性認知症やレビー小体型認知症，前頭側頭型認知症などがある（●図5-9）。

　わが国において，65歳以上の認知症患者数は約600万人（2020年現在）と

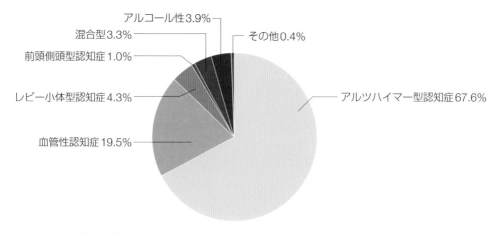

●図 5-9　認知症の基礎疾患の内訳

(厚生労働省：都市部における認知症有病率と認知症の生活機能障害への対応(H25.5 報告). 2013. 〈https://www.
　mhlw.go.jp/kokoro/know/disease_recog.html〉〈参照 2023-7-10)による)

　推計されている。2025 年には約 700 万人(高齢者の約 5 人に 1 人)が認知症
になると予測されており，超高齢社会のわが国では，認知症に向けた取り組
みが今後ますます重要になるといえる。

　認知症患者の主たる介護者は，自分の愛する肉親の不可解な行動に怒りを
感じ，そのような自分の感情にも傷つくといわれている。兄弟や親戚との間
にいさかいがおこることもある。また，介護によって「気が休まらない」
「外出できない」などの声は多く聞かれる。一方で，認知症患者本人も，で
きていたことができなくなったり，わからなくなったりすることなどに不安
や悲しさを感じており，双方の思いを引き出してコミュニケーションを促し，
認め合っていくことが重要となる。

2 事例紹介

1 患者のプロフィール

　A さん(80 歳)女性。2 年前に夫を亡くし，現在は 2 階建て一軒家の自宅
でひとり暮らしをしている。同じ市内に，長男(52 歳)，長男の妻(48 歳)，
孫(18 歳)が住んでおり，A さんは孫と会うのを楽しみにしている。また，
他県には長女(50 歳)，長女の夫(51 歳)，孫(17 歳)，孫(10 歳)が暮らしてお
り，ときどき，電話や SNS などでやりとりをしている。また，県内在住の
妹とは，昔から仲がよく，電話で話すことが日課となっている。

　A さんは短期大学卒業後に幼稚園教諭となり，その後，お見合い結婚し，
親戚のいない町に移り住んだ。長男が小学校に入学するタイミングで，一旦
退職するが，子育てがひと段落した 45 歳から非常勤雇用で幼稚園教諭に復
職し，60 歳の定年まで勤めあげた。A さんの夫の定年退職後は，2 人で旅
行を楽しんだり，スイミングに通ったりするなど，のんびりと過ごしていた。
A さんの夫は晩年，脳梗塞をわずらいながらも，A さんの見まもりのもと
自宅で過ごすことができていた。夫は，A さんが 78 歳のときに老衰で亡く
なった。

② 家族のプロフィール

　A さんの夫は，2 年前に亡くなっている。夫は大学卒業後，地方公務員として定年まで働き，その後も 65 歳までは関連団体で働いていた。自他ともに認める努力家で，自宅には夫が読んでいた書籍がたくさん残っている。典型的な亭主関白で，なんでも自分で決めてしまうので，いつも A さんがさりげなくフォローしていた。晩年，脳梗塞をわずらったが，左半身のしびれはあるものの麻痺はなく，A さんの見まもりのもと自宅で過ごし，孫が来た際には笑顔で相手をしていたとのことである。

　長男は，会社員で繁忙期には帰宅が深夜になることもある。大学在学中は，県内のほかの町にいたが，就職を機に実家のある町へ戻ってきた。まもなく職場結婚し，子が誕生したことをきっかけにマイホームを購入した。その際には，同じ市内にある妻の実家と自身の実家の中間にある地域で土地を探し，どちらにもすぐに行くことができることを優先したとのことである。

　長女は，介護福祉士として介護老人保健施設に勤めている。就職を機に，他県に移り住み，帰省は年に 1 回程度である。介護の仕事に誇りをもっており，現在働く施設では，フロアの管理職を担っている。A さんの夫が脳梗塞をわずらった際は，自身の仕事がたて込んでいたことや第 2 子がまだ手のかかる年ごろであったため，帰郷することができなかった。

③ 経過

　夫が亡くなったあと，A さんは意欲がわかないと言い，家の中のかたづけがいきとどかなくなったり，これまで欠かすことのなかった内科通院を忘れたり，電話でも同じことを言うことが増えていった。長男は，夫を亡くした気落ちによる一時的なものと考えていたが，電話での様子を心配した A さんの妹から長男へ連絡が入り，病院を受診した結果，アルツハイマー型認知症と診断された。同時に，血圧が高いことが指摘され，療養環境の整備と血圧コントロール目的で地域包括ケア病棟に入院となった。

　入院中，カレンダー型の配薬容器を使用し，看護師が確認することで薬の飲み忘れはなくなり，血圧値は安定していった。日常生活では，日付や居場所があいまいだったり，ときどき，トイレの場所がわからなくなったりといった様子が見られている。

　その後，体調が回復したため，退院に向けて準備を進めていくこととなった。A さんは「不安だけど，できれば自宅に帰りたい。観葉植物のお世話や庭のお手入れも気になるし。お父さんと建てた家だから。娘にもがんばってと言われたから」と話した。

　一方，同じ市内に住む長男からは「ひとり暮らしは，もうあぶなくて無理だと思う。父が亡くなったあと，家の中が散らかっていく様子をみて心配はしていたけど，一時的なものかなって考えていた。孫を連れて帰っても前ほど喜ばなくって。叔母から電話をもらって，思い切って受診してよかったと思う。主治医の先生から，個人差はあるけど少しずつ進行するって聞いたから，火の始末とか心配で，できれば施設に入ってくれたら安心。本当なら同居ができたらいいんだけど，いまちょうど，妻のお父さんも体調がよくなくて，妻が毎日実家に通っている最中なので，いますぐに考えるのはむずかしいんです」とのことだった。

　さらに，「でも，県外に住む妹からは，お兄ちゃんがそんなふうだったら，お母さんは帰りたくても帰れない。お義姉さんには私からもお願いするから，

協力を頼んでと言われてしまって」と困った様子で話した。そして，「妹には，元気なころの母のイメージしかないんだと思います。ちょうどここ2，3年は，帰省していないですし。母は本当に仕事が好きで，ずっと昔に担任をしていた幼児のこともよく覚えていて，ピアノもじょうずでした。なので，いまの母を見ているとなんとも言えない気持ちになるんです」と語った。

3 家族アセスメント

　Aさんの家族に関するジェノグラムを◉図5-10に，Aさんと家族のファミリーライフサイクルピクチャーを◉図5-11に示す。

1 患者の状態

　Aさんは，現在，80歳の女性である。長年，幼稚園教諭として働きながら，2人の子どもを育て，家族の生活をまもってきた。夫が亡くなってからの独居生活は自立していたが，意欲低下や記憶力の低下，片づけができなくなるなどの実行機能障害とよばれる症状がみられはじめていた。

　2か月前にアルツハイマー型認知症と診断され，高血圧の治療とリハビリテーション，退院後の療養環境整備のため，地域包括ケア病棟に入院している。

　Aさん自身，いままでできていたことができなくなっていることを自覚し，悲しさや不安を感じながらも自宅退院を希望している。「お父さんと建てた家だから」という言葉には，愛着や夫とともに築いてきた家族としての

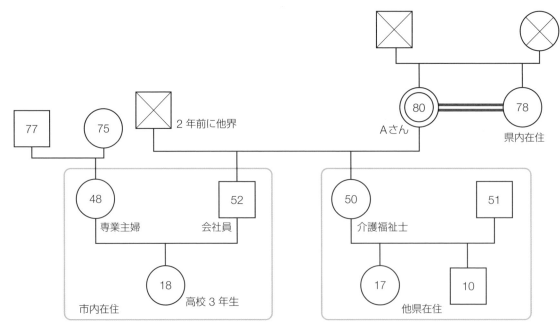

◉図5-10　Aさんの家族のジェノグラム

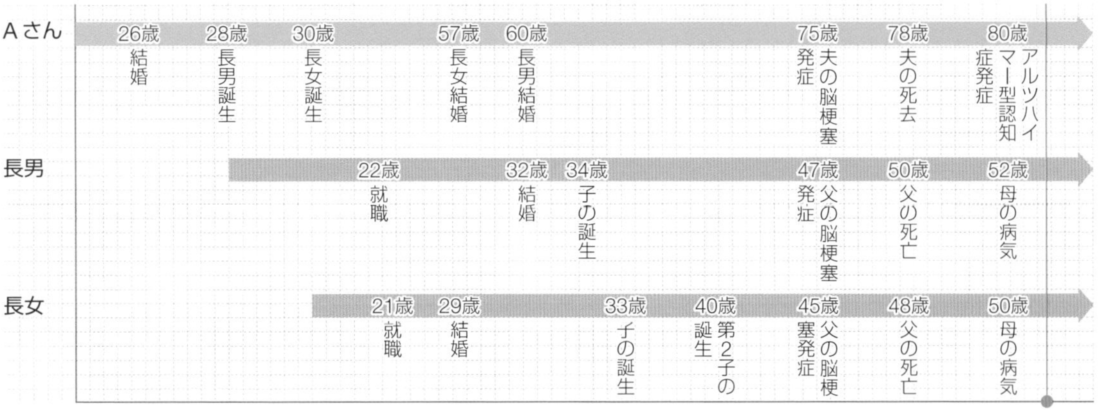

◎図5-11　Aさんの家族のファミリーライフサイクルピクチャー

◎表5-7　あいまいな喪失の2類型

類型	焦点となる〈他者〉の位置	具体例
①身体的不在／心理的存在 「さよならのない別れ」	身体は存在していないが，心理的には存在	自然災害における行方不明者，行方不明兵士と誘拐された子供，人質・拘禁，移民，養子縁組，離婚，転勤など
②身体的存在／心理的不在 「別れのないさよなら」	身体は存在しているが，心理的には不在	アルツハイマー病やその他の認知症，慢性精神病，脳挫傷，脳梗塞，アディクションなど

注：Boss（2005/1999）の議論を集約・整理し作成
（南山浩二：あいまいな喪失——生と死の〈あいだ〉と未解決の悲嘆，質的心理学フォーラム8：56-64，2016による）

価値があることがうかがえるが，独居生活を安全に過ごすには，いくつかの課題があると考えられる。

2 家族の状態

● **長男の状態**　長男は，Aさんと同市内に住んでおり，日ごろから交流もあることから，今後もAさんの療養に関して中心的な役割をとっていくと思われる。長男の言動からは，Aさんを大切に思っていることがうかがわれ，Aさんが，できるだけ健康状態や生活状況を維持し，離れて暮らす家族との関係も維持しながら，自分の存在の意味を見いだすことができるように支援することを自身の役割と認識していると思われる。

　また，長男自身の家族は発展期（教育期）にあり，その発達課題として「子どもの自由や責任を認めながら，親役割や夫婦関係を再調整することや老親に関する調整」がある。まさしく，老親に関しては，Aさんと妻の父の療養について，双方同時に取りくむ必要に迫られている。

　さらに，長男自身はAさんの独居生活継続を困難と考えているが，Aさんと妹は継続を望んでおり，板ばさみの状態となっている。

　長男の発言にある「いまの母を見ているとなんとも言えない気持ちになるんです」に注目して考えてみると，**あいまいな喪失**を体験していることが考えられる（◎表5-7）。ボス Boss, P. によると，アルツハイマー病やそのほかの

認知症は,「身体的には存在しているが心理的には不在の状態」ととらえられる。A さんは確かにそこに居るのだが,仕事熱心で受けもった子どものことをよく記憶していてピアノがじょうずだったかつての A さんではないという悲嘆が「なんとも言えない気持ち」として表現されているのではないかと考えらえる。

●**長女の状態**　長女は,遠方で暮らしており,電話や SNS で連絡はとり合っているが,A さんの状況について実際に自分の目では確かめることはできていない。

　長女は 20 代前半から県外で暮らしており,現在は家庭をもって仕事をしていることを考えると,A さんのことを知る手がかりは,直接対面より電話などによる間接的なものが多いと考えられる。

　また,ファミリーライフサイクルピクチャー(◉図 5-11)をさかのぼってみると,A さんの夫が脳梗塞を発症したとき,長女は 45 歳であった。A さんの夫の脳梗塞は軽症で,その後も A さんの見まもりのもとに在宅生活は継続されていたが,父親の脳梗塞発症は,医療従事者である長女にとってさまざまなことに思いをめぐらせたできごとだったと思われる。しかし,長女自身の家族は発展期(養育期から教育期)にあり,思うようには娘としての役割を果たせなかった可能性があり,その体験が今回の意向に影響している可能性も考えられる。

●**その他の状態**　A さんはこれまで自立した生活を送ってきていたが,今後は社会資源の導入を考えるべきタイミングにあると考えらえる。

　A さんは現在の住まいで長年生活しており,近所付き合いはあるものの,世代交代している世帯が多く,最近では頻繁な交流はない。妹とは,電話で近況を伝え合うのが習慣となっており,A さんの支えになっている。また,同市内に長男家族のほか,長男の妻の両親が暮らしているが,長男夫婦を通じて互いの近況を知る程度の交流である。

　A さんの住む町は,人口 20 万人で観光地として知られている。認知症高齢者支援施策の推進として,「認知症の人・高齢者等にやさしいまちづくり」を掲げ,全国に先がけて「認知症ケアパス」の作成をするなど,認知症への取り組みが活発な地域である。

●**家族像**　A さんの発病前,A さんと長男,長女では,A さんが母親役割や祖母として役割を遂行し,長男は間近で A さんをサポートする役割,長女は電話などで情緒的に交流する役割を担い,それぞれが安定してその関係性を保ってきたが,A さんの罹患と独居生活の継続困難の可能性を前に,揺れている家族ととらえられる。

　A さん家族の強みは,家族の情緒的な結びつきととらえられる。ただし,A さんの独居生活継続を判断するためには,地域の社会資源とのネットワーク構築の必要に迫られている家族であるといえる。

4 援助の方向性

1 看護問題の明確化

　先述したアセスメントの結果より，Ａさんおよび家族について，以下の看護問題を抽出した。

#1 　Ａさんの罹患について，情緒面の共有ができていないことにより新たな葛藤を生む可能性がある

#2 　Ａさんの意思を主軸においた療養方針の決定ができない可能性がある

#3 　家族として大切にしたいことを再共有する余裕がない

2 看護目標と看護計画

#1 　Ａさんの罹患について，情緒面の共有ができていないことにより新たな葛藤を生む可能性がある

▌看護目標

• 長男が情緒的支援により心境を整理できる。

• 長男と長女がコミュニケーションを促進する。

▌看護計画

（1）長男との援助関係を維持し「なんとも言えない気持ち」に寄り添う。

　　　長男が，あいまいな喪失による悲嘆の状態にあると考えると，「なんとも言えない気持ち」になることが自然な気持ちであることを保証し，共感を示す。援助関係を維持するなかで，Ａさんの昔の様子を回想してもらったり，現在のＡさんの妹や長女との関係を語ってもらうなかで，長男の情緒面の表出を聞き，心境の整理を支援する。

（2）長男のあいまいな喪失による悲嘆の気持ちを長女と共有することを提案する。

　　　Ａさんの状態を間近で見ている長男と遠方に住んでいる長女では，現在のＡさんの病状に関する認識やそれに対する心理段階が異なる可能性がある。その可能性を長男に伝え，いまの気持ちを長女と共有することを提案する。

　　　このときにポイントとなるのが，どちらかが正しく，どちらかが間違っているということではなく，どちらの認識も思いも正解であるという前提を長男に理解してもらうことである。家族は本来，主体的な存在であるが，正解か不正解かの二者択一の議論になってしまうと，新たな葛藤が生じる可能性がある。

　　　この点について留意することを含めた長女との話し合いを長男に提案し，必要であれば，看護師が電話で口添えすることも可能であることを伝える。

#2　Aさんの意思を主軸においた療養方針の決定ができない可能性がある

▌看護目標

- Aさんが思いや意向を伝えられる。
- 家族を含めたチームがAさんの日常生活動作や今後の生活におこりうることを共有し，備えられる。

▌看護計画

(1) Aさんとの話し合いを複数回行う。Aさんには現在，同じことを何度も話す，日付がわからなくなるなどの症状がみられている。以前にたずねたときには，遠慮がちながらも自宅退院を希望していた。アドバンス-ケア-プランニング（◉274ページ）について考えていく場合，かかわり合う人々の見解や意見ももちろん大切だが，主軸は本人である。

　医療やケアが必要になったときの意思決定では，誰しもが迷い揺れるものである。すなわち，1回の話し合いで決定するのではなく繰り返すことがポイントであり，認知症があるAさんでは症状の波を観察しながら，かつ，認知症の進行も予測しながらタイミングを逃さずに，話し合いを進めることが重要である。

(2) 長男や長女とAさんの意向について共有する。(1)でAさんの意向を聞くことができたら，その内容について長男や長女と共有する機会をもつ。長男や長女から，Aさんとは異なる意見が表出されたとしても，一旦は受けとめ，情緒的支援を行いながら，合意形成をはかる。その際には，パーソン-センタード-ケア❶について，わかりやすく伝えることも有用である。

(3) 多職種でAさんの状態や家族の準備性について話し合う。Aさんの状態をAさんや長男や長女に伝えていくにあたり，その前に，多職種でのカンファレンスを行うことが望ましい。たとえば，医師，理学療法士，作業療法士，管理栄養士，薬剤師，介護福祉士，看護師が互いの評価を聞いて共有し，意見交換することでAさんの状態や長男と長女のおかれている状況を多面的にとらえることができ，理解が深まる。まずは院内の医療チームがAさん家族を支えるシステムとして活動できるよう連携していく。

(4) 地域のソーシャルサポートを探索し，自宅での生活をシミュレーションする。Aさんはこれまでは，社会資源を活用したことはなかった。今回，アルツハイマー型認知症を発症し，本人は自宅退院を望み，長男はむずかしいと考えている。社会資源を活用した独居生活が可能かどうかをシミュレーションする必要がある。また，病とともに生きていく際には，見通しをイメージすることも非常に大切である。認知症の場合，長時間でゆっくりと虚弱化が進行するパターンの**病の軌跡**（◉図5-12-c）になるといわれている。このような可視化されているものを話し合いのときに活用することで，具体的な目標設定がしやすくなる。

▢ **NOTE**

❶パーソン-センタード-ケア
　疾患（この事例の場合は認知症）をもっていても1人の人として尊重し，その人の立場にたってケアをするという考え方をいう。

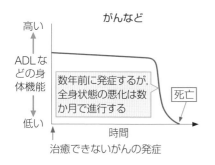

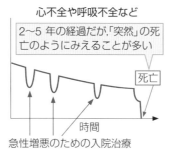

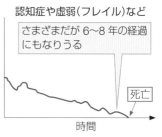

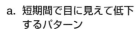

a．短期間で目に見えて低下するパターン

b．慢性の機能障害と間欠的な急性増悪のパターン

c．長時間でゆっくりと虚弱化が進行するパターン

○ **図 5-12　病の軌跡のパターン**

(Lynn, J., et al.: *Living well at the end of life: Adapting health care to serious chronic illness in old age.* p.8, Rand Health, 2003 による)

#3　家族として大切にしたいことを再共有する余裕がない

▍ **看護目標**

　A さん家族が自分たちの「家族らしさ」を表現する機会をもつことができる。

▍ **看護計画**

（1）家族の物語から，A さんの家族らしさを推察する。現在，A さんの認知症発症と退院後の方向性について意見の相違があるという危機的状況にあるため，A さんと長男，長女ともに，自分たち家族を見つめなおすという余裕はない。しかし，継承期にある認知症高齢者の A さんにとって，自身の人生を再統合していく大切なタイミングでもある。

　　自分らしさや家族らしさを，ふだんから言語化できるほどしっかり意識できている人はむしろ少なく，それはその人の語る人生の物語を聞くなかに散りばめられていることが多い。A さんの人生の物語を少しずつ聞いてつむいでいくことが大切である。

③ 実施と評価

#1　A さんの罹患に関して，情緒面の共有ができていないことにより新たな葛藤を生む可能性がある

　当初，長男は A さんの独居生活継続を困難と考え，A さんと妹は継続を望んでおり，板ばさみの状態となっていた。また，長男は認知症のためにかわりゆく A さんをまのあたりにしてなんとも言えない気持ちをいだいていた。

　看護師は，面談後の時間や電話で長男と話し合いを重ねた。当初は，看護師の問いに答えるだけの会話であったが，徐々に変化がみられ，「母が昔の母ではなくなっていく様子を見て悲しかったが，母がいるのにそんな感情をもつのは失礼だと思って言えなかった」と心境を語った。

　看護師からはそのような気持ちになることは自然なことであると保証し，次にその思いを長女と共有することを提案した。必要であれば，看護師が電話の横に待機して補足説明をすることは可能であることを告げたが，長男は

「ありがとうございます。でも，だいじょうぶです。僕ももし，妹のように母を近くで見ていなかったらきっと同じようなことを言っていたと思うし」と，妹の立場を思いやった意思決定をした。

　その後，長男に話し合いができたかを確認すると「話してよかったです。妹は泣いていたけど，話してくれてありがとうと言われました。ただ，いまの母の状況を伝えたら，いまは在宅支援を行うネットワークが整ってきているので，母1人での生活は無理でも，いろいろな人の力を借りたら，父と母で建てた家にもう少し住めるかもしれないと言われて，心強かったです。僕も前向きに考えてみようと思います」と，新たな葛藤が生じることはなく，家族として大切にしたいことを共有し，社会資源の活用を積極的に検討する意向へと変化した。

#2　Aさんの意思を主軸においた療養方針の決定ができない可能性がある

　Aさんは，同じことを何度も話す，日付やトイレの場所がわからなくなるといった症状があり，病棟スタッフの名前が覚えられない様子もみられた。いまのところ，怒りだすことはないが，不安そうにしていたり，あせって答えようとしたりする姿がみられた。そのなかでも，夫の話や昔に飼っていた犬のこと，近くに住む孫を話題にすると笑顔がみられた。

　看護師は，Aさんがおだやかに過ごしているタイミングを見はからって，Aさんの思いや人生を少しずつ聞きだし，つなぐことを行った。その結果，Aさんは同じ県内の別の町で，2人姉妹の長女として生まれ，病弱だった父と明るい母の間で育ったこと，経済的に厳しい時期もあったが，母が前向きな人で妹とも仲がよく協力してきたので，家族は仲がよいのが一番だと思うこと，いまの家に40年以上住んでいるので，古くて使いづらいことも多々あるが愛着があり，一度は帰りたいと思っていること，長男や長女に迷惑をかけるのは申しわけないと思っていることがわかった。

　Aさんの思いを長男や長女に話してよいか確認したところ，自分ではじょうずに話せないので看護師から伝えてほしいと希望した。そこで看護師から長男へコミュニケーションの橋渡しを行った。長男からは「母の意向にそえるようよろしくお願いします」との返答があった。

　次に，医療相談員を中心に，介護保険の申請，ケアマネジャーとの連携，Aさんの1日および1週間のスケジュールのシミュレーションを行い，社会資源導入の検討をした。1つ目に，かかりつけ医はもともと高血圧で通っていた内科のクリニックにあらためて依頼し，症状が進行した際には，地域包括ケア病棟と連携していくこととなった。2つ目に，Aさんは，訪問型サービスには消極的であったため，ひとまず，通所型サービスから開始してみることとなった。3つ目に，長男は仕事で帰りが遅いことが多いが，長男の妻と，地元の大学に進学が決まっている孫が，通所型サービスのない日に1日1回は，様子を見に行くこととなった。妹との電話はAさんの精神的な支えとなっており，継続を依頼した。

　また，退院後の独居生活でおこりうるリスクを考えてみると，転倒や転倒による骨折，転倒後にたすけを呼べないことによる褥瘡の発生や脱水症状，食事のかたよりなどが考えられた。突発的におこりうることは誰のせいでもないことを伝えつつ，緊急通報システムの配備や携帯電話で連絡をとり合う時間などが確認された。現段階では，住宅改修や認知症カフェについては，今後への備えとしての紹介のみにとどめた。

#3　家族として大切にしたいことを再共有する余裕がない

　Aさんの物語を聞くなかで，夫の遺品を整理できていないことが，現在の大きな気がかりであることが判明した。夫は物を捨てたがらない人だったそうで，膨大な量の書籍や資料がリビングや寝室に残っているとのことであった。処分したいと考えていたが，夫の思い出をすべて無くしてしまうことにもさびしさを感じ，手をつけられなかったとのことだった。

　Aさんが自宅での生活を再開する際には，家の中が整理整頓されたほうが転倒などの危険が回避できるので望ましい。また，夫の遺品を見返す作業が，家族らしさやその継承について考えるきっかけにもなるのではないかと考えられたため，看護師が長男家族に協力をあおいで夫の遺品整理をすることを自宅退院の目標の1つに加えることを提案したところ，Aさんは「それはうれしい。物が多くて困っていたから」と話した。長男は「父は自分の物を触られるのをいやがっていたから，本当になにがあるかわからない。家の中の危険が減って，動きやすくなるのは母にとってもよいことだと思うので，宝物探しのつもりでやってみます」と笑顔で語った。

　その後，この看護目標については，ケアマネジャーを中心とした在宅支援サービス担当者に継続看護として引き継ぎを行った。

5　まとめ

　本事例では，アルツハイマー型認知症を発症し，日常生活に不安があるが，本人と遠方の長女は自宅退院を望み，近くに住む長男は施設入所を希望し，意向の相違がみられていた。

　看護師は，家族成員それぞれの意向の背景について情報収集を行った。そのなかで，長男が体験していたあいまいな喪失に着目し，情緒的支援を行い，長男は自分の思いを言語化できるようになった。次に，長男と長女とで，思いを共有できるようコミュニケーションを促した結果，全員が自宅退院の方向性で合意できた。

　また，パーソン-センタード-ケアの考え方にそって，認知症の症状が落ち着いているタイミングでAさんの意向や人生の物語を聞き，その内容を長男に伝える代弁者の役割を看護師が担った。さらに本事例では，夫の遺品整理をきっかけに，Aさんが家族として大切にしたいこと，次の世代に受け継いでいきたいものを考えることを提案し，継承へのケアを試みている。

　今後，Aさんが自宅療養を続けるなかでおこりうるリスクとしては，転

倒や脱水症状の出現が予測される。地域を基盤とした新たなつながりをつくるため，まず院内での多職種連携を強化し，連携を地域社会のネットワークへと広げることでAさんの自宅退院を支える体制を整えることが重要である。

G 在宅で終末期を迎える患者の支援：継承期の家族看護②

1 患者の家族の特徴

1 終末期を迎える患者の家族の発達課題

高齢であったり，病気をかかえたりする家族成員が終末期をむかえるとき，家族は，大切な人の死に直面する。死によって大切な人を失った状態は，**死別** bereavement（**ビリーブメント**）とよばれ，最もストレスの高いライフイベントの1つである。

この時期には，死に逝く患者と家族が，互いのきずなを確認し合い，死の準備を行うことが課題となる。患者と家族は，苦しみながらも，ともにこれまでの人生をふり返り，家族なりに納得するかたちを見つける必要がある。また，患者の死後には，残された家族が故人とのきずなを保ちつつ，死を現実のできごとと受けとめ，新たな生活に適応することが求められる。

近年は，地域包括ケアシステム構築の推奨によって，医療依存度の高い患者が在宅で看取りを行うようになり，また，多様な年代の患者が病院や在宅・施設などを行き来しながら療養生活を送っている。このような社会において，病院の場で目にする患者や家族の姿は，患者や家族の長い療養生活の一場面を切りとったものである。そのため，看護職者には，より多角的な視点で家族をとらえることが求められている。

2 終末期を迎える患者の家族の社会的背景

● **超高齢多死社会**　わが国では，1980年代より終末期医療のあり方が議論されるようになった。その背景には，少子高齢化の進行と，それに伴う死亡数の増加がある。その後，2005年ごろには死亡数が出生数を上まわり，2021年には高齢化率が28.9％をこえ，わが国は超高齢多死社会といわれるようになっており，終末期医療はますます切実な課題となっている。

● **アドバンス-ケア-プランニング**　2007年に厚生労働省から「人生の最終段階の医療の決定プロセスに関するガイドライン」❶が出され，患者にとっての最善はなにかを患者・家族・医療職者間で協議したうえで決定することが明記された。このガイドラインをきっかけに，わが国でもアドバンス-ケ

▱NOTE
❶ 2018年に「人生の最終段階における医療・ケアの決定プロセスに関するガイドライン」に改訂された。

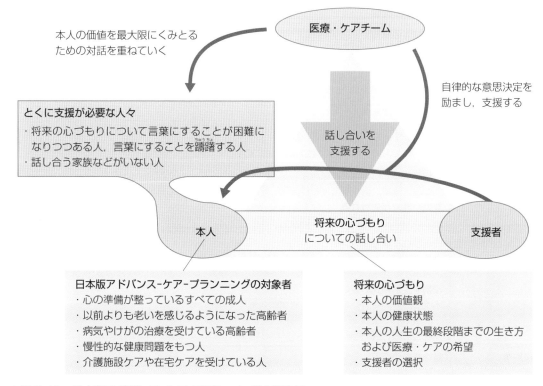

本人の価値を最大限にくみとる
ための対話を重ねていく

医療・ケアチーム

自律的な意思決定を
励まし，支援する

話し合いを
支援する

とくに支援が必要な人々
・将来の心づもりについて言葉にすることが困難に
　なりつつある人，言葉にすることを躊躇する人
・話し合う家族などがいない人

本人

将来の心づもり
についての話し合い

支援者

日本版アドバンス-ケア-プランニングの対象者
・心の準備が整っているすべての成人
・以前よりも老いを感じるようになった高齢者
・病気やけがの治療を受けている高齢者
・慢性的な健康問題をもつ人
・介護施設ケアや在宅ケアを受けている人

将来の心づもり
・本人の価値観
・本人の健康状態
・本人の人生の最終段階までの生き方
　および医療・ケアの希望
・支援者の選択

●図 5-13　日本版アドバンス-ケア-プランニングの概念図

(Miyashita, J. et al.：Culturally Adapted Consensus Definition and Action Guideline：Japan's Advance Care Planning. *Journal of Pain and Symptom Management.* 64(6)：602-613，2022 による)

ア-プランニングが重視されるようになり，「必要に応じて信頼関係のある医療・ケアチーム等の支援を受けながら，本人が現在の健康状態や今後の生き方，さらには今後受けたい医療・ケアについて考え（将来の心づもりをして），家族等と話し合うこと」と定義されている（●図 5-13）。

　終末期には，患者本人が現在の健康状態をふまえて，今後の生き方や医療・ケアについて考えられるように，早期から支援をすることが求められる。看護職者は医療の専門職者として，苦痛や不安を緩和するとともに，疾患の特徴を理解し，病の軌跡をふまえて早期から支援する（●271ページ，図5-12）。その際，みずからの人生感や死生観を意識しつつ，患者と家族がどのような価値観や信念をもっているのか，どのような関係性の家族であるのか，その特徴をふまえた支援を行うことが大切である。

3　終末期を迎える患者の家族の心理的・身体的背景

　終末期患者の家族の心理については，家族の**喪失** loss の体験を考慮する必要がある。人は，人生のなかで，死別，人がらや見た目の変化などのその人らしさの喪失，関係性の変化などの家族らしさの喪失といった，さまざまな喪失に直面する（●表5-8）。とくに，大切な人との死別は，とりわけストレスの高いできごとといわれている。

　喪失を体験している人は，以前とは違う生活や人生を送ることを余儀なく

○表 5-8　家族の喪失と生活への影響

人物	**大切な人の認知**
	本人らしさが失われること
	・人がらの変化：いらだち，落胆，怒り，抑うつ
	・見ための変化：やせ，浮腫などの進行，清潔を保てない
	・意識がないこと，会話がなりたたないこと
	家族らしさが失われること
	・関係性の不和，過度な介護負担，孤立，疲労，いらだちなど
	仕事や友人関係の変化
	・親しい人と疎遠になる，状況を秘密にする
所有物	**大切にもっているものを手放す**
	・財産，家屋，車，身のまわりの物，その他愛着がある物の整理
	能力や地位が失われる
	・休職や退職，運転できなくなる
環境	**住み慣れた家ではないこと**
	・家族成員の不在：病院で過ごす患者，付き添う家族，家族と過ごす時間の減少
	・家事ができない：洗濯，食事，ゴミ捨て，部屋片づけなどの日常生活の変化
	役割や生活様式の変化
	・子どものいる若い世代の死，親役割を果たせないこと
	・介護中心の生活
	・社会活動（仕事や趣味）の変化
身体の一部	**身体機能の低下**
	・病状進行に伴う身体機能の低下
	・苦痛症状の出現
	・日常生活への影響：トイレに行けない，食べられない
目標や自己イメージ	**自分が掲げた目標**
	・将来計画が達成しないこと：旅行，孫の晴れ姿をみることなど
	自分が思い描く自己イメージ
	・個々が描く自分らしさのイメージが変化すること
	自己のアイデンティティ，誇りや理想

（日本エンドオブライフケア学会監修，平原佐斗司・荻野美恵子編：エンドオブライフケア──すべての人の命とくらしのために．pp.25-37，南山堂，2022 による）

される。終末期の家族の場合，患者本人の病状悪化を感じながら，病気や介護などの現実的な状況へ対処することが求められる。そのため，この時期には，個々の家族成員の感情がからみ合い，コミュニケーションの変化が生じやすくなる。

● **悲嘆（グリーフ）**　喪失に伴う家族の感情的・身体的な反応を**悲嘆** grief（**グリーフ**）といい，実際の喪失の前に生じる反応を**予期悲嘆** anticipatory grief という。悲嘆や予期悲嘆は，単なる悲しみではなく，多岐にわたって複雑な感情や身体反応を伴う（○図 5-14）。

　悲嘆を経験している人への援助を**悲嘆ケア** grief care（**グリーフケア**）とよぶ。終末期は，家族が患者の死を予期する予期悲嘆の段階といえる。そのため，看護職者は，この段階から，家族の悲嘆ケアを行う必要がある。

● **家族内部での相互作用**　家族の内部では，個々の家族成員が異なる悲嘆反応を示し，複雑な相互作用が生じる。たとえば，動揺して面会を避けるようになった家族成員を，ほかの家族成員が疲労や孤独も相まって怒るといっ

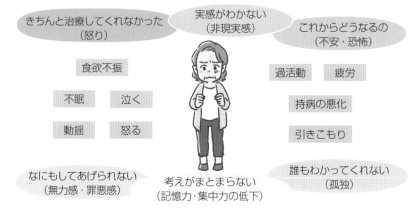

きちんと治療してくれなかった
（怒り）

実感がわかない
（非現実感）

これからどうなるの
（不安・恐怖）

食欲不振

過活動　　疲労

不眠　　泣く

持病の悪化

動揺　　怒る

引きこもり

なにもしてあげられない
（無力感・罪悪感）

考えがまとまらない
（記憶力・集中力の低下）

誰もわかってくれない
（孤独）

▶図 5-14　死別における家族の悲嘆

た，ネガティブな相互作用である。その一方で，悲しみ，体調不良となった家族成員を，ほかの家族成員が気づかい，家族の存在の大きさや日常生活のありがたさに気づくなどのポジティブな相互作用が生じることもある。

さらに，家族生活には，結婚・妊娠・出産・子育て・就学・就職・自立・介護など，人生の各段階での重要なイベントがある。支援にあたっては，家族の死が，家族のライフサイクルのどの段階で生じているのかを考慮することも重要である。

2　事例紹介

■ 患者プロフィール

Ａさん（78 歳，男性），進行胃がん（予後数か月）。職業は元会社員（営業職）で，性格は社交的である。趣味は庭の手入れ，読書，散歩など。住居は 2 階建てのもち家であり，自宅から病院までは，電車で片道 2 時間ほどかかる。

② 家族のプロフィール

- 同居する妻（75 歳，主婦）は心配性なところがある。趣味は料理。
- 長男（52 歳，会社員）は同市内におり，独居である。
- 長女（47 歳，会社員）は夫と 2 人の子供（8 歳，3 歳）と 4 人暮らし。近隣（自転車 15 分）に住んでおり，両親と頻繁に交流がある。
- Ａさんの両親とは死別している。他県在住の兄（80 歳）は 2 年前に，肺がんで他界した。

③ 経過

- **3 年前**：Ａさんは胃もたれを感じていたが，日常生活に支障はなく様子をみていた。
- **1 年前**：Ａさんは胃痛が生じるようになり，検査の結果，胃がんを指摘される。手術療法（胃全摘術）のあと，外来で点滴の抗がん薬治療を実施することとなった。退院直後，Ａさんは「がんばって治します」と明るく語っていたが，1，2 か月経過すると「思うように食べられない，庭の手

入れもできない」と訴えるようになった。妻が付き添い，点滴治療を行っていたが，自宅から病院までの通院の負担が大きくなっていった。

- ●6か月前：抗がん薬が点滴から内服の薬剤へ変更され，在宅医療を導入することとなった。胃がんの治療を病院（2か月/回）で受け，日ごろの健康管理については訪問診療（2週間/1回）と訪問看護（1週間/1回）を利用した。
- ●現在：嘔吐と腹痛を訴え，入院検査となった。その結果，肝臓や直腸などへの転移が判明し，予後数か月と診断された。嘔吐は続いており食事量はわずかであったが，医療用麻薬の使用によって痛みがとれたことから，室内をゆっくり歩行できるようになった。

　　Aさんは，胃内視鏡やCTといった個々の検査結果について，そのつど，医師から説明されており「（命は）長くはないだろう」「早く家に帰りたい」と語った。妻は，Aさんの言動に驚き「そんな縁起でもないこと言わないで。治療して元気になってから帰ろうね」と励ましたが，Aさんは，イライラした様子で黙ってしまった。

【訪問看護師からの情報】

　　Aさんは，食欲不振や嘔吐が強く，入院前の1週間はほとんど寝て過ごす状態となっていた。妻は，夫の食事量に一喜一憂するようになり，食事をめぐって夫婦が口論になることもあった。入院前には，夫の介護だけでなく，孫の世話のために長女の家にも通っており，疲れ切っている様子であった。

3 家族アセスメント

Aさんおよび，家族の状態を▶図5-15に示す。

1 患者の状態

　Aさんは胃がんであり，「発症したのち，数年後に全身状態の悪化が急激に進行する」というパターンの病の軌跡をたどっている（▶271ページ，図5-12-a）。現在は，嘔吐や胃痛が生じており，さらなる苦痛症状の出現も予測される。今後の治療やケア・療養生活などの方針については，アドバンス-ケア-プランニング（▶275ページ，図5-13）をふまえて決定していく必要がある。

　Aさんは，主体的に治療を受けて断片的な検査結果から予後を推察していることから，判断力があり，意思決定能力は高いと考えられる。一方で，今後の希望として，治療やケアについてどのように考えているのかは明確でなく，情報が不足している。また，「家に帰りたい」と語っているが，妻の様子から家族間での話し合いは十分にできていないと思われる。Aさんが近い将来どのような心づもりがあるのか，なにを望んでいるのかについては十分に話し合い，今後の方向性を検討する必要がある。その際には，Aさんの価値観や生き方を尊重し，希望にそって支援する必要がある。

　家族ライフサイクルの視点から，患者とほかの家族成員個々の人生（ライフコース）を中心にして周囲の人々との関係をアセスメントすることも重要である。また，アセスメントのための対話は，本人・家族とともに行うこと

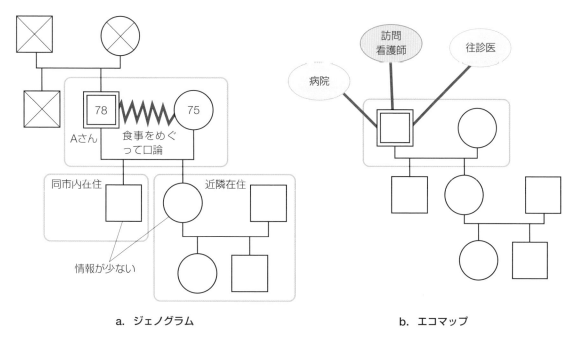

a. ジェノグラム　　　　　　　　b. エコマップ

◉**図 5-15　Aさんの家族のジェノグラムとエコマップ**

でケアとしての意味ももたせることができ，終末期の重大な意思決定を行う
うえでのたすけになる。看護職者は，患者・家族と人生をふり返りながら，
家族や社会とのつながりを意識し，家族のライフイベントや人生の節目での
選択，困難への対処，人生のなかで大切にしたいことを言語化していくとよい。

2 家族の状態

◆ 家族成員の状態

●**Aさん夫婦の状況**　Aさんと妻は老年期にあり，夫婦ともに健康面で問
題が生じやすい時期である。そのため，胃がんのAさんだけでなく妻の健
康面にも配慮が必要である。また，老後の生きがいや楽しみを設計し，子ど
もの家族との関係を再構築して，祖父母としての役割取得も求められる。

　Aさん夫婦は，ふだんから長女家族とかかわりをもちながら生活してお
り，Aさんの発病後も，妻が中心となって在宅療養を継続できてきたこと
から比較的高い対処能力をもっていると考えられる。しかし，Aさんの病
状悪化に伴って療養生活が変化しているうえ，Aさんのイライラした様子
や，夫婦の口論，妻の疲労といった状況がみられる。これらの情報を総合的
に判断すると，新たな対処行動の獲得に苦慮している可能性がある。妻は，
妻役割と祖母役割という二重の役割を担っており，役割過重に陥っていると
考えられる。ただし，この時点でAさん夫婦の思いは明らかになっていな
いため，さらなる情報収集が必要である。

◉**長男の状況**　長男は，この時点では情報が少ないため，さらなる情報収
集が必要である。

● **長女の状況**　長女は，家族が発展期（養育期から教育期への移行期）にあり，社会活動も活発な時期である。妻が孫の世話に通っていることから，長女夫婦の多忙な状況が推察される。ただし，長女家族の状況については明らかになっていないため情報収集が必要である。

● **家族の全体像**　これまでの療養生活では，Aさんと妻が中心となっており，長男・長女については積極的な関与がみられない。また，Aさんの病気について，長男，長女がどのように認識しているのか，どのくらい情報共有や話し合いがなされているのかは定かではない。Aさん・妻・長男・長女が，現在の療養生活とそれぞれの生活について考え，個々の家族成員が過度な負担をかかえないよう新たな対処行動について検討する必要がある。そのうえで，看護職者はAさんや家族のニードにそった療養生活が実現できるよう支援することが重要である。

◆ 家族の関係性

● **家族の相互作用**　Aさん夫婦は，外来での抗がん薬治療の際にたすけ合う様子が観察されていたが，病状悪化に伴って夫婦間で口論が生じるようになっている。このときの夫婦の関係性を相互作用の視点でアセスメントした（◐図5-16）。

　①**Aさんの視点**　Aさんは，外来での抗がん薬治療を開始したあとに「思うように食べられない，庭の手入れもできない」と語り，日常生活のなかでの喪失を体験している。また，がんの再発後には，検査結果から「長くないだろう」と発言し，妻に伝えようとしていたことから，みずからの病状や身体的変化を徐々に受けとめていったと考えられる。死が近づくにつれてAさんの食事量は低下し，嘔吐や腹痛も出現しており，無理に食事をすることは負担の増加につながっている。

　②**妻の視点**　妻は，Aさんが病気によってやせていくこと，食事がとれなくなること，イライラしていること，以前とは異なる介護中心の生活などで，多様な喪失を体験している。とくに，食事量低下はAさんの死を連想させるため，妻に不安や恐怖をもたらし，食事を促すという行動につながっている。

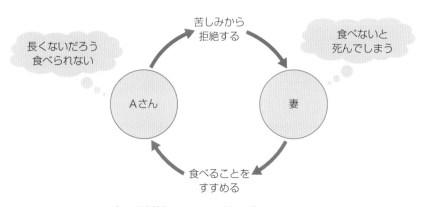

◐**図5-16　Aさんと妻の関係性における悪循環パターン**

● **家族の葛藤**　Aさんの食事に関して，それぞれの思いから夫婦間に葛藤が生じている。また，Aさんは，「長くはないだろう」「早く家に帰りたい」と発言しており，妻に自分の気持ちを伝えようとしているが，妻は「縁起でもない，治療して元気になってから」と返答している。このことから，死を予期したAさんに対して，妻はAさんの状況を受けとめきれていない様子もうかがえる。

これらのことから，夫婦の口論は，喪失体験を背景として生じた一時的な葛藤であると推察できるが，葛藤の背景には家族の喪失体験があるため，Aさんや妻が相手の立場を思いやり，家族のきずなを感じられるような支援が重要である。とくに妻は予期悲嘆を体験している可能性が高く，グリーフケアを十分に行いながら現実的な対処を支援することが重要である。一方，長男・長女の心理的な側面については明らかでないため情報収集を行う必要がある。

4 援助の方向性

1 看護問題の明確化

上述のアセスメントの結果より，Aさん家族について，以下の看護問題を抽出した。

#1　**Aさんの治療やケア・療養生活などについて家族成員間で話し合いができていない**

#2　**Aさんの療養生活の変化に伴い，家族が新たな対処行動を獲得する必要がある**

#3　**Aさんと家族の喪失体験が大きく，家族内に葛藤が生じやすい**

2 看護目標と看護計画

#1　**Aさんの治療やケア・療養生活などについて家族成員間で話し合いができていない**

▌ **看護目標**

Aさんと家族が今後の方針について意思の共有ができる。

▌ **看護計画**

(1)Aさんの病気や予測される経過や生活上の変化についての認識を確認する。

(2)(1)についてのAさんの不安や疑問を確認する。

(3)Aさんの意向や生活するうえで大切にしている価値観を確認する。

(4)Aさんが誰と話し合いたいかを確認する。

(5)家族のAさんの病気や予測される経過や生活上の変化についての認識を確認する。

(6)(5)についての家族の不安や疑問を確認する。

(7)家族の意向や生活をするうえで大切にしている価値観を確認する。

（8）家族がAさんにとっての最善の選択について考えられるよう支援する。

（9）Aさんと家族の思いを傾聴し，精神的な支援をする。

（10）Aさんと家族が，現在の病状をふまえて今後の過ごし方について話し合えるよう支援する。

#2　Aさんの療養生活の変化に伴い，家族が新たな対処行動を獲得する必要がある

▍看護目標

　妻の負担が緩和され，Aさんと家族のニードにそった療養生活を実現することができる。

▍看護計画

（1）Aさん・家族とともに入院前の生活状況をふり返り，生活を具体的にイメージする。

（2）Aさん・家族が，退院後の在宅療養で不安に感じることを表現できるようにはたらきかける。

（3）Aさんの在宅療養について，家族成員それぞれが具体的に対処行動をイメージできるようにはたらきかける。

（4）Aさんや家族が，入院前に取り組んでいたことや，入院中の工夫などの対処行動を引き出し，今後の生活にいかせるよう支援する。

#3　Aさんと家族の喪失体験が大きく，家族内に葛藤が生じやすい

▍看護目標

　Aさんと家族の葛藤が緩和され，希望にそったかたちで過ごすことができる。

▍看護計画

（1）Aさんと家族の喪失の苦しみに配慮し，感情の揺らぎを受けとめる。

（2）Aさんと家族の話し合いを通じて，皆が家族の全体像を意識できるようはたらきかける。

（3）Aさんと家族にとって思い出深いこと（楽しかったこと，苦労したことなど）を通して，家族成員それぞれにとっての体験を語る場を設ける。

（4）Aさんと家族が残された時間での希望（どのように過ごしたいか）を語れるように支援する。

3　実施と評価

#1　Aさんの治療やケア・療養生活などについて家族成員間で話し合いができていない

●Aさんの思いを明らかにする　Aさんは「長くないだろう」「家に帰りたい」とたびたび語っていた。そのため，看護師はどのような思いや意向があるのかについて話を聞いた。

　するとAさんは，3年前から胃もたれを感じており，胃がんが見つかったとき「もっと早く検査を受けていればよかった」と後悔をしたことを語っ

た。また，手術はつらかったが，自宅の庭を見たときに，ホッとするのを感じたことや，思うように食事がとれないなかで，抗がん薬治療が続き，体力の限界を感じるようになったことも語った。半年前から往診医や訪問看護師も来ているため，Aさんは病状について適宜説明を受けていた。また，今回の入院時も病気の悪化の可能性があると言われていたため，がんの再発にはうすうす気がついていた。そのうえで，腹痛がよくなってきたので，家で過ごしたいという思いを表出した。

● **家族の思いを明らかにする**　看護師は，Aさんの妻がどのような思いや意向をもっているのか話を聞いた。また，長男・長女は面会がないため，妻から状況を確認した。

　妻は，Aさんが食べられないため，家でどうしていいのかわからなかったと語った。また，Aさんが好きな食事をつくり，少しでも食べてほしいと思っているが，うまくいかず一喜一憂してしまうことや，家でうまく介護ができるのか不安に思っていることを語った。さらに，長男・長女については，いろいろと心配ごとがあると語り，そこから新たに以下のような家族の事情が明らかになった。

　Aさんと妻は，現在の住居に結婚後から50年近く住んでいる。地方でお見合い結婚をしたのち，Aさんの仕事の都合で都市部に移り住んだ。Aさんは明るくまじめに仕事をする人で，夫婦とも仕事や子育てで忙しい日々を送ってきた。定年後にAさんの希望で自宅を建てかえ，Aさんが希望する家庭菜園のスペースをつくり，近所に住む長男や長女夫婦とも交流をもちながら生活してきた。しかし，ここ数年，夫の発病，長男の離婚，長女が配偶者の親とうまくいっていないことなど，たてつづけにたいへんなことがおこった（●図5-17, 18）。Aさんの妻は，いろいろと心配ごとが重なって，どうしていいかわからない状態ということであった。

● **Aさんと家族との話し合いを調整する**　看護師は，Aさんと妻に，今後の治療やケア・療養生活などの方針を検討するために，本人・家族と医療職者が話し合いの機会をもつことを提案した。Aさんと妻は，提案に同意し，長男や長女も参加することとなった。看護師は，病棟内カンファレンスを開催し，医師・医療ソーシャルワーカー・退院支援看護師とも情報共有を行い，支援方針について話し合った。本人・家族との話し合いの際には，往診医や訪問看護師・ケアマネジャーも参加することとなった。

　話し合い当日，Aさんは，多くの支援者に囲まれて笑顔が見られた。話し合いの冒頭で，Aさんは「今日は，私のために集まっていただきありがとう」と感謝の言葉を述べ，自宅に帰りたいがいろいろと不安があることを語った。

　看護師がAさんと妻それぞれの思いを受けとめることで，家族の当初隠れていた状況を明らかにすることができた。また，それを医療チームにつないで共有することができた。

Aさん：趣味は庭の手入れ，読書，散歩。数年前から胃もたれがあり，3年ぶりの健康診断で胃がんと診断された。胃全摘術後は外来で抗がん薬治療を継続。胃がん再発のため入院。

妻：お見合い結婚し，都心に出てきた。親戚は県外在住で皆高齢。

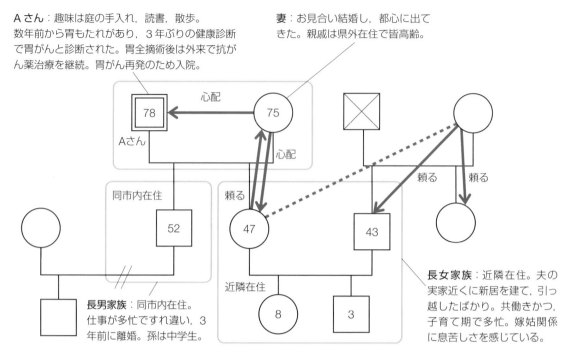

◉図5-17　Aさんの家族のジェノグラム（情報更新後）

家族アセスメントを行い，Aさん夫妻に対する支援を行うなかで，Aさん家族の隠れた状況が明らかになってきた。

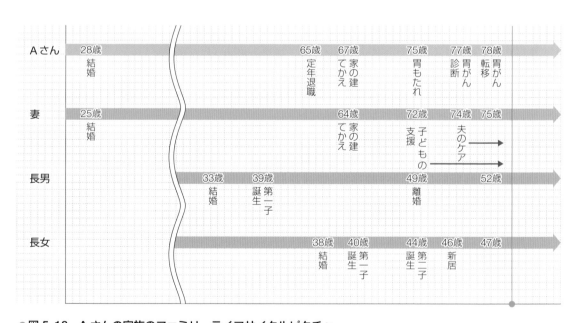

◉図5-18　Aさんの家族のファミリーライフサイクルピクチャー

#2　Aさんの療養生活の変化に伴い，家族が新たな対処行動を獲得する必要がある

● Aさんと家族の困りごとを明らかにする　本人・家族との話し合いの際，Aさんは「家に帰りたいが家族に負担がかかるのが心配」だと語った。妻は，痛みや嘔吐など具合がわるくなったときが心配であり，長男・長女もそ

れぞれたいへんで，負担をかけたくないと語った。

　長男・長女は，くわしい病状を両親から聞いていなかったため，今回の話にショックを受けている様子だった。また，Aさんの療養生活について，長男は「仕事はなんとかなるので週末などは手伝えます」と答え，長女は「子どもが小さかったので，生活を親に手伝ってもらうなど甘えてきてしまった。私のことは気にせず療養してほしい」と答えた。

　看護師が話し合いの場を設け，家族成員それぞれの感情表出をはたらきかけたことにより，家族は，それぞれの思いや悩みを共有でき，安心した様子であった。

●**Aさんと家族の対処を促進する**　看護師は，もしも家に帰った場合，なにが心配か，どのようなサポートが必要かなど，具体的な生活のイメージを促した。Aさんの居室は2階であり，階段昇降が負担になっていることから，退院後の居室は1階に移動し，介護用ベッドを入れることとなった。準備は，ケアマネジャーが事前訪問し，大きな荷物の移動などは長男が手伝うこととなった。そのほか，食事や入浴などの日常生活動作は問題ないが，退院後も適宜相談して福祉用具やヘルパーの導入の相談をすることとなった。さらに，医療職者からAさんの病状を病院や在宅チームで情報共有し，継続した支援が受けられること，緊急時には入院が可能であることを伝えた。

　これらの支援により，Aさん，妻，長男，長女は，徐々に明るい表情となり，「帰ってきたら孫のお誕生日会をしようね」などと今後の希望を語るようになった。

#3　Aさんと家族の喪失体験が大きく，家族内に葛藤が生じやすい

●**Aさんと妻の感情を受けとめる**　入院直後に看護師は，妻から家でAさんが食べられないときにイライラしてしまうと相談を受けていた。Aさんは，看護師には「妻はよくやってくれている」と語っており，妻が来院すると安心した表情になっていた。そのため看護師は，Aさんと妻が支え合っていることを伝え，妻の介護負担をねぎらい，それぞれが思いを語れるよう支援をした。その結果，#1のAさんと妻の語りを引き出すことができた。また，療養中の患者やその家族には負担が生じやすく，イライラしてしまうこともあることを説明し，そのつど医療職者に相談するよう促した。

●**Aさんと家族に寄り添うことを伝える**　Aさん・家族と医療職者の話し合いの場面で，Aさんは「帰ったら庭木がのび放題だろうな……」と語り，妻はつらそうな表情になった。看護師は，50年近く住んでいる家には，家族全員の思いがつまっているのだろうと感じ，語りを促した。

　Aさんは，長男と長女が誕生したときに記念樹を植え，家を建てかえる際にもその木を残したと答えた。妻は「以前は，子どもたちが小さいときには，いつも庭で記念写真をとっていました。家を建てかえてからは，皆でバーベキューをしたりしていました。病気が見つかってからは荒れてしまって。家庭菜園はできないけど，庭の木は花をつけましたよ」と語った。長男や長女も口々にAさんを励ましていた。その後，家族は，アルバムを持参

し，家族で語り合う時間をつくるようになった。

　Aさん・家族と医療職者の話し合いのあと，家族は関係職種にさまざまな相談ができるようになった。妻は，ときおりイライラしていたが，そのつど，訪問看護師に悩みを相談できるようになった。長男・長女は，それぞれの家族にAさんの病状や今後の予定について報告した。長男は，別居中の孫を実家に連れてきて，Aさんと過ごす時間をつくった。長女は，夫に事情を説明したところ，子育てや夫の母との関係性について相談できるようになった。長女は「これまで見て見ぬふりだった夫が協力してくれた」とうれしそうに訪問看護師に語った。長女家族もAさんの体調がよいときに，ともに過ごすようになった。

　これらの支援の結果，退院後からは，Aさんや妻の状況に応じて在宅サービスが見直され，Aさんの希望どおり在宅での看取りとなった。

5　まとめ

　本事例では，在宅で終末期を迎えるがん患者とその家族がかかえる喪失や療養上の不安について述べた。終末期には，治療やケアの方針・療養の場など，さまざまな意思決定が必要となるが，意思決定支援の際には，本人・家族の全体像をとらえることが重要である。

　本人・家族は，それぞれに人生があり，地域社会のなかで生活をしている。看護職者は，個々の事情を考慮しつつ，本人にとっての最善について家族とともに考えることができ，関係職種やサービスなどの社会資源を活用しながら，最期のときまで望む暮らしを送ることができるよう支援する必要がある。

H　災害から復興する時期の家族への支援

　近年，世界中で大規模な災害が多発している。わが国では，「災害対策基本法」第２条において，災害を「暴風，竜巻，豪雨，豪雪，洪水，崖崩れ，土石流，高潮，地震，津波，噴火，地滑りその他の異常な自然現象又は大規模な火事若しくは爆発その他その及ぼす被害の程度においてこれらに類する政令で定める原因により生ずる被害」と定義している。わが国は，活火山や大陸プレートの境界が国土あるいはその近海に存在するなどの理由から，地震大国であるという特徴があり，さらに今後近い時期に，首都直下型地震や南海トラフ地震といった大規模災害が発生するといわれている。

　災害は経時的にいくつかの段階に分けて考えることができ，災害の発生，急性期を経て，復興をはかる時期にいたる。また，復興をはかる時期の目安として，復興は発災から６か月〜２年ほどで始動し，本格的に進みだすのはおおむね２年以降とされている。

　本節では，災害から復興する時期における家族看護について述べる。この時期では，多職種による精神保健および心理社会的支援が重要になる。支援

● 表5-9　精神保健および心理社会的支援のレベル

レベル1 基本的支援と安全	衣食住，基本的医療等の生きていくために必要な基本的ニーズに関する支援
レベル2 コミュニティおよび家庭の支援	社会的ネットワークの活性化を含む，地域や家庭とのつながりを強めるための支援や場づくり
レベル3 より支援を必要としている人への支援	精神保健および心理社会的支援(MHPSS)のトレーニングを受けた者および保健・医療・福祉等の生活支援に携わる者からの支援
レベル4 専門的支援	精神科医，看護師，心理師，精神保健福祉士等の精神の専門家による支援

(「災害派遣精神医療チーム〔DPAT〕と地域精神保健システムの連携手法に関する研究」研究班：自治体の災害時精神保健福祉医療マニュアル(ロングバージョン)．厚生労働省，2021 をもとに作成)

のレベルにはいくつかの段階がある(●表5-9)。家族に関する支援はレベル2に相当し，看護師は重要な役割を担っている。

1 災害時の家族の特徴

1 発災から復興までの経過と家族の発達課題

● **発災から復興までの経過**　災害の発生から復興にかけて，被災者のニードやそれに対する支援もある程度一定の経過をたどる。すなわち，発災時から急性期にかけては，被災者の生命を救うことが第一のニードとなり，各種の資源や力が注がれる。その後，復興に軸足が移るにしたがって，しだいに心理・社会的なニードの優先度が高まり，それらに対する支援も重要になってくる。

　災害の規模が大きい場合，家族システムが揺らぎ，傷つくだけでなく，生活環境や地域コミュニティといった上位システムが失われることも多い。発災後すぐには避難所での生活が中心となるが，社会が災害から復興する時期をたどるにつれて，被災者の生活の場も，仮設住宅，そして災害復興住宅(災害公営住宅)などへとかわっていく。避難所では，食や清潔についての問題などが生じることが多いが，仮設住宅などへ移っていくにつれて，恒久的な生活環境の再建や地域コミュニティの再形成が課題となってくる❶。

　災害からの復興は長期間にわたるため，その間，新たな家族をもつために家族成員が離れたり，転居によって家族が離散したりするなど，家族構造にもさまざまな変化がおこりうる。

● **家族の発達課題**　同様に，発災から復興までの時期を経るなかで，家族の発達段階もさまざまに変化していく。新たに加わる命もあれば，学童期などの多感な時期を過ごす子もいる。年齢を重ねて介護が必要になることもある。個々の家族成員の発達段階によっては発災による心への影響に向き合う必要があることもある。

　社会が災害から復興する時期になっても，家族はさまざまな喪失とともに，

経済的な問題や家族機能・家族役割の変化に伴う問題，家族の発達段階における問題などの課題を多重にかかえる。

災害による多重課題は，被災した家族の生活環境の変化が原因であることが多い。ただし，地域で暮らす家族には多様な形態があり，発達段階もさまざまである。そのため，同じ災害という不可抗力が加わった結果であっても，それぞれの家族は異なった多重課題をかかえている。また，家族は，同時期に被災したほかの家族の多くが，同様に災害に伴うさまざまな問題をかかえていると認識しているため，みずからの問題を表出しにくい状況にある。

2 災害から復興する時期の家族の身体的・心理的背景

● **身体的特徴**　家族成員が，発災前から病気を患っている場合，復興する時期においても引きつづき療養が必要である。しかし，発災直後には，受診が滞り，薬剤が不足するなど，適切な療養生活を送れないことがある。また，医療職者の人員不足や，医療職者もまた被災者であること，食料品の不足からくる栄養のかたよりといった，医療システムの崩壊に伴う問題が合わさることもある。これらの問題は復興する時期になっても影響を残している場合がある。復興する時期においても，生活の立て直しのための長時間労働などによる身体的疲労に加え，なかなか立ち直らない家族の経済的状況によって心理的な疲労が生じることも多い。

● **心理的特徴**　災害により，家族は大切な人や住居，物，仕事といったさまざまな喪失を経験する。ただし，災害による喪失は必ずしも明確なものとは限らず，たとえば，津波などによって行方不明になったりした場合，家族はあいまいな喪失（◎ 267 ページ）を経験することになる。

突然の発災によって多くの喪失を経験する家族は，日常生活がままならなくなり，慢性的にストレスにさらされることによって心理的問題をかかえることもある。たとえば，発災による恐怖の体験によって，災害から復興する時期に感情鈍麻や意欲喪失，感情の高揚，不眠，イライラ，落ち着きをなくすなどの症状を示す。とくに子どもは，このような症状を示しやすい。

3 災害から復興する時期の家族の社会的・文化的背景

大規模な災害がおこったとき，家族は，家族成員を失ったり持病が悪化したりするといった身体的な被害を受けるだけでなく，突然の生活環境の変化を余儀なくされる。生活環境の激変は，経済的困窮や，食生活の変化，心理面の変化などを一度にもたらす。さらに，これまで暮らしてきた地域のコミュニティが解体されるため，そのコミュニティがもっていた文化・風習といった無形のものを失うことも多い。

災害から復興する時期となると，社会全体が新たなコミュニティの形成に向けて動きだす。しかし，復興する時期のコミュニティ形成に関しては居住可能な場所の選択が困難な場合が多い。たとえば，仮設住宅から復興公営住宅へ転居する際に世帯要件があったり，入居希望の際に抽選があったりする。その場合，それまで同じコミュニティで過ごしてきた近隣住民と離ればなれ

になるため，家族間でのコミュニケーションがはかりにくくなる。そのため，発災後の急性期から復興へと段階が移ってきている場合でも，コミュニティの復興や再形成は困難なことが多い。

　被災した家族は，このような非日常の空間や時間に身をおきつづけているために，孤独を感じたり，孤立したりしやすい。そのため，家族を支援する際には，独居であるか複数の家族成員が同居しているかにかかわらず，対象となる家族が孤立しないような配慮が必要となる。

4　家族の諸問題が表面化しにくい要因

　災害から復興する時期には，家族内ではさまざまな身体的変化・心理的変化を経験しているにもかかわらず，コミュニティの変化や社会情勢のあわただしさから，家族内で生じている問題を認識できていない可能性がある。

　さらに，避難所から仮設住宅，そして復興公営住宅へと住居が移行するに伴って，互いの家族は顔の見えない状態となることから，この時期における家族の諸問題は表面化しにくくなる❶。この理由として，下記があげられる。

（1）自身の家族だけではなく，他家族もまた同じく被災者であることから家族自身で問題をかかえ込むこと

（2）家屋の倒壊や市町村の壊滅により，住居環境そのものが変化することによる新たな地域コミュニティへの不適応

（3）個々の家族成員に関する身体的および心理的変化が災害によるものなのか，以前から存在したものなのか判別しにくく，問題が問題ではないと認識されること

> □ NOTE
> ❶これらの要因に対して，災害後のメンタルヘルスにかかわるさまざまな組織がある。

2　事例紹介

1 災害による被害状況

　202X 年 1 月 27 日（水）午前 10 時 23 分，B 県を中心に震度 7 の地震が発生した。A さんの住居であった一戸建て住宅は地震の影響で全壊した。

　家屋を失った A さん家族 4 人は，発災後から B 県のなかでも比較的被害の少なかった別の市で避難所生活を始めた。その後，202X 年 4 月 25 日に仮設住宅が建設された同じく B 県内に転居，発災から 1.5 年後，同じく B 県内に建設された復興公営住宅に転居した。発災から 2.5 年後には，A さん家族は，地震の被害の少なかった C 県の自宅でひとり暮らしをしていた A さんの母親と同居することになった。母と同居を始めてから 6 か月が経過している。

2 患者のプロフィール

　A さんは 48 歳の男性である。妻（46 歳），長男（15 歳），次男（9 歳），母（74 歳）と母宅にて 5 人暮らしである。発災前から糖尿病の診断を受けており，内服治療のために月 1 回の受診が必要である。発災後，避難所生活での不均衡な栄養摂取，さらに発災前と同様の診療を受けることができず，糖尿病の症状が悪化している。

3 家族のプロフィール

- 妻は現在，パート勤務をしており，仕事以外の時間は自宅で過ごしている。夫であるAさんに対し，持病である糖尿病に関して受診するよう伝えているがなかなか受診しないことを心配している。最近，なにごともやる気がなく，家事をする気力がないと感じており，笑顔がなくなる，家族成員に怒りをぶつける，夜間眠れないといった状況にある。また，これらを妻が相談できる相手はおらず，相談すること自体思いつかない。
- 長男は中学3年生で，高校受験を控えている。
- 次男は小学3年生で，避難所生活から仮設住宅そして復興公営住宅，祖母宅へと住居環境が変化していくなか，転校を繰り返したことが影響したのか，学校になじんでいない。
- Aさんの兄(50歳)は会社員で家庭をもっている。被災地域からは離れた場所で生活をしており，災害の影響は受けていない。弟であるAさんとの関係は良好である。
- 妻の弟(44歳)は会社員で家庭をもっている。被災地域からは離れた場所で生活をしており，災害の影響は受けていない。姉(Aさんの妻)とは日常的に連絡をし合っていない。

4 経過

　Aさんは，発災前まではT市にある会社に勤務し，経理の仕事をしていた。災害後は，勤務していた会社が災害の影響により倒産し，慣れない土木作業員として勤務している。地震の被害がひどかった地区を中心に仕事をしているが，被災地は広範囲にわたり，たびたび出張で家をあけることがある。先行きのみえない不安にさいなまれているが，「家庭の経済を立て直さなければならない」「がんばらなければならない」と自分に言い聞かせている。家庭内における経済の立て直しを，現在一番大切なことと位置づけており，みずからの糖尿病に対して受診行動をとれていない。また，そのことについて，妻に指摘されると不きげんになる。

　Aさんの妻は，家事および子どもの世話，そして義母(Aさんの母)の世話のために家庭内で忙しくしている。しかし，ふとしたとき，災害にあったときのことを思い出し，涙がこぼれる。夫のAさんとともに家庭内の経済を立て直すためにパート勤務をしている。「どうして自分はこんな目にあうのだろう」と思うこともあるが，一方で「自分だけが苦しんでいるわけではない」と深く考えることをふり切ろうとしている。

　発災前，妻は糖尿病であるAさんの食事管理を自分なりに行ってきたが，発災を契機に管理が不可能となっている。また，適切なスケジュールにそって受診行動をしていないために病状が悪化したAさんに対し，受診について強く言うことも多い。

　Aさんが受診行動をなかなかおこそうとしないなか，ある日，妻はようやく受診をすることにしたAさんに付き添って来院した。病院では，対応した看護師に，自分たちの家族が被災者家族としてB県から転居してきたことや，夫であるAさんは受診が必要であるにもかかわらず，なかなか受診行動をおこせないこと，受験生をかかえていること，学校になじめない子どもがいることなどについて話をした。

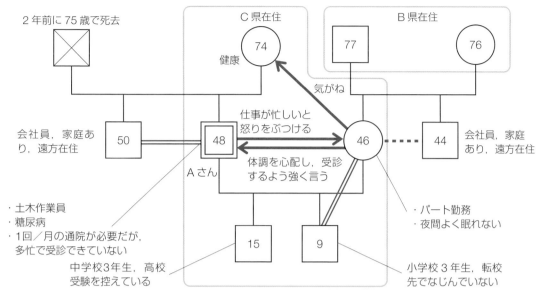

・土木作業員
・糖尿病
・1回／月の通院が必要だが，
　多忙で受診できていない

中学校3年生，高校
受験を控えている

・パート勤務
・夜間よく眠れない

小学校3年生，転校
先でなじんでいない

▶**図 5-19　A さんの家族のジェノグラム**
A さん家族は，発災後から B 県の別の市で避難所生活を始めた。発災から 3 か月後に B 県内の仮設住宅に転居し，発災から 1.5 年後に B 県内の復興公営住宅に転居した。発災から 2.5 年後，C 県で独居していた母と同居することになり，6 か月が経過している。

3　家族アセスメント

A さんの家族の状況を▶図 5-19 に示す。

1　患者の状態

　A さんは，夫婦でともに家族の養育機能を担っている。ただし，A さんは「一家の大黒柱」としての自負が強く，家族の経済的機能の立て直しを，現在一番大切なことと位置づけている。その一方で，発災前まで勤めていた会社が倒産し，慣れない土木作業員として働いていることは，A さんの大きなストレスとなっており，不安の原因となっている可能性がある。

　また，この状況に対し，「家庭の経済を立て直さなければならない」「がんばらなければならない」と自分に言い聞かせながら働きつづけていることは，短期的には家族の経済的状況を支えることになるが，長期的には A さんの心身をむしばむ可能性がある。

　さらに，A さんの仕事場所は，地震の被害がひどかった地区を中心として広範囲にわたっており，そのような場所で仕事をすることが，被災者の1 人でもある A さんに心理的負担をかけている可能性がある。頻回の出張などで身体的な負担も高く，家族とのコミュニケーションが不足しやすい状況である。

　現状，A さんは家族の経済的機能を担おうとする責任感が強すぎるあまり，それ以外の課題に対応する余力がなく，みずからの糖尿病に対して受診

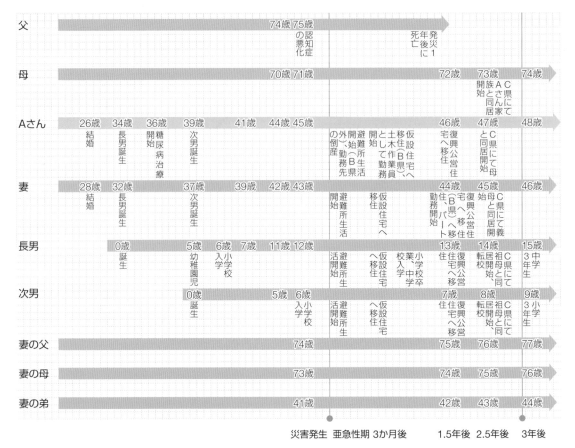

◉図 5-20　A さんの家族のファミリーライフサイクルピクチャー

行動をとれていないと考えられる。また，ほかの家族成員を気づかう余裕がなくなっているために，妻の気持ちが A さんに伝わっていない。

2　家族の状態

　A さん家族のファミリーライフサイクルピクチャーを◉図 5-20 に示す。

● **妻の状態**　A さんの妻は家族のなかでは，妻であり母である。A さんは多忙で家にいない日が多いため，1 人で家庭内の家事および養育を担っている。たいへんな状況ではあるものの，家庭をまわすのは自分であるという認識をもっている。しかし，なにをするにも意欲が低下したり，受診行動をとらない夫を心配する反面，怒りをぶつけたりするなど，心理面での浮き沈みが激しい。このような状況のなか，妻は家族内でのさまざまな役割を担う必要性があるが，自分自身の状況変化に対する認識が薄い可能性がある。

　妻は被災者であるが，妻以外の家族成員や，家族の周囲にいる多くの人々も同様に被災者である。多くの人々が災害によって困難をしいられているという認識から，妻は自身を奮起させている可能性がある。一方で，妻は家事に対する意欲の低下や夜間睡眠の悪化なども経験しており，被災後に蓄積したストレスから心理的・身体的症状が出現している可能性がある。

　また，妻は義母の自宅で同居していることに気がねをしているほか，転居によって，被災前の人間関係を失っている。そのため，ふだん，周囲に自分の気持ちを表出できていない可能性がある。

● **子どもの状態**　Aさん家族は，避難所から仮設住宅へ移り，復興公営住宅へ移り住み，その後祖母（Aさんの母親）の自宅で同居を開始した。このような住環境の頻繁な変化は，子どもたちにさまざまな影響を及ぼしている。

　長男は，中学生という多感な時期に，避難所生活をしいられた。また，同じく避難所生活を送る人々をまのあたりにしたことは，心理的に大きな負担となったと考えられる。そして現在，高校受験を控えている。次男は，引っ越し先がそれぞれ異なる市町村であったために転校を繰り返しており，新たな人間関係を構築する必要に迫られた結果，学校になじめていない。

　また，2人の子どもたちがさまざまな様相を呈していることに関して，それが災害の影響によるものであるという理解が家族全体として不足している可能性があり，親子での認識の違いから，今後，親子関係が悪化するリスクがある。そのため，災害が及ぼす子どもへの影響についてAさん夫婦が理解を深めることが必要である。

● **家族の全体像**　Aさん家族は，発災後，避難所から仮設住宅，復興公営住宅へと住居を移した後，母親の自宅での同居生活が始まった。生活の場は整えられてきたが，それぞれ異なる市町村であり，家族成員1人ひとりが住居を移すたびに新たなコミュニティ，学校などに身をおくことになった。

　災害からの復興として社会の環境整備がなされるなか，Aさん家族も，それぞれの家族成員が目の前にある課題に対峙している。とくに，Aさんと妻は，災害によるさまざまな喪失に対して，悲嘆をかかえながらも，家族の経済的機能を立て直すために懸命にはたらいている。一方で，Aさんは災害で失った仕事から慣れない仕事へと転職して余裕がなく，妻も子どもや義母の世話で忙しいうえにパートに出ている状況である。その結果，夫婦間コミュニケーションが希薄となって互いの思いに気がつけない悪循環パターンに陥り（◉図5-21），家族のセルフケア力が弱まっていると考えられる。

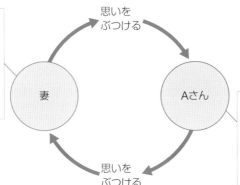

◉**図5-21　夫婦間コミュニケーションにおける悪循環パターン**

4 援助の方向性

1 看護問題の明確化

　先述したアセスメントの結果より，Aさんおよびその家族について，看護問題を抽出した。

#1　災害によって夫婦間コミュニケーションが希薄となり，家族のセルフケア力が低下している

#2　Aさんが糖尿病に関する受診行動をとれていない

2 看護目標と看護計画

　社会全体としては災害からの復興がはかられる時期であっても，夫婦間コミュニケーションの希薄化に伴って，家族内にはAさんの糖尿病の悪化や，養育機能への影響，子どもたちへの影響といったさまざまな課題が同時発生している。看護にあたっては，Aさんの症状や妻の状況，夫婦間コミュニケーションが改善し，家族が全体として一歩ふみだして，立て直しをはかれるように支援していく必要がある。

　さらに現在，Aさん家族は家族内にのみ目を向けて対処しようとしているため，家族内外の資源や支援について認識の変化を促すことも必要である。たとえば，災害は家族システムを大きく揺るがすが，その影響は，従来交流のなかった親族などの思わぬところにまで届いている可能性がある。

　また，災害から復興する時期になると，さまざまなコミュニティが家族外部にも存在するようになってくる。そのため，子どもをもつ家族が参加できるコミュニティに関する情報を得て，支援を受けられる可能性を探っていく必要がある。被災者には発災から復興期にいたるまで，身体的，心理的，社会的，スピリチュアルな全人的苦痛をかかえている。全人的苦痛をもつ被災者の多様なニーズにこたえるためには，医療や心理分野だけでなく，福祉，行政，教育，NPO，メディアなど，さまざまな専門家も加わったチームやネットワークをつくり，支援を行うことが不可欠である（◯図5-22）。

#1　災害によって夫婦間コミュニケーションが希薄となり，家族のセルフケア力が低下している

▍看護目標

　夫婦間のコミュニケーション不足による悪循環パターンがなくなる。具体的には，①Aさんと妻が互いの思いを共有し，復興期にある家族としての歩みを進めることができる，②夫が子どもと向き合うことができる，③家族成員どうしで思いを表出する時間が確保できる，などが目標となる。

▍看護計画

（1）個々の家族成員が発災によっていだくさまざまな感情を共有する。

（2）Aさんが受診行動をおこさないことに対する影響について，夫婦で共

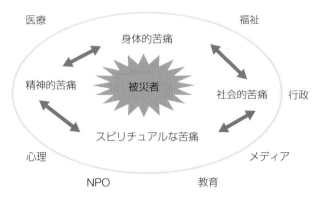

● 図 5-22　災害時における全人的ケア
(村上典子：災害時の心身医学的支援の総論，心身医学 57(3)，227-233，2017 による)

有し，理解し合う。

(3) A さんと子どもがともに過ごすことができる時間帯を設定し，コミュニケーションをはかる。

(4) 夫婦のスケジュールを照らし合わせ，ともに話ができる環境を設定し，かかえている思いや困難について話し合うことができるよう支援する。

(5) 家族成員どうしで不安や心配ごとを承認できるように支援する。

#2　A さんが糖尿病に関する受診行動をとれていない

▌看護目標

　夫婦で話をすることにより，A さんが糖尿病に関する受診行動をとることができる。具体的には，①夫婦で話をする時間をつくることができる，②妻が A さんの糖尿病の悪化について心配していることを夫婦で共有することができる，③ A さんが糖尿病に関する受診の必要性を理解し，行動をおこすことができる，④ A さんが糖尿病に関する受診行動をおこすことにより，妻が安心することができる，などが目標となる。

▌看護計画

(1) 夫婦で，A さんの糖尿病の受診行動がとれていないことについて共有する時間をつくるようはたらきかける。

(2) A さんなりの糖尿病に関する受診行動がとれていない理由について夫婦で共有できるよう支援する。

(3) A さんが糖尿病に関する受診行動がとれていないことに対して，妻がいだいている思いを A さんと共有できるように支援する。

(4) A さんが糖尿病に向き合うことによって妻が A さんに対して安心感をいだけたかどうかを確認する。

3　実施と評価

#1　災害によって夫婦間コミュニケーションが希薄となり，家族のセルフケア力が低下している

　社会全体が災害から復興に進んでいくなか，A さん夫婦は，転職や複数

回にわたる転居など，生活環境の目まぐるしい変化を体験している。看護師は，Aさん夫婦が，それぞれの喪失を受け入れる時間もないままに経済的機能の立て直しに翻弄され❶，コミュニケーション不全となっていることが，家族のセルフケア力の低下や，Aさんが糖尿病に関する受診行動がとれないことにつながっていると考えた。

● **夫婦間コミュニケーションの促進**　夫婦間で理解や共感を深めるために，Aさんと妻がそれぞれの思いを表出でき，共有することは重要であるが，現在のAさんには余裕がほとんどない。そのため，看護師は，妻がAさんの受診に付き添った際に，妻と話をする時間を設けて，妻に自分自身およびAさんのがんばりを認められるだけの余裕が生まれるように支援した。

　妻は，親として自分は子育てをしなければならない，妻として家庭の経済をたすけなければならない，という家族におけるみずからの役割に関する認識について語った。それに対して，看護師が妻自身の負担についてたずねたところ，妻は涙を流し，1人で子どもの世話をすることに無理を感じていることや，子どもの表情や言動を理解できない不安，義母（Aさんの母）への気がね，夫の糖尿病についての心配，夫が受診をしないことへの怒りなど，さまざまな思いを吐露した。

　看護師は，妻が家族での役割を果たそうとしていることを肯定し，さまざまな不安や怒りなどの感情があることも否定せずに受けとめた。そして，夫と話をするために，意識的に夫とともに過ごす時間をつくり，現在の子どもへの対応や，夫の持病悪化に対する心配，家族のために受診をしてほしいという思いを伝えることを提案した。妻は，看護師に家族に対する思いを表出したことで少し気持ちがらくになったと言い，そのうえで，折をみて夫のAさんと話をする機会をつくりたいと語った。

● **外部システムとの関係構築**　災害から復興する時期においては，医療職者によるサポートだけでなく，被災した者どうしや家族による共助も重要となってくる。看護師は，Aさん家族が発災後何度も転居を繰り返したために，外部にある地域コミュニティとのつながりが薄い状況であることも家族のシステムを不安定にする一因となっていると考えた。そこで，Aさん家族が住む地域の保健師に対して，Aさんが受診の必要性があるにもかかわらず受診行動をおこすことがむずかしいことや，被災家族として住居をたびたび移してきたこと，受験生の子どもや，学校になじめていない子どもがいることなどについて情報共有し，つなぐ役割を担った。

　その結果，地域の保健師からは，地域で気軽に立ち寄れるコミュニティが紹介され，Aさん夫婦で参加することとなった。紹介されたコミュニティで，Aさん夫婦は同じく被災した人と知り合うことができ，その人と交流をもつことによって，被災からの復興でがんばったり苦労したりしているのは自分たちだけではないと，互いに思いを共有し，支え合うことができるようになっていった。また妻は，子育てについて同じような母親としての悩みをかかえている同世代の人たちとつながることもでき，ストレスを軽減できるようになった。

□ NOTE
❶ Aさん夫婦はそれぞれの喪失に対する思いに対して，心理的に立ちどまったままであったといえる。

　そのほか，看護師は妻に対して，これまであまり連絡をとっていなかった弟（Aさんの義弟）にも話をしてみることを提案した。妻が久しぶりに連絡をしてみたところ，弟も両親や報道から災害の情報を得ており，姉（Aさんの妻）のことを心配していたことや，あまり連絡をとっていなかったために声をかけづらかったことがわかった。これをきっかけとして，妻は弟ともたまに連絡をとるようになり，状況などを共有できるようになっていった。

#2　Aさんが糖尿病に関する受診行動をとれていない

● **Aさんの受診行動の促進**　Aさんが再度受診した際，看護師はAさん夫婦に，その後の様子についてたずねた。Aさんは夫婦で話をする機会があったこと，妻がAさんの持病について心配している気持ちや受診行動が家族のためであるという思いを理解したことを語った。Aさんは，妻の表情が以前よりも少しやわらいだことに対して自分も安堵したと述べ，家族の経済的な立て直しのみに向けていた視線を，自分の持病や子どもたちへと少しずつシフトしようという思いにいたったとのことであった。

　また，妻も，自分が以前よりも心の余裕を取り戻せたことを述べた。Aさんの気持ちが少しずつ変化していることに気づいて安心感を得たことや，Aさんが子育ての悩みを聞いてくれるようになったと実感できたことを語った。

　これらのことから，Aさん夫婦は，互いの思いを表出して共有できるようになり，災害から復興する時期の子どもたちの心理面や家族としてかかえる持病などにも目を向けられるようになりつつあるといえる。その結果，家族のセルフケア力が改善し，家族はみずから機能を取り戻していけるようになったと評価できる。

5　まとめ

　大規模災害によって喪失を経験した場合，発災後より日常生活の場が避難所から仮設住宅，そして復興公営住宅へと変化する。環境の変化に伴って，家族成員にはさまざまな症状が出現し，社会での生きづらさなどが生じやすい。これまで家族内で解決してきた事象であっても，災害は家族内にさまざまな軋轢を生じさせ，家族成員の孤立をまねく可能性がある。

　本事例では，看護師がAさんの受診に付き添った妻と話をする時間を設けたことがきっかけで，Aさん家族のかかえる悩みや思いの情報を得ることとなった。看護師は，夫婦の思いの表出やコミュニケーションの促進をはかり，保健師を介した地域コミュニティとの関係構築や，ほかの家族との関係構築を促した。このような家族内外の関係性の調整により，家族全体の関係性にもよい効果が波及したと考えられる。その結果，家族のセルフケア力が改善し，突発的に生じた自然災害に伴う家族内でのさまざまな事象を，全体としてよい方向に向かわせることができた。

　未曾有の災害が頻発している昨今，災害から復興する時期において，家族

の困りごとに気づくことができ，家族とコミュニティをつなげること，家族
とともに歩むことは家族を支援する看護職者の重要な役割である。

参考文献

C. 先天性心疾患児の移行期支援：家族葛藤期の看護
1. 日本小児循環器学会：2020年CHD・希少疾患サーベイランス調査結果．（https://jspCCs.jp/rEport/DAtABAsE/）（参照2023-1-20）．
2. 日本小児循環器学会：先天性心疾患の成人への移行医療に関する提言．（https://jspCCs.jp/wpContEnt/uploADs/proposAll904rEv.pDF）（参照2023-1-20）．

D. 脊椎損傷患者の急性期支援：家族再形成期の看護
1. 黒田裕子：看護診断のためのよくわかる中範囲理論，第3版．学研メディカル秀潤社，2021．
2. 小島操子：看護における危機理論・危機介入　フィンク／コーン／アグィレラ／ムース／家族の危機モデルから学ぶ，改訂第2版．金芳堂，2009．
3. 鈴木和子ほか：家族看護学　理論と実践，第5版．日本看護協会出版会，2019．

E. 神経難病(パーキンソン病)患者の外来支援：家族充実期の看護
河野あゆみ編：強みと弱みからみた 地域・在宅看護過程＋総合的機能関連図，第2版．pp.189-204，医学書院，2023．

H. 災害から復興する時期の家族への支援
1. 内閣府：被災者生活再建支援法，被災者生活再建支援制度の概要．（https://www.bousai.go.jp/taisaku/seikatsusaiken/pdf/140612gaiyou.pdf）（参照2023-1-31）．
2. 内閣府災害時におけるさまざまな被災者支援制度活用に関する連絡協議会：内閣府における取組み．（https://www.bousai.go.jp/taisaku/hisaisyagyousei/saigaiji/1/pdf/181017_shiryou01.pdf）（参照2023-1-31）．
3. 復興庁：東日本大震災からの復興の状況と取り組み．（https://www.reconstruction.go.jp/topics/main-cat1/sub-cat1-1/20131029113414.html）（参照2023-1-31）．
4. ポーリン・ボス著，南山浩二訳：「さよなら」のない別れ別れのない「さよなら」——あいまいな喪失．学文社，2005．
5. 村上典子：災害時の心身医学的支援の総論．心身医学 57(3)：227-233，2017．
6. 村上典子ほか：災害における喪失・悲嘆への全人的ケア．心身医学 46(7)：656-660，2006．

動画一覧

QR コードから動画サイトのリンクを読み込むことができます。

1 ファミリーライフサイクル ピクチャーの例①　　p.52

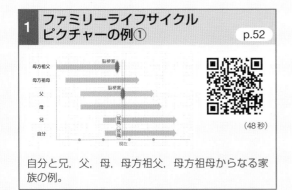

(48秒)

自分と兄，父，母，母方祖父，母方祖母からなる家族の例。

2 ファミリーライフサイクル ピクチャーの例②　　p.55

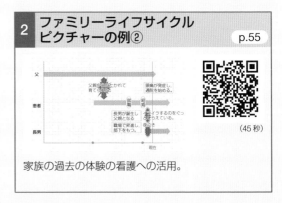

(45秒)

家族の過去の体験の看護への活用。

3 ファミリーライフサイクル ピクチャーの例③　　p.56

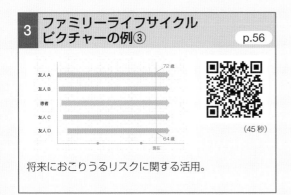

(45秒)

将来におこりうるリスクに関する活用。

4 家族の揺らぎと安定の イメージ　　p.112

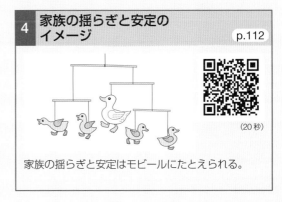

(20秒)

家族の揺らぎと安定はモビールにたとえられる。

＊ 本動画では，侵襲を伴う看護技術や，日常生活の中では見ることのない身体の部位を扱っています。閲覧の際には十分注意してください。また，無断での複製・送信は著作権法上の例外を除き禁じられています。

＊ パケット通信のご利用にあたっては，ご利用方法によりパケット通信料が高額となる場合もございます。ご契約内容をお確かめのうえ，思わぬ高額とならないように注意してください。なお，高額のパケット通信料が発生しても，当社では責任を負いかねますのであらかじめご了承ください。

＊ 本動画は，下記の動画配信サービスを利用しております。対応機種をはじめ，メンテナンス情報等は下の URL をご覧ください。ご利用される携帯電話の設定等によっては，意図しない表示になることがございます。
https://classtream.jp

＊ QR コードは，㈱デンソーウェーブの登録商標です。

索引